U0257560

朱炯伟

等◎编

著

朱炯伟 正骨学术经验集

三部正骨法（脊柱篇）

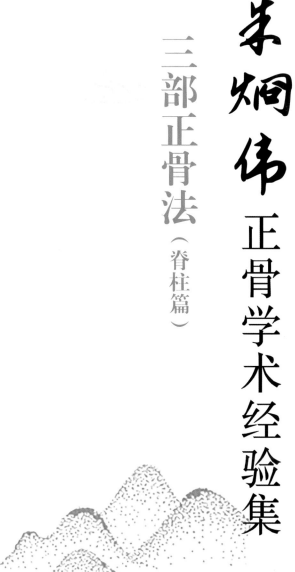

上海大学出版社

图书在版编目（CIP）数据

朱焖伟正骨学术经验集：三部正骨法：脊柱篇 /
朱焖伟等编著 . ——上海：上海大学出版社，2021.12
（三部正骨法学术经验集）
ISBN 978-7-5671-4431-6

Ⅰ . ①朱… Ⅱ . ①朱… Ⅲ . ①正骨疗法 – 中医临床 –
经验 – 中国 – 现代 Ⅳ . ① R274.2

中国版本图书馆 CIP 数据核字 (2021) 第 269450 号

责任编辑　　陈　露
书籍设计　　缪炎栩
技术编辑　　金　鑫　钱宇坤

## 朱焖伟正骨学术经验集——三部正骨法（脊柱篇）

朱焖伟等　编著

出版发行　上海大学出版社出版发行
地　　址　上海市上大路 99 号
邮政编码　200444
网　　址　www.shupress.cn
发行热线　021-66135109
出 版 人　戴骏豪

印　　刷　江阴市机关印刷服务有限公司印刷
经　　销　各地新华书店
开　　本　787mm×1092mm　1/16
印　　张　22.5
字　　数　535 千
版　　次　2022 年 3 月第 1 版
印　　次　2022 年 3 月第 1 次
书　　号　ISBN 978-7-5671-4431-6/R·18
定　　价　198.00 元

# 《朱炯伟正骨学术经验集——三部正骨法（脊柱篇）》
# 编辑委员会

# 序

昔三皇之法、扁鹊医技，世代传承，济民利生。"古之初为道者，莫不兼修医术"，民间素有"十道九医"之说，历代医家葛洪、孙思邈、陶弘景、刘完素、张景岳、李时珍等，无不精医明道，造就道医融入传统中医学博大体系中。

道医源远流长，其正骨手法尤为古老。历代先贤总结的理论洞见与操作技法感悟，视骨缝开错、筋结筋歪等筋骨伤病，法以矫正而创正骨手法系列，自成特色。今天，随着经济、社会发展，人们的生活和行为方式改变，筋骨伤病临诊手法需要新的思路、新的模式以传承创新。朱焖伟医师对中医正骨推拿手法素有研究，其基于先师道医正骨治伤心验，结合影像学张口位摄片检查，针对寰枢关节错缝不同类型选择相应的治疗手法，并对比治疗前后张口位检查评估疗效，总结出寰枕、寰枢关节"骨错缝"三部复位法；强调在提升趋势性分离寰枢关节面的同时施以"巧劲"侧顶，以达"动中求正"之效；在确保疗效的同时，降低了传统颈椎正骨手法的潜在风险，增强了安全性，受到病家欢迎。

我与朱焖伟医师相识多年，作为同道中人，感慨正骨手法之道，"手摸心会"知易行难。常与朱医生促膝交流手法之道，朱医生谈及"三部正骨法"，引经据典侃侃而谈，品味手法动作技巧玄机，每每神采飞扬，意犹未尽。嗣后更是了解到朱医生因机缘巧合，年方9岁即拜浙江天台桐柏宫道医叶枫野大师为师，习练道家功法和推拿点穴之术；及至年长，又随侍叶师修制丸散膏丹，走方沪上。弱冠之年求学于上海第二医科大学临床医学系，日习西学之理；毕业临床3年，不忘初心，再系统自学上海中医学院中医专科、针灸推拿专业本科全部课程，挑灯夜读，磨剑十年，以高分通过国家自学考试，获中西医双学历认证。在上海市中西医结合医院临证之余，又幸得上海中医学院推拿耆宿俞大方、曹仁发、黄嘉静等名家亲炙，研习融合桐柏道医正骨、丁氏推拿、美式整脊、日本骨盆压揉术于一体，兼取百家之长，享誉沪上。朱医师宽以待人，待患如亲，其与同道多友善，不好贬人贵己，不好大言傲人。及至中年，仍本其夙志，常念与时俱进，创新颈椎寰枢椎错位正骨手法临床实践；1992年迄今，愈颈椎项痹者 45000 余例。2020 年 11 月，"三部正骨法"入选上海市虹口区第七批非物质文化遗产代表性项目名录。我主编全国高等中医药院校研究生教材《推拿流派研究》时，深感中医药学流派群星璀璨，具有道医特色底蕴的中医传统非药物特色疗法技术内涵丰富但研习者不多；朱焖伟医生主持的"三部正骨法"及"桐柏道医正骨流派"正骨推拿操作技法疗效确切、特色鲜明，令我眼前一亮，其为中医骨伤推拿诊疗方法之有益补充，值得进一步推广应用。

今《朱焖伟正骨学术经验集——三部正骨法（脊柱篇）》即将出版，我有幸先睹为快，受益匪浅。该书展示了道医正骨与功夫导引的精妙之处与不传之秘，从三部正骨法源流考证、学术思想、诊断方法、手法应用、临证经验、功法习练等诸多方面，基于临床实际，借助现代影像学诊断技术，中西汇通、旁征博引而钩玄提要，字字珠玑、句句灼见，实非一日之功也。开卷有益，愿与诸位同道共飨。

中医推拿正骨手法具有悠久历史，迄今临床仍普遍应用，深受医者病家欢迎，显示了其旺盛的生命力。法于自然、动静结合、无痛无创、手到病除的正骨推拿手法必将有益于学术流派交流、充实脊柱手法医学体系，《朱焖伟正骨学术经验集——三部正骨法（脊柱篇）》的出版无疑会带来新的活力。

值该书付梓之际，搦管濡毫，乐为之序。祝愿作者今后有更多的正骨临床研究成果问世。

上海市中医药研究院推拿研究所所长
上海中医药大学针灸推拿学院院长

谨识
辛丑年冬于针推学院

# 自　序

东晋葛洪《抱朴子内篇》曰："古之初为道者，莫不兼修医术，以救近祸焉。"民间又谓"十道九医"，如东晋有葛洪、鲍姑，梁有陶弘景，唐有蔺道人、孙思邈，宋有张伯端、崔嘉彦，金元时期有刘完素，明有张介宾、李时珍，皆其最著者也；逮有清吴谦出，采辑清代以前骨伤治验，综核群籍，集诸家之大成，著《医宗金鉴》一书，诚为广大精微、尽善尽美。但初学者读之，一如望洋观海；即皓首穷经，亦无所折衷。其余如《伤科汇纂》《伤科大成》等，皆多有发挥，然运用之难，不亚于前者，若无名师指点，亦难以精进。

吾生也逢时，幸与桐柏道医叶师枫野为邻，年方9岁，侍叶师之侧修制丸散膏丹，习练道家功法及推拿点穴之术；及至年长，随侍先师走方沪上。先师遍历旧时之苦难，深感世间劳苦众多，怜病家之蹒跚，悯患者之呻吟，采药炮制，治病赠药，不收分文。为造福桑梓，吾立志决意，遵"不为良相，便为良医"之古训，年14即矢志学医，拜枫野先师为师，得恩师耳提面命，授以三清内功及理伤续断手法，沿用至今，受用匪浅。

放眼今日骨伤临证，传统骨伤之诊疗，较之现代西医骨伤诊疗已显颓势，道医正骨更是日渐式微、濒临失传；然以人为本、救死扶伤总是医者天职。泱泱华夏，赫赫文明，懿德先辈，薪火相承，道医正骨之简便验廉、顺应自然，传承至今，受用无穷，不仅边远地区缺医少药，民众亟需；即便发达地区，医药水平先进，亦大有用武之地。时下中华优秀传统文化日渐复兴，更兼政府提倡全民运动以增强身体素质，又多措并举避免过度治疗、降低医疗开支，传统骨伤推拿正骨得以全面复苏，诚乃幸事。

手法者，诚正骨之首务，先师所传之手法源于桐柏历代祖师口传心授，稳准敏捷、用力均匀、刚柔并济、动作连贯，诚所谓得之于心而应之于手者，验之伤科，每有桴鼓之效。余习医30年余，谨遵师命，不敢有怠，朝夕研究，汇编成册；非敢以管窥蠡测之见，与先哲争衡也，不过欲引进后学，以偿先师夙愿；譬如行远必自迩、登高必自卑耳。至书中表述之欠妥，一则缘于学业未深、功力尚浅，一则限于悟性不及，尤恐曲解师意；谫陋之由，实有所自，定知当世高明之士，必不吝而斧正，故特序其原始如此。

　　吾辈生逢盛世，壮心不已；老骥伏枥，不敢言老，愿以炳烛之明，携领后学，再续辉煌，与医道长存！

辛丑年冬朱烔伟自序于沪上中医正骨工作室

# 前　言

三部正骨法源于浙江天台山桐柏宫历代道医口传心授，其手法特点可由《医宗金鉴》"夫手法者，谓以两手安置所伤之筋骨，使仍复于旧也"高度概括，其动作细腻、技巧性强。临床上依据人体脊柱四肢疾病之辨证及部位的特定性，演变出特定的复合手法，具有操作简单、针对性强的特点。

道医者，为道家特定称谓，是指专门负责医事的道士。道医根植于中华传统文化的深厚土壤，是华夏先民智慧和实践的结晶，在漫长的历史长河中护佑着中华民族的健康。道医继承和汲取中国传统医学成果，在内修外养过程中积累起深厚的医药学知识和技术。道医中的手法医学源远流长，三部正骨法技术以其"简、便、验、廉"的特点传承至今，依然在临床上被广泛应用，显示出其强大的生命力；而如何更好地传承创新成为当务之急。朱焖伟医师作为三部正骨法代表性传承人，根据先师叶枫野先生道医正骨古法治伤经验，结合近年来脊柱源性疾病逐步高发、渐趋年轻化的态势，历经数十年潜心钻研，设计改良了针对不同节段、不同病理分型的颈椎、胸椎、腰椎及骶髂关节的正骨手法，借此可显著提升疗效，同时亦可指导患者进行功法锻炼，受到患者欢迎。

本书共分为8章，绪论为三部正骨法的源流，系统阐述传统道医的理论内涵与学术特点、道医的应用价值以及道医伤科的发展脉络等；第一章为三部正骨法的学术思想，主要阐释在继承叶枫野先生道医正骨治伤心验的基础上，归纳总结的道医治伤要义与正骨手法精髓；第二章及第三章是三部正骨法的相关医学知识，分别从传统医学与现代医学两个维度，阐述了中西医对于骨骼脊柱的不同认识；第四章为三部正骨法诊断方法，详细列举了道医七诊方法；第五章是三部正骨法治疗手法，论述了在脊柱源性疾病中运用三部正骨治疗手法，切合临证实际；第六章为三部正骨法的适应证和禁忌证，明确手法的适用范围，避免手法意外的发生；第七章为三部正骨法功法锻炼，首次揭示道医习练手法与内炼功法。附篇为三部正骨法源流薪传录及后记一篇。

本书可供从事中医骨伤科、推拿科、康复科的临床医师、治疗师参考，亦可供中医爱好者拓展学习使用。

本书的出版也得到了虹口区"国医强优"三年行动计划的大力扶持，参编人员以上海市中西医结合医院"虹口区中医正骨朱焆伟学术经验传承工作室"成员为主，全体编写人员为高质量的书稿做出了努力。在此特别感谢上海大学出版社陈露等编辑对本书出版所作的不懈努力和突出奉献！感谢上海大学出版社对中华优秀传统文化复兴与中医药适宜技术推广的重视与扶持；感谢我国首位中医推拿学博士、973首席科学家、上海市中医药研究院推拿研究所所长、上海中医药大学针推学院院长房敏教授在百忙之中，特地为本书作序！在本书编写过程中，远在浙江金华的弟弟朱力伟提供了珍贵的史料，工作室成员居宇斌，严一成等传承弟子在整理学术思想、考证道医源流、临床应用发挥等方面做了大量工作，并参与了全书部分章节的写作；宋雪、李江等同仁协助绘制画稿、录制手法与功法演示照片，付出了辛勤的劳动，在此付梓之际，特向她（他）们致以衷心的感谢！

尽管书籍的编写耗费了大量的时间精力，但受限于自己的才疏学浅，难免挂一漏万，有所不足，希望借助本书的出版能与读者、同道进一步交流，敬请各位高明之士批评指正，以便修订完善，不断提高。

# 目　录

序

自　序

前　言

绪　论　三部正骨法的源流　/ 001

第一章　三部正骨法学术思想　/ 006

　　第一节　以骨为本　/ 006

　　第二节　顺骨理筋　/ 007

　　第三节　修旧如旧　/ 008

　　第四节　筋柔骨正　/ 009

　　第五节　以诊为先　/ 010

　　第六节　以啬为用　/ 012

　　第七节　卸劲去势　/ 014

　　第八节　专气致柔　/ 015

第二章　三部正骨法的传统医学相关知识
　　　　/ 017

　　第一节　对于"脊"的认识　/ 017

　　第二节　对于骨的认识　/ 027

　　第三节　经脉系统　/ 050

第三章　三部正骨法的现代医学相关知识
　　　　/ 086

第一节　脊柱的功能和退行性病变
　　　　/ 086

第二节　脊柱的解剖结构　/ 087

第三节　脊柱相关肌肉　/ 096

第四节　脊柱相关脊髓、神经、
　　　　血管　/ 108

第五节　脊柱的稳定与运动　/ 118

第六节　脊柱的生物力学改变与
　　　　临床　/ 120

第七节　脊柱专科体格检查　/ 126

第八节　脊柱常见疾病影像学诊断
　　　　/ 138

第四章　三部正骨法的诊断方法　/ 156

第一节　面诊　/ 157

第二节　舌诊　/ 169

第三节　手诊　/ 173

第四节　足诊　/ 181

第五节　闻诊　/ 183

第六节　询诊　/ 188

第七节　触诊　/ 189

第五章　三部正骨法的治疗手法　/ 211

　　第一节　总论 / 211

　　第二节　理筋手法 / 212

　　第三节　点穴术 / 226

　　第四节　正骨手法 / 239

第六章　三部正骨法应用的注意事项 / 301

　　第一节　三部正骨法的治疗作用
　　　　　　/ 301

　　第二节　三部正骨法治疗的适应证
　　　　　　与禁忌证 / 303

　　第三节　手法意外的预防与处理
　　　　　　/ 305

第七章　三部正骨法功法锻炼　/ 316

　　第一节　功法特点 / 317

　　第二节　准备工作 / 319

　　第三节　锻炼要领 / 321

　　第四节　手法相关锻炼功法
　　　　　　/ 323

　　第五节　内炼功法 / 331

附　篇　三部正骨法（桐柏道医正骨）源
　　　　流考与薪传录 / 337

后　记 / 345

# 绪 论 | 三部正骨法的源流

三部正骨法又名桐柏道医正骨，源自浙江天台山桐柏宫历代道医口传心授。三部正骨法之三部者，"以人身而言上中下，谓之三部……其通身经隧由此出入，故可以决死生，处百病，调虚实，而除邪疾（明代张景岳《类经·三部九候》）。"古人追求"天人合一"，认为自然界天之清阳下降、地之浊阴上升，交泰中间为人，人为天地间的一部分，自然界从上至下为天、人、地三部；同时人体以头面、躯体、四肢可分为上、中、下三部；人之脊柱又可通过上部颈椎玉枕关、中部胸椎夹脊关、下部腰骶尾闾关分为上、中、下三部，三部对应三关，每关定位、定向、定性又可分为三候，三三合而为九，共同维系人体上、下、内、外阴阳之平衡。

三部正骨法是基于明代正德、嘉靖年间异远真人所著《跌损妙方》《血头行走穴道歌》和清代赵廷海所著的《救伤秘旨》结合道家南宗导引功夫而形成的一套以正骨手法为核心、以中药内服外敷及功法锻炼为独特内容的诊疗技术。该正骨手法临证强调稳准敏捷、刚柔并济，平素强调手法精准和灵敏度的练习以及自身精气神功夫的修炼，确保对人体结构了然于胸，其特点是"安置所伤之筋骨，修旧如旧"，即熟悉"旧"才能"复患于旧"。

三部正骨法理论体系及特色诊疗技术为我国传统医学宝库中的璀璨明珠，对于三部正骨法的学习与研究应该也必须回归其本源。

道医者，为道家特定称谓，是指专门负责医事的道士。道医在传统医学的发展、有效技术的传承过程中起到了举足轻重的作用，纵观祖国医学发展演变的历程，历代兼通医术的道门名士层出不穷。晋代高道葛洪在《抱朴子内篇》中就曾明确指出："古之初为道者，莫不兼修医术，以救近祸焉。"

道医通过对生命、健康和疾病的认识和体悟，逐渐形成的一套独具特色的心身医学体系，是在与传统医学相互交融过程中逐步发展起来的一种独特的医学体系，也是一门带有鲜明特征的中华传统医学流派。

道医在内容与形式上具有包罗宏富、丰富多样的特征，一是与传统医学共同使用的治疗方法，如汤药、针灸、推拿按摩等；二是道医学所特有的治疗方法，如功法锻炼与治疗、养生法、劝善的情志疗法和以古琴为主的音乐疗法等。

## 一、名家辈出

道医是在与传统中医药学相互交融的过程中逐渐发展起来的，有着悠久的历史和鲜明的文化特色。历史上往往名道就是名医，民间历来就有"十道九医"之说。

清代陈梦雷主编的《古今图书集成·医部》中特辟有《医术名流列传》，汇集自上古至明末历代道医名家 1308 人，体现了道医的客观存在及其历史地位。除大家所熟知的葛洪、陶弘景、孙思邈这三位著名道医外，还有董奉（汉代，与华佗、张仲景齐名，时称"建安三神医"）、鲍姑（葛洪之妻，中医史上有确切记载的第一位女针灸家）、杨上善（隋唐道医，著有《黄帝内经太素》）、王冰（唐代道士，对《黄帝内经》做了系统整理）、孟诜与张鼎（唐代道士，著有中医史上第一部《食疗本草》）、王怀隐（宋代道士，主修《太平圣惠方》）、张伯端（北宋高道，著有《八脉经》）、崔嘉彦（南宋道医，中医脉学流派西原脉学的祖师）、刘完素（金元四大家之首）、张介宾（字会卿，号景岳，别号通一子，明代医学家、道士，著有《类经》三十二卷）、赵宜真（净明道四祖，刊有《仙传外科秘方》）、傅山（明末入道，著有多种医书行世）等。

东晋葛洪是道医的第一位代表人物。他认为："古之初为道者，莫不兼修医术，以救近祸焉。"又说："为道者以救人危使免祸，护人疾病，令不枉死为上功也。"继起的齐梁道士陶弘景，博学多才、承先启后，在道医学发展史上起了纽带作用。唐代道士孙思邈，一生不慕荣利，始终隐居学道，以行医为事。他们都在医药学领域为后世做出了不可磨灭的贡献，影响至深。

道医重视医学理论和实践经验，为后世留下了宝贵的医药学文献。葛洪不仅熟读仲景、元化等人医著近千卷，还深入实际，广泛收集民间医疗成果，辑集《玉函方》百卷。但又感内容繁杂、卷数过多，难以尽写，遂再搜集、钻研历代诸家备急方书，采其要约，编撰《肘后备急方》3 卷，计 86 篇（现存 68 篇），开道医学在急症临床方面的先河。

陶弘景曾撰《效验方》5 卷（已佚）。他一方面赞赏《肘后备急方》对患者深为有益，一方面又感到葛洪旧方"至今已二百许年""阙漏未尽"，于是"采集补阙凡一百一首，三卷，以朱书甄别于葛文之后"，是为《补阙肘后百一方》。该书无论是在医学理论上还是实践经验的总结上，均较前书有所提高，成为上承东晋、下启隋唐道教医药学发展的纽带。

孙思邈现存医学专著《千金要方》《千金翼方》各30卷。他在论及前者书名时称："人命至重，有贵千金，一方济之，德逾于此，故以为名也。"《千金要方》总结了唐代以前，特别是东汉以来的许多医论、医方、用药、针灸兼及服饵、食治、导引、按摩等养生内容，共232门，合方论5300首。《千金翼方》取"羽翼交飞"之意，对前书做了全面的补充，并新增"辟谷""飞练""禁经"等专卷，但实用价值稍次于前书。以上两书在传统医学史上均有重要地位，北宋治平三年（1066年）曾刻印发行，还多次传入日本、朝鲜，对亚洲医学有深远影响。

道医继承《黄帝内经》关于"圣人不治已病治未病"的思想，十分重视疾病的预防。葛洪在《抱朴子内篇·地真》中指出："至人消未起之患，治未病之疾，医之于无事之前，不追之于既逝之后。"孙思邈更将预防思想贯彻在整个医疗活动过程中。称"善养性者，则治未病之病。"他告诫世人，平素居家"凡有少苦，似不如平常，即须早道，若隐忍不治，冀望自瘥，须臾之间以成痼疾，小儿女子益以滋甚"。

道医还从理论和实践上推动了本草学的发展。唐代孙思邈在《千金要方》中明确指出："方药本草，不可不学。"他以"古之善为医者，皆自采药"自勉，一生坚持自种、自采、自己炮制的原则，从而获得十分可贵的实践经验：药物采集过早，则药势未成，采集过晚则药性已过，故十分重视适时采药。《千金翼方》为首3卷，专论本草，涉及900多种药物的入药部分、采集时节、同物异名以及阴干、曝干诸方面。他还从考察药性出发，根据《神农本草经》中药物的七情和合原则，总结了近200种常用药物的相使相畏、相须相恶、相反相杀的药性关系，供后世处方参考。他的用药范围，比《神农本草经》多140余种，与唐代颁布的国家药典《唐本草》正经（20卷）相比，还多20多种，故为后世尊为"药王"。

## 二、医德为先

孙思邈是重视医德的一代典范。他在《千金要方》一开始就以"大医习业""大医精诚"为题，系统论述了医家必须具有的医德规范。他强调医家必须"志在救济"，对病人要有高度责任心："大医治病，必当安神定志，无欲无求，先发大慈恻隐之心，誓愿普救含灵之苦。"对前来求医者，"不得问其贵贱贫富，长幼妍蚩，怨亲善友，华夷愚智，普同一等，皆如至亲之想"。临床诊断时，强调精神专一，周密思考，不得轻率从事。此外，他还提出若干医家必须注意的事项，诸如不得多语调笑、道说是非；不得议论人物、訾毁他人；不得恃己所长、掠人财物；不得见人富贵、处以贵药等。他的医德为道医学的精华，至今为人所景仰。

道医非常重视底层患者的需求，根据他们贫穷困苦的实际状况，提出了"简、便、

"廉"的治疗原则，东晋时期的葛洪就是一位典型的代表人物。葛洪亲身体会到在社会动荡、瘟疫流行时期，人命如露珠，朝不保夕。《肘后备急方序》云："见周、甘、唐、阮诸家，各作《备急》，既不能穷诸病状，兼多珍贵之药，岂贫家野居所能立办"，所以他针对穷困百姓求医问药的实际情况，在书中记载的药物大多都是所在地皆有而且容易采集的"贱价草石"。他还提出"指掐虎口，治嗓子痛"和"令爪病人人中，治卒死"及"捏脊骨皮"等。这些治疗方法十分符合平常百姓的医药需求。

## 三、伤科特色

自有人类即有创伤，人类为维持生存，须与大自然作斗争；有伤即有医，此为古代伤科之萌芽。

从中国骨伤科技术的发展历史可知，道医对中华伤科的形成与发展亦做出了杰出的贡献。

晋代著名道医葛洪在伤科方面做出了巨大的贡献。他论述了开放创口感染的"毒气"之说，强调早期处理伤口的重要性；他所主张并提倡的小夹板固定法和手法整复，在中国骨伤诊断与治疗史上起到了划时代的作用。葛洪创造性地运用按摩牵引等手法整复骨折、脱位等创伤。《医心方》引录《葛氏方》载："治卒失欠颌车蹉张口不得还方：令人两手牵其颐已，暂推之。"这种治疗颞颌关节脱位的方法至今仍运用于临床。《外台秘要方》中还提出竹板固定骨折法："肘后疗腕折、四肢骨破碎及筋伤蹉跌方：烂捣生地黄，熬之，以裹折伤处，以竹片夹裹之，令遍病上，急缚，勿令转动。一日可十易，三日即差。"这种先外敷上药而后用夹板固定骨折的疗法，成为传统医学千百年来治疗骨折的独特疗法，葛洪首创之功不可磨灭。使用外用药修复骨折、续筋接骨，也是道医伤科的特色，如葛洪提出腰连腿痛是"肾气虚衰""或当风卧湿"所致，他选用的方药，构成"独活寄生汤"，至今仍常用。

唐代著名道医孙思邈所著之《千金要方》为医家百科式巨著，在伤科方面，辑录了不少治伤经验。他介绍了以泥土蒸热包熨损伤之法，有一定疗效。孙思邈还对针灸、按摩、导引等治疗筋骨痹证、风湿痹证进行了总结，其治扭挫伤腰疼痛的导引法是："正东坐，收手抱心，一人于前据摄其两膝，一人后捧其头，徐牵令偃卧，头到地，三起三卧，止便瘥。"此法用于治疗腰痛简便有效。

唐代还有一位对中医骨伤诊断与治疗做出划时代贡献的道医——蔺道人，其所著《仙授理伤续断秘方》以气血立论，以整复、固定、活动及内外用药为治疗骨折的大法。对开放性骨折，其主张应先冲洗伤口，后行手法整复或扩创复位、缝合伤口、小夹板外固定以及内外用药的治法；其治内伤有七步内治伤损法，分七个步骤按不同阶段服以不同药物，计"一汤二药三丸一丹"，体现了辨证论治的原则；其整复骨折有"相度""忖度""拔伸""搏捺"和"捺正"，即手摸心会、拔伸牵引、端挤提按等正骨手法，再加小夹板固定与活动相结合的治疗，形成了一套完整的体系，成为后世千百年来骨伤治疗的准绳，至今仍发挥着重要的临床作用。

明代正德、嘉靖年间异远真人所著《跌损妙方》，内容有《治法总论》《用药歌》及《血头行走穴道歌》等。

《跌损妙方》为武术伤科较早著作，此书对明清武术伤科有较大的影响。《跌损妙方》《用药歌》论述了伤科药物性味及主治，为明以前治伤药方的总结；特别值得注意的是《跌损妙方》中的《血头行走穴道歌》，说明人身气血运行在十二时辰中分别经过不同穴道，这是中医经络学说子午流注理论在伤科中的运用。异远真人承继了历代伤科有关穴位的经验，将子午流注运用于伤科，为以后武术的跌打点穴治伤法指明了途径。至今，道医治疗中还十分重视运用子午流注理论点穴按摩、针灸治疗，均系承继、发展异远真人的伤科血头穴道理论而来。

异远真人的《跌损妙方》为清代武家兼医家的赵廷海、王瑞伯、江考卿等人继承，对清代骨伤科的发展起了重要的作用，赵廷海在《跌损妙方》的基础上纂成《救伤秘旨》。时至今日，伤科仍是道医的重要特色之一。

# 第一章｜三部正骨法学术思想

　　三部正骨法以道医理念为宗，以患者需求为旨，圆机活法，法于自然，归纳出"以骨为本，顺骨理筋，修旧如旧，筋柔骨正"的学术理念，操作重视"以诊为先，以啬为用，卸劲去势，专气致柔"的治疗法则，以最终达到使病人身心恢复健康为目的。同时，三部正骨法还强调施术者的自身修炼，具有易筋、易骨、易髓的功效，用于临床正骨和整脊，能使施术者持久有力、绵稳柔和，用之自身锻炼，可以增强机体内在的相互摩擦，对五脏六腑进行自我按摩，疏通经络气血，强健四肢关节，起到未病先防的作用。

## 第一节　以骨为本

　　夫人之为病，皆在于气机不通，通则不痛，不通则痛，而骨为先天，髓之府也，一身之干，内护脏腑，外司运动，若骨失其位，则气机失畅为病，故治病当以骨为本。《灵枢·经脉》云："人始生，先成精，精成而脑髓生。骨为干，脉为营，筋为刚，肉为墙，皮肤坚而毛发长。谷入于胃，脉道以通，血气乃行。"

【按语】

　　三部正骨法源于历代祖师口传心授，认为手法操作当以骨为本。

　　一则骨为先天，与先天之精密切相关，骨象为先天之象，为根本。道医重触诊，在触诊之中有摸骨之术。有先天骨疾如发育异常者当重视，不适合手法治疗者当谨慎处理。这种理念也是对手法治疗应用范围的一种理解与评估。《灵枢·决气》曰："两神相搏，合而成形，常先身生，是谓精。"精生髓，髓充骨，精髓相生，骨长而质密；人过中年，肝肾不足，精髓虚耗，骨之化源不足，骨骼从坚实转向疏松衰老。

　　二则骨为一身之干，骨骼是人体全身的支架，内护脏腑，外司运动，如房屋之柱梁，柱正则屋稳；又如大树之干，常修其枝、正其干，方能根深蒂固，不惧风雨。人体的躯干与骨骼保护着五脏六腑的正常运行，又通过经脉"内联脏腑，外络肢节"，维系着人体的阴阳平衡和气血盈亏；如果因长时间姿势不正或慢性劳损，出现骨架不正的情况，内脏也会随之倾斜偏歪，久而久之将使经脉堵塞，内脏功能出现障碍。人体大多数疾病都是由于"骨不正，筋不柔"造成的，正所谓"山骞不崩，唯石为镇，骨之谓也"。故手法诊治疾病当以骨为本，骨正则身安气行。

三则骨正筋柔，气血以行；骨失其位，形气失畅，人常有疾。骨正则气畅，叶师认为病多因气机不畅而生。《道德经》曰："万物负阴而抱阳，冲气以为和。"骨正则筋柔，即骨架端正，方可筋脉柔顺。骨是否"四平八稳"、是否平均分配了全身的重力，正是它健康与否的首要条件。筋柔骨自正，筋附着连属于骨骼、结聚于关节，通过对骨骼的约束和连缀，牵引关节做出各种动作，使整个躯体得以保持一定的形态和位置，筋的劳损又反过来可以影响骨，造成小关节移位、变形和椎间盘突出等。"骨正筋柔，气血以流，腠理以密，谨道如法，长有天命"，筋与骨共同具有保护人体脏腑，以及通过关节使肢体完成各种功能活动的作用。正骨柔筋是治疗颈肩腰腿疼痛等骨关节退行性疾病的重要方法。认识了"骨正筋柔"的重要性，在治疗中就可以标本兼治。

## 第二节　顺骨理筋

凡跌打损伤，筋每首当其冲，先受其害。即使是单纯的筋伤或骨折，也应从治疗开始不断维护、发挥骨的支撑和筋的约束与运动作用，互为利用，方能提高疗效。《素问·五脏生成篇》言："诸筋者，皆属于节。"《素问·痿论》也提出："宗筋主束骨而利机关也。"

【按语】

骨为刚、为阳，筋为柔、为阴。筋骨互为阴阳。"筋，肉之力也。"（《说文解字》）骨如山石，筋如水绕骨，无孔不入，无处不络。骨骼节节贯穿，筋为骨之经纬，束缚其间。中医理论中，筋骨作为一个整体，筋附于骨，骨连着筋，二者密不可分。《灵枢·经脉》云："骨为干，脉为营，筋为刚，肉为墙。"筋骨平衡对维持人体的运动功能有着至关重要的作用。骨性坚硬刚强，为人体之支架，支撑形体，保护内脏，为筋起止之所；而筋能约束骨，这与现代生物力学提出肢体之间的正常生理功能依赖骨与宗筋的联系与制约才能发挥的观点不谋而合。筋骨相互为用，惟有筋骨和合，人体方能活动自如。

筋有大小纵横，松解手法力的方向应根据筋的情况调整，紧张的纵向弹拨以松筋去势，松弛无力应与筋的走向相同按压以强化肌腱，为正骨手法创造有利的条件。

如何正骨之本？叶师认为首先当顺骨理筋。骨有形，动有势，节有度，手法操作当顺骨之势，因势利导，方能事半功倍。其次，骨如山石，镇之以安，筋如柔水，绕骨而形，筋喜柔恶刚，从骨调筋可防骨之变。再次，卸劲去势，老子云，骨弱筋柔方可握固。

骨有形指的是骨骼固有之形状结构，结构是功能的基础，治疗中骨之形当心中有、手下明。动有势，指的关节应根据其结构活动趋势，骨为干，主运动，其运动根据骨的生理结构有其方向趋势性，为关节的功能。节有度指的是关节活动度，受到骨骼、软组织结构的限制，皆有所定数。手法操作是为了恢复骨骼关节的活动趋势，因此操作时应顺应其活动趋势，当有收有放，不过其度。同时在实际操作中，应注重患者的体位摆放；体位除顺应关节外，主动摆放牵伸至一定体位以取势，如转圆石如立千仞之上，正如道德经所言"势成之"，方能施之巧力寸劲，可收到事半功倍的效果。另外，手法操作应该在关节活动范围内，不可只知放而不知收，当如履薄冰，恰到好处。

卸劲去势，使骨归位。整脊之手法，从调筋入手，筋柔骨顺。每有应手，患者皆觉快然松弛，皆骨正筋柔之理。故以骨为本，顺骨调筋，一则使骨顺势归位，二则畅通气机，收事半功倍之效。通过重骨调筋最后起到"骨正筋柔，气血以流"（《素问·生气通天论》）的目的。

# 第三节　修旧如旧

道医注重无为而治，尤其注重手法操作恢复原来的生理状态。施术者必须对正常人体骨质结构以及各种治疗手法了然于胸。《医宗金鉴·正骨心法要旨》云："夫手法者，谓以两手安置所伤之筋骨，使仍复于旧也。"《伤科补要》亦云："医者心明手巧，知其病情，善用手法，治之多效；若草率不效，误人不浅。"施术时要求手法稳准快，正所谓"法使骤然人不觉，患若知之骨已拢"。

【按语】

如何治疗，治疗到何处为佳？叶师认为当"修旧如旧"。前"旧"为病理状态，后"旧"为原先相对稳定的生理状态。手法操作是一门极具个人特点的技术，复位手法得当，效果立显，"如汤沃雪"。好的手法应该恰当严谨，操作有度，尤其要确保复位手法操作不应造成患者更多的损伤。手法复位的目的是使患者病理状体态恢复到生理状态，可保证正常生活。人非机器，人体各个系统运行机制相互影响，代偿功能强大，如果身体已经适应目前之状态，无病痛不适，手法当适度为用，不可过度，强行"开人关节、走人元气"；合适的操作需要充分了解患者的病情状况，才能对症论治。手法应以最小干预达到合适的效果，顺应患者的生理特性，同时结合其他治疗达到最佳的治疗效果。

如叶师曾治一例习惯性颞颌关节脱位案。患者高龄，晨起取假牙时不慎张口过度致下巴脱臼，张口受限；以往类似发作多次，每次到医院正骨复位都苦不堪言，委顿日久，这次复发，念及正骨痛苦，惊怖不已；老伴心急火燎，携其求治。叶师见其患侧虽肌肉痉挛，但念及患者年迈，肌筋弛纵，此次发作更是习惯性脱位，更兼病家畏惧难以配合，施术极具困难。《千金方》载："治失欠颊车蹉开张不合方：一人以手指牵其颐，以渐推之，则复入矣。推当疾出指，恐误啮伤人指也。"此法沿用至今，虽有其效，亦有不足。若以手指伸入口内，又以纱布包裹，患者恶心欲吐而有碍手法，是谓口既张而又纳入二指，焉能不觉？患者紧张，又易恶心，致口面肌肉用力，使手法难以实施。叶师遂以口外复位法施治，以两手端下颌，拇指按于最后臼齿之位置处，按揉令其酸楚，"以渐推之，则复入矣"。

# 第四节　筋柔骨正

筋骨系统运行正常、经络气血流畅是身体健康的重要基础条件。《素问·生气通天论》云："是故谨和五味，骨正筋柔，气血以流，腠理以密，如是则骨气以精，谨道如法，长有天命。"

【按语】

首先，叶师认为物壮则老是道家对生命盛衰的朴素观察。肾气足则筋骨壮，肾气衰则筋骨堕。人之寿有天数，过用则废，故养生当从治节入手，以啬为用。筋骨病很多都是退行性病变，与人体的衰老密切相关；筋骨应通过手法功法经常调整，保持筋柔骨正的状态，才能延缓衰老、保证较好的生活质量。

其次，老子有云：强梁者不得其死。又云：骨弱筋柔而握固。故筋之为病多在失于柔和，原因有三：一则曰神，神乱则气机乱，如人内心焦虑，胆气不足则有筋骨拘紧之象。古语有尸居余气，神机不得则形体废用。老子云当弱其志强其骨，治病过程中当调其心，有从言语暗示入手，有从调形功法入手，有从符箓咒语入手，皆是调患者之神，使心柔和。二则曰劳，生活起居大多不知其度，久劳则伤形。久卧久坐久站皆伤于筋，筋失柔和渐至骨失其位。三则气伤，或伤于外力，或伤于风寒暑湿等外邪，气机不通则筋失柔和，需对症处理，使气血通而筋骨和柔。《杂病源流犀烛·筋骨皮肉毛发病源流》云："筋也者，所以束节络骨，绊肉绷皮，为一身之关纽，利全体之运动者也，其主则属于肝。"叶师认为，治疗上需顺应骨的生理特性，尤其重视对筋的处理。如在手法整复前，一般根据患者在受伤过程中造成的筋肉损伤，先理顺肌筋，促进局部的肿胀消退，改善局部的血液循环；再根据具体骨折脱位损伤的具体情况，选择整复手法进行复位，做到准确、精巧，促进肢体功能的早期康复；整复成功后，同样需要重视经筋的运动感觉功能训练，以最大限度地消除功能障碍的影响。

叶师将脊柱小关节紊乱归为"骨错缝，筋出槽"范畴，治疗时不仅要使错缝之骨节复位，更要使骨节两旁所傍之筋的功能恢复正常；复位时不能以伤筋为代价，正骨必须顾及理筋，筋柔始得骨正，骨正方能筋柔，在手法上才能真正做到骨正筋柔，气血以流。

叶师在伤科疾病治疗上还重视局部施治和全身的调理并举，这主要体现在强调内服与外用药物的配合上，除了采用活血消肿、行气止痛、补肾壮骨等药物外，叶师往往再加入鸡血藤、络石藤、忍冬藤、白芍等养血柔筋之品，发挥筋能束骨的作用，以促进软组织修复。而在外用药物方面，为了患者用药方便，叶师亲自切药碾药配制丸散膏丹，如治跌打损伤外敷用的紫金丹，撒丹粉于创口，以止血消肿；亦用蛋黄油冷敷以治烧烫伤；另有梅花膏外用以活血化瘀，接骨止痛。凡于病患有所裨益，尽皆用之，或捣药外敷，或泛丸内服，或药线引流，叶师皆严选药材，亲手炮制，屡起沉疴。

## 第五节　以诊为先

三部正骨法认为手法治疗当以诊为先。其含义有两层：一则在治疗之前需细致地诊查，尤其重视对患者气机的判断与手下触诊的感受；二则临床手法应用时，将对诊断的"意象"融于手法中，做到手与意合，有针对性地对患者进行治疗。

【按语】

三部正骨法临证时必先细致诊查而后予以治疗。在整个诊查的过程中，从患者走进诊室坐下起身等体位上的细微变化入手，以道医特色的"面诊、舌诊、手诊、脚诊、闻诊、询诊、触诊"七诊合参准确判断病人的身体状态。叶师在长期的临证实践中体会到诊断的重要性，即治疗前首先要对患者的病情要进行详细的了解，做到心中有数，不然开口动手便错。医者在施行手法治疗之前，必须要对患者病情做详尽地询问，包括病史、症状以及患者的主诉，必须有明确的诊断，对损伤部位的情况要认真地进行望、闻、摸、比，做到手摸心会、心知详备。对于一些隐匿性损伤，如应力性骨折、骨关节错缝等，更需要通过摸法详尽了解损伤局部的情况，做到医者对损伤部位的具体情况拥有最直接的体会。

叶师尤其重视患者的气机变化，道家认为"通天下一气"，叶师诊疾善用布气查体之法，他认为医者首先要自身气足，每日锻炼功法，才能使自身耳聪目明，敏锐地捕捉患者的气机变化，并据此施以手法点穴，在诊查的同时完成治疗。在《东坡志林·书李若之事》："学道养气者，至足之余，能以气与人。都下道士李若之能之，谓之'布气'。吾中子迨少羸多疾，若之相对坐为布气，迨闻腹中如初日所照，温温也。"叶师非常注重医者平时日常功法训练，认为医者真气充足对病人的气机自可敏锐感知，即如《存神炼气铭》所言："夫身为神气之窟宅，神气若存，身康力健。神气若散，身乃死焉。若欲存身，先安神气。即气为神母，神为气子。"道医在治病救人所产生的神奇疗效，均源于气的修炼。

叶师尝治一肺癌晚期患者，痰黏难咯，诊查完毕后，运气于指，虚点患者天突，少顷，患者吐脓痰一盏，腥秽污浊臭不可闻，立觉胸闷缓解、如释重负；叶师云病重日久，回天乏力，但通其气机关要，可缓解其症、纾解痛苦。叶师非常注重医者平时日常功法训练，认为医者在真气充足后才能敏锐感知病人的气机。

叶师同时重视手下触诊的感受以及望闻问切的综合使用，以求抓住疾病的关要。《黄帝内经》云：有诸形于内，必形于外。想要达到修旧如旧的效果，掌握患者病机，"心中了了"乃是关键，触诊是重要的诊疗手段之一，《医宗金鉴》描述为"以手摸之，自悉其情"，摸法也是正骨八法之一，可见其重要性。"手摸心会"是手法治疗的重要诊断方法，医师凭此可更好地选择治疗部位与推拿手法及强度。触诊中当动静结合，既要有摸筋摸骨的静态触诊，也要有摇动其关节感其幅度的动态触诊。叶师触诊脊柱疾病时多用"枪手"（即"八字式"），其方法是双手三指微屈，食指拇指伸展呈"八字式"，力含于掌指间，以拇指指腹在棘突及棘旁顺势揣摸有无条索筋结、肌张力变化，以及棘突病变的定位、脊椎偏歪向何处等，以此判别病情的轻重，确定病变的部位，辨知软组织及骨关节的细微变化。叶师常于触摸间施以手法，患者不觉间已复其位，"法之所施，患者不知其苦"。

叶师常说："王道无近功"，"要在人前显贵，必在人后受罪"，正骨手法须臾之功全在平日习练，先师对于弟子手法精准度和灵敏度的平日练习几近严苛，如练习眼神中的一目十行，数平屋瓦垄或一眼看出高楼的层数、游龙惊凤功的手眼身法步等；又如手法练习中叠纸隐发丝，以手指腹捋其发丝之形状，以练手法灵敏度；亦须练习拼接食余散乱之鸡骨还原，以练手法精准度和对骨势的判断，确保手法操作的安全性等；再如两手抓握酒坛以练上肢之霸力，两手顺势及逆势拧转竹筷以练两手抓握及旋转之劲力等。

叶师同时强调施展正骨手法应时"诊在意先、意在手先"；将对疾病判断的"意"融于手法中时，这种"意象"不是想当然，这种对病证本质做出敏锐的洞察、直接的领悟和迅速判断是建立在细致的诊查和医者丰富的临床经验之上，其意象与患者具体的病情相互切合。正如孙思邈《千金要方》谓："神存心手之际，意析毫芒之里。"很多手法在操作时外形相似，但用意不同则发力与效果截然不同，如"掌心雷"应用时，根据病人的体质和病症的虚实应用不同的拍击方法，如患者病症为虚证，操作时可顺经络垂直拍击，使气血运行加快，达到温通血脉的作用；如果患者属于实证，拍击时掌心空虚带有向四边拖带之意，使邪气散去。点穴手法亦是如此，很多操作虽然形似但其内在用意用劲不同，效果也是不同的。

以诊为先是对诊疗的高标准、严要求。诊治疾病，需要医者细致诊查，抓住重点，而后在精细分析因证前提下，经过认真思辨而获得的证治概念和处治活法。并将其与手法融合，做到手为心之音，意与诊合，手与意合，方能在治疗时有的放矢。

# 第六节　以啬为用

养生疗疾皆当以啬为用，一则不可妄用耗费，二则手法施治要慎用。《道德经》云"治人事天莫若啬"。

**【按语】**

首先，老子云"治人事天莫若啬"，《说文解字》中的解释为："爱濇也。从来从亩。来者，亩而藏之。故田夫谓之啬夫。"来指麦子，亩指仓库，从本义上看，"啬"指收获粮食回仓，《仪礼注疏》也注"啬"曰"收敛曰啬"。《道德经》中说"五色令人目盲，五味令人口爽，驰骋畋猎令人心发狂"。很多疾病的发生多为妄用耗费，不知收敛。叶师一生简朴，衣着朴素，半丝半缕，恒念物力维艰；终生食素，然精神矍铄，耳聪目明，此皆"啬"之功用也。

其次，在治疗中不可罔废父精母血；身体发肤，受之父母，不可轻弃。在手法中尽量保全精微物质，使之滋养自身。如叶师在治疗手腕腱鞘囊肿时常以掌拍之，使之绽裂，使津液复归于关节，起滋养之用；云"青少年时即便运动过量，也较少有关节涩滞作响，皆因气血丰厚，津液不亏；年过半百，动辄关节咯吱作响，皆为津液不足，濡润不够耳。"

叶师还特别强调手法在操作过程中要注重"以啬为用"，即手法以柔和为贵，忌用刚强手法，能用五分力量解决病痛的绝不会用六分，取其轻巧之力足四两可拨千斤之效。这里有几层含义：其一，主要是讲动作要轻柔，不用暴力手法同样能达到治疗目的，使患者在心理上易于接受与配合治疗。在手法的具体操作中，要做到刚柔的相互转变，正如《周易·系辞》所言："刚柔相推，而生变化"，应特别注重手法以柔和为贵，刚柔相济、柔中透刚。运用时不仅要有技巧，而且要巧妙利用患者的心理。例如，在对脊柱小关节紊乱的患者施行按压整脊治疗时，嘱患者吸气的同时快速施行按法，使患者在未感知时完成手法的施治。不仅可以减轻患者的紧张情绪，而且可以减少患者因本能的对抗而引起的事故。其二，手法应适当，用力宜轻巧，要依顺患者自身的经筋之力，达到顺势复位之效。《康熙字典》对"啬"的解释即："有余不尽用之意"，手法操作以修旧如旧为目的，不可一味强求，反致症状加重。如叶师调寰枕之手法，慎用旋转发力，在顺势提拉中配合轻巧顶推，使之复位，该手法治疗颈项寰枕枢骨错缝"使患者不知其苦"，正是通过"轻柔"来达到"巧"的目的。再如，叶师常以毛巾调颈椎紊乱之序列，先用轻柔的手法松解颈部经筋痉挛，再用毛巾置于患者颈部，先向上轻轻提拉，待头自然后仰时，给予柔和至中度的力量向斜上水平牵拉，以手下感觉颈项拉开，患者能耐受为度，所谓"千斤硬拔，不如一两伸拉"，诚如是也。《医宗金鉴·正骨心法要旨·手法总论》云："机触于外，巧生于内，手随心转，法从手出"，施术操作应尽可能避免或减轻手法操作过程中产生的痛楚反应，使患者承受最小的痛苦来达到最佳的治疗效果；切忌一味用狠劲，以免开人孔窍，走人气血。其三，需注意手法的运用以患者恢复原来的生理状态为度，中病即止，不可为了追求速效而一味施行手法，形成二次损伤。临床上应灵活选用手法，以舒筋活血，消肿止痛，调理气血，通利关节，俾使人体经络气血运行无阻，从而达到骨正筋柔、营卫调和、脏腑功能协调，继而达到治病救伤的目的。

# 第七节 卸劲去势

上工治肝之病，必先实脾；治筋骨病变，必顺骨理筋，卸劲去势，以期事半而功倍也。《孙子兵法》云："势者，因利而制权也。"

【按语】

卸劲去势是专气致柔在手法中的应用，叶师举例说："红木柜子调羹腿，搬后两头拎一拎"。旧时大户人家有红木柜子，做工精良，柜足为了美观，往往做成调羹样，这样四足是整个柜子最弱之处（图1-1）；柜子沉重搬动不利，需要移动时多在地板上推行，有经验的人往往在推到固定位置后，会将柜子的两端分别往上抬一下，消解掉调羹脚与地板之间的涩劲，认为不卸其劲则柜子

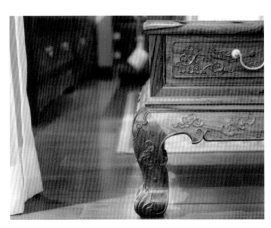

图1-1 红木柜脚

最薄弱的调羹脚处存在折断的隐患，这样注意保养可以使红木柜子经久利用，百年不坏。引申到人体上，现在看到的病灶症状，多为平时习惯性姿势常年累积而来，劲为有余之力，势为不良之势。凡临床上手法触诊感到肌肉紧张，骨位不正者，可顺势牵引调整，以卸其劲，使筋柔和，调整骨位。

在治疗疾病的原则上，道家主张守中致和，运用各种方法来恢复平衡的生理状态，充分发挥人体自我疗愈的潜能。具体到筋骨，道家中也有相应的理解。如老子《道德经》曰："万物负阴而抱阳，冲气以为和。"骨为刚、为阳，筋为柔为阴。筋骨即是一对阴阳，是阴阳概念在人体结构上的具体体现。操作的目的不是创造新结构或新功能，而是通过趋势的调整恢复人体正常机能状态。

正骨之道，硬手硬推，虽可复正，然绝非精妙之道。精妙者，顺其势也，其妙在动则活，静则死，动则有隙可生，贵在动中求正，稳脊骨，顺其势，轻轻一推，快然而愈。理筋亦然，动则筋聚，静则筋散，随其情，顺其势而动，顺势或拿或理或拨，则筋易平复。

尝有新沪中学一教师晨练之时突发腰痛，痛甚拒按，俯仰不能，同伴携其前来求治。叶师问清病由，按诊检查，了然于胸，谈笑安慰之间，突然用力踩其足尖，患者骤痛之下猛然侧身收足，腰痛立解。叶师言：此因势利导之妙用也，利用自身经筋之收缩矫正腰柱紊乱之关节，正可谓牵一发而动全身。

再如，颈椎病、腰椎病多为不良姿势造成的。肌肉多有僵硬，造成姿势不正，如上交叉综合征、下交叉综合征、脊柱侧弯等。可先从卸劲入手，以调整不良的姿势。例如，牵引拔伸松解，皆在卸劲；治完颈椎后须顺势调整胸、腰椎，因为上梁不正下梁一定会歪，不要等到发作出来之后再行治疗；再如，调整青少年脊柱侧弯时，可屈其双腿至胸前，托其腰骶做环转运动，使其张力高之背部紧贴床面滚动，卸其劲力，再施以正骨手法调整其姿势，使失衡的生物力状态趋向平衡，从而减轻症状。

# 第八节　专气致柔

道医认为，人们修身锻炼的最佳目标应该是达到"专气致柔"的境界，像婴幼儿一样，处于柔和的状态，才是合道的；同时还要符合天地之道，要啬神，劳逸结合；不知节俭、不知持满、肆意妄为，过度则易损伤机体。《道德经》有云："专气致柔，能无婴儿乎？"

【按语】

贵柔的思想源于对生命的深刻体悟，物壮则老是老子对事物发展趋势的总结。"专气致柔，能无婴儿乎？"婴儿为人之初生，"骨弱筋柔而握固"，生机勃勃。柔不是无力，而是和刚相对的一种状态。《说文解字》云："（柔）木曲直也，从木矛声，耳由切。"《康熙字典》云："草木新生曰柔"。从这里我们可以知道"柔"是个形声字，从木矛声。因为此时具有屈伸性，符合"直者可曲"的意境。日常修身锻炼孜孜不倦，用功精进，以婴童之柔韧为目标，道家曰童子功，而非世人误解童子功结婚同房后即破。

将柔的思想用到手法中，一则手法用力须柔和，柔和方能渗透，天下柔弱莫过于水，而攻坚强者，莫之能胜。手法力量过于刚强，患者会不自觉地紧张，力则难以渗透深层。二则手法用力方向要顺应骨势，如抱圆木，屈中带直。三则手法发力须寸而有度，不可力线过长。

导引锻炼是专气致柔的重要方法，功法多有导体令柔、引气令和之效，可从形、气、神入手。叶师一生功法精练不断，知行合一，并用于疗疾强生，经验丰富。南宗功法从练形入手，葛洪《抱朴子内篇·至理》言："形者，神之宅也"，功法多为立身中正，重心稳定，关节动作不可过伸。《悟真篇》中"道自虚无生一气，便从一气产阴阳，阴阳再合成三体，三体重生万物昌"。调气当顺其自然，抱元守一，以呼吸为炉火，以精气为药，以神为引，达到三田合一的境界。

叶师自幼在天台山桐柏宫修行，对道医导引养生功法素有研究，摸索出一套较为完整而又实用的练功术势，并应用于筋骨劳损的治疗及调养之中，成为一种不可缺少的治疗与调养措施。叶师认为筋柔骨正，气机畅达，是身体良性的状态。除了通过手法顺骨柔筋外，还要配合外导内引以专气致柔。叶师强调以静功和动功修炼自身存在的精、气、神，以达到治病强身、延年益寿的目的。

叶师指出，道存在生生不已的运动中，"虚而不屈，动而愈出"。功法习练要守一，即符合道。道不欲盈，"坚强者死之徒，柔弱者生之徒"。练功不宜过火，不宜强为，否则会遭受损伤，甚至造成"强梁者不得其死"的恶果。《养性延命录》提及"人欲小劳，但莫至疲，及强所不能堪胜耳"。此言深得《道德经》专气致柔之旨，即功法习练根据自身的能力和特点以及外部环境条件，进行力所能及而又有益的锻炼，这样才能合乎自然，与道一致。

# 第二章 | 三部正骨法的传统医学相关知识

三部正骨法的形成源于临床经验总结，植根于中医学之基本理论，更糅合丰富的中国传统文化思维。其内容不仅有巧妙的技术内涵，亦包涵广博的文化底蕴。因此，探究三部正骨手法不仅要从操作技法入手，还需掌握其独特的理论知识，从而做到神形兼备，方可"一拨见病之应"。道医对人体的认识往往通过口传心授代代相传，其构建体系时常将身体的组成与其他事物类比，将人体当做小宇宙，体现了当时"天人合一"的思想。

本章将从脊柱、骨骼以及经络系统三方面的认识阐述三部正骨法的基础知识。

## 第一节 对于"脊"的认识

脊柱乃承托头颅，护围内脏，连贯四末之梁柱，有利身躯之运转，如同人体的"顶梁柱"，起到最根本的支撑与固定作用。在中医经络学说中，人体的脊柱称之为督脉，"督为阳脉之海""督脉总督一身阳气"等理论充分显示了脊柱（督脉）在疾病的诊断治疗与预防保健中的重要地位。古代医家对这一重要骨群的形态和功能均有描述，但是受当时哲学思想的影响和观察技术的限制，对"脊"的认识与我们目前所言的脊柱系统有明显的不同。

在华夏历史长河中，祖先对人体的认知一直不断发展和积累着。在道家的养生体系中，人体作为生命运动的载体，被赋予举足轻重的地位，正如《道德经》中所说"吾所以有大患者，为吾有身"。无论是中医传统认识还是道家的人体图中，人体的形状都被表现为椭圆的蛋形，而脊柱作为群山支撑其间，构成了一个既有内部风景又有神机出入的图景世界。例如，《医宗金鉴》载"脊骨外小而内巨，人之所以能负任者，以是骨之巨也"。《黄帝内经集注》载有"然骨空间乃节之交""在脊背骨节之交，督脉之所循也""脊之二十一椎，每椎有节之交，神气之所游行出入者……"武术伤科中对于脊柱（督脉）的论述不胜枚举。再如王宗岳《十三势行功歌诀》说："尾闾中正神贯顶，满身轻利顶头悬。"所谓"尾闾中正神贯顶""顶劲虚灵，则精神陡振，尾闾下垂，脊椎立即准直。人体之栋柱，厥唯脊椎，为全体之主宰也"。脊椎自然准直，节节松沉，自上贯穿其下，立如秤准，则自然周身轻灵，通体无涩了。

祖国医学博大精深、源远流长，医家历来重视对脊柱（督脉）的认识，并在长期医疗实践中积累了丰富的诊疗经验。道医结合自身修炼的体验对脊柱结构和功能有独特的认识，并与手法操作息息相关，其手法医学内容丰富，传承时间久远。道医传承中对脊柱的认识分散在历代医家、道家的典籍著作以及师生之间的口传心授中，为手法施治提供了形态学基础。但也存在内容分散、名称繁复、某些概念和记述失真的缺陷。鉴于此，笔者结合文献考录与师门口传心授的心法，对三部正骨法中对于脊柱口传心授的认识进行了释义和梳理，将相关内容以结构分布和功能做如下阐述。

## 一、脊柱的结构分部

三部正骨法根据关窍将脊柱分为三部，即玉枕部、夹脊部、尾闾部，与中医学中的项部、胸背部、腰骶部既相互对应又有所不同（图 2-1）。关是修炼过程中气通过时需要转化和容易阻滞的地方，需要一定技巧才能通过。气在某些区域经过相应方法修炼会转化，气转化之所就是窍。关和窍大都是穴位，修炼者不仅要知其位置，而且要知道通关的方法、窍穴的微妙用法。

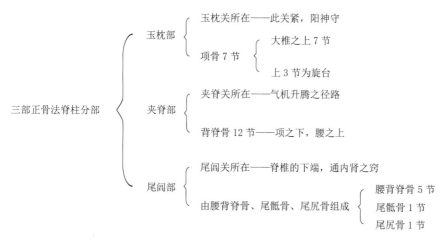

图 2-1 三部正骨法脊柱分部

张伯端在其著作《悟真篇》中就特别强调"气宫"的重要性，在《修真图》中即有原文注解"人之一身，有三百六十骨节，八万四千毛孔。后有三关：尾闾、夹脊、玉枕也。尾闾在脊椎之下尽头处，关可通内肾之窍；从此关起一条髓路，号曰漕溪，又名黄河，乃阳升之路，直至两肩夹骨对处为夹脊；又上至脑，为玉枕。此三关也。前有三田：泥丸、土釜、玉池是也。"《修真图》中头部下方是由四条线构成的弓形脊柱，上有象征脊柱 24 节的小圆圈，图中分别标有 24 节气的名称。在脊柱的上部、中部和下部根据关窍分别画有 3 个大圆圈，人体脊柱在病理状态时，气机在这些关要容易运行不畅，针对这些关要之处做手法调整其形，能起到畅通气机的作用。在脊柱圆的内侧画有一条与脊柱平行的曲线，曲线下方写有"银河"二字，又称为髓道。道医以银河类比脊髓的通道是古代通行的做法（图 2-2）。

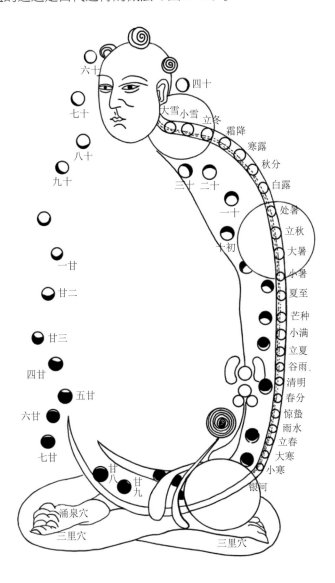

图 2-2 《修真图》脊柱部分

### 1. 玉枕部

玉枕部与传统医学中的项骨相对应，因玉枕关所在而得名（图 2-3）。玉枕关位于人体的后头部与枕骨平行的位置，当后发际正中直上 2.5 寸，旁开 1.3 寸，平枕外隆凸上缘凹陷处，因针刺很难进入，所以又称"铁壁"。道医将头颅与躯干之间的圆柱形缩细部分称之为头茎（擎头之茎也），俗称"脖颈""脖子"，总称颈项部。细分颈项部的前面与侧面曰颈，颈项部的后面曰项，此段脊骨位置偏后，故理应称作项骨，不宜称项颈或颈骨。现代解剖学无此区分，所以可称颈椎。《简明中医伤科学》认为："旋台……为大椎以上项部的脊梁骨，古代按三节计算，头之转动即依靠这几节骨节，故称旋台骨（属现代解剖学头三节颈椎）。"而《中医大辞典》谓："旋台骨即 4、5、6 颈椎的合称。"三部正骨法认为根据临床经验与实际功能，认为将上三节颈椎称为旋台更为妥帖。

### 2. 夹脊部

夹脊部与传统医学中背部脊骨相对应（图 2-4）。在道医的认识中，夹脊关是双关，在两侧肩胛骨之间，与中丹田（膻中穴）前后平行相对的脊椎骨之中，是气机升降的重要节点，包括两个使气上行的绞车，左侧是太阳，右侧是太阴。阳随呼吸而上，阴随呼吸而下。所以，当胸椎错位时往往会有胸闷、心慌、气不畅的感受。背部脊骨有"脊骨""膂骨""背脊骨""脊膂骨""背骨"等多种名称。据《医宗金鉴》："背者，自后身大椎以下，腰以上之通称也。"这个范围十分明确，即项下腰上一段。

### 3. 尾闾部

尾闾部在脊柱的最下端，是尾闾关（又叫命门关）所在，由中医中的腰背脊骨、尾骶骨、尾尻骨组成（图 2-5）。"尾闾"的字面意思是"尾部通道"，该词最早见

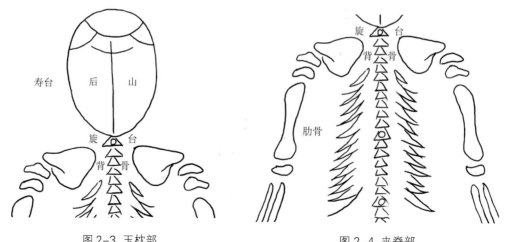

图 2-3 玉枕部　　　　　　　　　　　图 2-4 夹脊部

于《庄子·秋水》的一则神话，"尾闾"是大海中的泄水道："天下之水，莫大于海，万川归之，不知何时止而不盈；尾闾泄之，不知何时已而不虚。"

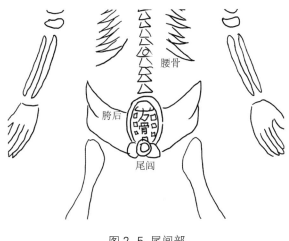

图 2-5　尾闾部

## 二、脊柱的功能

### 1. 督脉贯之

在功能上，"脊"与督脉密切相关。首先在循行方面《素问·骨空论》中对督脉循行有着详细记载："督脉者，起于少腹，以下骨中央，女子入系廷孔，其孔，溺孔之端也。其络循阴器，合篡间，绕篡后，别绕臀至少阴，与巨阳中络者合。少阴上股内后廉，贯脊属肾。与太阳起于目内眦，上额交巅，上入络脑，还出别下项，循肩膊，内夹脊抵腰中，入循膂络肾。"《难经·二十八难》曰："督脉者，起于下极之俞，并于脊里，上至风府，入属于脑。"再根据上文对古医史文献中"脊"的挖掘来看，基本可以认为以上所言督脉的"贯脊"，此"脊"应是从第 7 颈椎（大椎）至骶尾间与现代人体解剖学认为脊柱上起于枕骨大孔下环椎止于尾椎的说法是有明显的区别。另《黄帝内经素问集注》载有"然骨空间，乃节之交"，《黄帝内经灵枢集注》曰："在脊背骨节之交，督脉之所循也……脊之二十一椎，每椎有节之交，神气之所游行出入者也。相应者，内应于五脏也。发于阳者，发于三椎，而内应于肺脏；发于四椎，而内应于心主包络；发于五椎，而内应于心脏也；发于阴者，发于七椎，而内应于肝脏；发于十一椎，而内应于脾脏；发于十四椎，而内应于肾脏也。"值得一提的是从这里开始道医已意识到"脊"与脏腑之间靠"神气"相联系，及"神气""游行出入"在"脊"与脏腑之间是一个双向关系，与现代解剖认为的脊神经及脊神经中含有传入神经、传出神经纤维的观点亦非常接近。

在功能方面，《奇经八脉考》载："督脉……为阳脉之总督，故曰阳脉之海。"《黄帝内经素问集注》："正阳之脉，督脉也，督脉总督一身之阳。"因此督脉有调节全身阳经气血的功能并与肾、脑、脊髓功能关系极其密切。在人体中督脉主要有维护阳气，卫外御邪；散布命火，温煦脏腑；转输阴精，养脑益髓；参与生化，运行营气等功能。而现代人体解剖学认为颅和脊柱椎管内的脑脊髓组织是机体内庞大而又复杂的神经系统的根本，其中从椎管发出的脊神经分为躯体神经和内脏神经，分行到机体组织的各个角落。人体脊柱担负着各种生命信息的传达和处理，各脏器与脊柱相互依存，构成了一个复杂而又完整的脊柱系统，但显然其生理主要是以脊髓、脊神经功能为基础，以脊柱本身特点为中心。况且前人发现经络系统与神经、血管、肌筋膜、韧带、淋巴等都有着密切的联系。

自 1885 年美国整脊师 Daniel David Palmer 首先提出"脊柱相关疾病理论"，人们对脊柱相关疾病的研究至今已经有 100 多年，其病理不外乎因损伤或退变致脊柱系统及周围组织直接或间接地刺激脊髓、脊神经根、交感神经及周围血管等邻近组织，从而引起相应器官功能异常出现临床症状或体征。可以说脊柱系统是人体九大系统等近百种疾病发病的一个重要病理和病因，脊柱相关疾病中不乏有督脉病症，如强直性脊柱炎、脊髓损伤、颈腰椎管狭窄症等。

2.气机升降

在道医的人体模型中，精、气、神三字自下而上出现在人体的不同部位。脊柱在其中既是支撑上下的中轴，也是气机升降的重要通道。《老子》曰："反者道之动，弱者道之用。"王弼注："高以下为基，贵以贱为本，有以无为用，此其反也。"

三、古代对脊柱源性疾病的认识

《黄帝内经》对脊柱、脊椎、脊髓形态已有认识，但古代文献中对于脊神经及行走于脊柱旁的交感神经是用"经脉"的名词论述的。"经脉为始，营其所行，制其度量，内次五脏，外别六腑"。《灵枢·经脉》提到经脉有长短，是营养支配五脏六腑的，而督脉则行走于脊柱中线，又言"督脉之别，名曰长强，挟脊上项，散头上下，当肩胛左右，别走太阳，入贯膂。"《难经·二十八难》指出督脉循行的方位以及与足太阳经、少阴经的相互联络。由于督脉是总督手足之阳经，而手足阳经行走方位，与现代脊神经支配区基本一致。《素问·气府论》在论述"脊椎法"中，还指出"督脉气所发者二十八穴，项中央二，发际后中八，面中三，大椎以下至尻尾及傍十五穴"，明确指出脊柱旁十五穴是"督脉气所发"；由此，《黄帝内经》以后，历代文献论述督脉穴位及足太阳膀胱经于脊柱旁的穴位主病，为督脉所发的疾病；与此同时，古代文献中还指出督脉与脑、头面、咽喉、胸、肺、心、肝、脾、肾、胃肠及生殖器官的联系，这些部位病变都与督脉、脊椎有关。《灵枢·经脉》在论述经脉走向时指出："循喉咙之后，上入颃颡，连目系，上出额，与督脉会于巅。"《类经》认为"小腹控睾，引腰脊，上冲心，邪在小肠者，连睾系，属于脊，贯肝肺，络心系"；又如《素问·刺热篇》论述热病："三椎下间主胸中热，四椎下间主膈中热，五椎下间主肝热，六椎下间主脾热，七椎下间主肾热。"《灵枢·杂病》认为"厥挟脊而痛者至顶，头沉沉然，目䀮䀮然，腰脊强，取足太阳腘中血络……心痛引腰脊，欲呕，取足少阴"等。在《黄帝内经》的基础上，《针灸甲乙经》对脊柱、督脉源性病变有更详细的记载，已认识到某些疾病是源自督脉及脊柱两侧足太阳膀胱经穴位的病变引起，如"头痛项急，不得倾倒，目眩、鼻不得喘息，舌急难言，刺风府主之""伤寒热盛烦呕，大椎主之……心胀者，心俞主之，亦取列缺；肺胀者，肺俞主之，亦取太渊；肝胀者，肝俞主之，亦取太冲；脾胀者，脾俞主之，亦取太白；肾胀者，肾俞主之，亦取太溪……"明确指出内脏的病变与脊柱督脉旁之穴位的关系。《针灸甲乙经》对于督脉及督脉两侧膀胱经上所有腧穴与脏腑、器官病变的关系都有了明确论述。后世在此基础上不断丰富发展，形成了祖国医学经络穴位学说中论述有关脊源性疾病的独特理论。现代医学的研究是从脊神经及交感神经与内脏器官的关系来认识脊源性疾病的。督脉的途径类似脊神经的走向，足太阳经走行于脊柱两侧1.5寸旁线，类似交感神经在脊柱旁的位置；其3寸的旁线，几乎与脊神经后支的皮神经通路相一致。可见，中国传统医学有关督脉、足太阳经（背部）穴位与相关脏腑器官病变的关系的论述，应是传统医学对脊源性疾病的独特的认识。

### 四、脊柱源性疾病的中医诊治

古代中医对脊柱相关疾病病因病理及与经络关系有较深的认识，认为病因主要有风、火、痰、湿、瘀、虚等，经络主要与督脉及足太阳膀胱经关系密切，治疗上有中药内服外用，推拿正骨及针灸治疗等。对于脊源性疾病的治疗，《黄帝内经》中就有"脊椎法"的论述，《素问·气府论》认为"督脉生病治督脉，治在骨上"；《素问·骨空论》明确指出调整脊椎骨关节治疗督脉病变，同时还实施"刺之从项始，数脊椎侠脊，疾按之应手如痛"；《素问·谬刺论》针刺后加以手法按压脊旁穴位；《素问·骨空论》："大风颈项痛，刺风府，内在上椎"；《灵枢·背腧》还明确对背俞穴如有病变施行"……皆挟脊相去三寸所，则欲得而验之，按其处，应在中而痛解，乃其腧也"。背俞穴病变疼痛"按其处，应在中而痛解"，提出用按压相应穴位治病，乃古代按脊法之一。《灵枢》所载"上气不足，脑为之不满，耳为之苦鸣，头为之苦倾，目为眩""邪中于项，因逢其身之虚，其入深，则随目系入于脑，入于脑则脑转，脑转则引目系急，目系急则目眩以转矣"，这些与现代颈椎病的症状相类似。"督脉者……贯脊属肾……侠脊抵腰中，入循膂络肾"；又"腰痛不可以转摇，急引阴卵，刺八与痛上""督脉之别，名曰长强，挟脊上项，散头上，下当肩胛左右，别走太阳、入贯膂"。指出督脉循行的方位以及与足太阳经、少阴经相互联络。督脉总督手足之阳经，而手足阳经循行方位与现代脊神经支配区基本一致。

晋代皇甫谧《针灸甲乙经》云："风眩引颔痛，上星主之""鼻不得喘息，舌急难言，刺风府主之""心胀者，心俞主之，亦取列缺；肺胀者，肺俞主之，亦取太渊；……肾胀者，肾俞主之，脾胀者，脾俞主之，亦取太溪；小肠胀者，中膂主之""强引背、少腹，俯仰难，不得仰息，脚痿重，尻不举，溺赤，腰以下得小便，秩边主之""腰痛脊急，胁中满，小腹坚急，志室主之""腰脊痛，尻脊股臀阴寒大痛……承扶主之。"膀胱俞、秩边、志室、承扶皆足太阳膀胱经之腧穴，明确指出内脏的病变与脊柱督脉及督脉旁之穴位的关系，初步形成祖国医学以经络腧穴学说论述脊柱相关疾病的独特理论，后代医家在此基础上沿用并丰富发展，形成了以腧穴为主治疗脊源性疾病的丰富经验。

汉代张仲景认为痰饮是眩晕重要致病因素之一，"心下有支饮，其人苦冒眩，泽泻汤主之""肾着之病，其人身体重，腰中冷，如坐水中，形如水状，反不渴，小便自利，饮食如故，病属下焦，身劳汗出，衣里冷湿，久久得之，腰以下冷痛，腹重如带五千钱，甘姜苓术汤主之"指出风、寒、湿邪可致腰痛。

隋代巢元方《诸病源候论》指出了"腰脊痛"一证："肾主腰脚，肾经虚损，风冷乘之，故腰痛也……诊其尺脉沉，主腰背痛。寸口脉弱，腰背痛。尺寸俱浮，直上直下，此为督脉腰痛。""肾主腰脚，而三阴三阳十二经脉，有贯肾络于脊者，劳损于肾，动伤经络，又为风冷所侵，气血相搏，故腰痛也。"阐明了慢性劳损可以伤肾，使筋骨、经络受损，造成腰椎退变，当受风寒湿邪侵袭，气滞血瘀，脉络不通，可以引起腰痛。《诸病源候论》和《备急千金方》发展为脊柱的导引法和"老子按摩法"等系列整脊疗法。

唐代王焘《外台秘要》："饮食了勿即卧，久作气病，令人腰疼痛。大便勿强努，令人腰疼，目涩。笑过多，即肾转动，令人腰痛"；又言"疗腰膝，髀连腿肿疼酸者方，杜仲八两，独活四两，干地黄四两，当归四两，黄芩四两，丹参五两。"

宋代王执中《针灸资生经》云："腰脊痛灸小肠俞五十壮，腰背痛灸三焦俞""膀胱俞治腰脊痛，白环俞治腰脊挛痛""五处、身柱、委中、委阳、昆仑主脊强反折疗癫疾，囟关等主脊强，昆仑主脊强背尻脊重，阴谷脊内廉痛，至阳疗脊急强，章门、膈俞、胃仓、大主……脊强互相反折。"已将脊背疼痛的治疗从仅使用足太阳经扩大到足厥阴经、足少阴经及督脉。陈无择《三因极一病证方论·腰痛病论》："夫腰痛属肾虚，亦涉三因所致；在外则脏腑经络受邪，在内则忧思恐怒，以至房劳堕坠，皆能使痛"，提出了著名的三因学说。

金元时期，对眩晕的概念、病因病机及治法方药均有了进一步的认识，刘完素在《素问玄机原病式》中言："诸风掉眩，皆属肝木，风主动故也。所谓风气甚，而头目眩运者，由风木旺，必是金衰不能制木，而木复生火，风火皆属阳，多为兼化，阳主乎动，两动相搏，则为之旋转，故火本也，焰得风则自然旋转。"主张眩晕的病机应从风火立论。危亦林《世医得效方》："腰痛，独活寄生汤治风伤肾经，腰痛如掣，久不治，流入脚膝，为偏枯，冷痹，肾经，腰重冷痛，如带五千钱，冷如水洗""川芎散治眩晕，恶风自汗，或身体不仁，气上冲胸，战摇如在舟船之上"。朱震亨在《丹溪心法》中论眩晕之病机则偏重痰，有"无痰则不作眩"的主张，提出"治痰为先"的方法；另外，他还从风从火论治，"脉促上击者，肩背痛……病则……颈肩臑肘臂外后廉痛，汗出小便数而欠者，皆风热乘肺。小便遗溺者，皆肺金虚也。宣通经，益元气，散风泻火之药"。使用通气散"治风热乘肺，肩背痛""凡诸痛皆属火，寒凉药不可峻用，必用温散之药；诸痛不可用参，补气则疼愈甚。"

明代杨继洲《针灸大成》对脊背疼痛一证的治疗提出了详细的方案，如"胁与脊引：肝俞""腰背强直，不能动侧：腰俞、肺俞""腰脊痛楚：委中、复溜""腰背伛偻：风池、肺俞""背拘急：经渠""偏胁背痛痹：鱼际、委中""背痛：经渠、丘墟、鱼际、昆仑、京骨""脊膂强痛：委中""腰背牵痛难转：天牖、风池、合谷、昆仑""脊内牵疼不能屈伸：合谷、复溜、昆仑"。《针灸大成》所论以足太阳经腧穴为主，涉及六经（足太阳、足少阴、手太阴、足少阳、手阳明、督脉）十二穴（肝俞、腰俞、肺俞、委中、复溜、鱼际、丘墟、昆仑、京骨、合谷、经渠、丘墟），可见在明代对脊柱相关疾病已有比较系统的认识及辨证治疗。李中梓《医宗必读》云："《内经》言太阳腰痛者，外感六气也，言肾经腰痛者，内伤房欲也。假令作强伎巧之官，谨其闭蛰封藏之本，则州都之地，真气布护，虽六气苛毒，弗之能害……有寒、有湿、有风、有热、有闪挫、有瘀血、有气滞、有痰积，皆标也，肾虚其本也。标急则从标，本重则从本，标本不失，病不遁状矣。"指出肾气不足与风湿之邪同时存在者的症状及辨证论治。王肯堂《证治准绳》云："有风、有湿、有寒、有热、有挫闪、有瘀血、有滞气、有痰积，皆标也，肾虚其本也""颈项强直之证，多由邪客之阳经也，寒搏则筋急，风搏则筋弛，左多属血，右多属痰。颈项强急，发热恶寒，脉浮而紧，此风寒客三阳经也，宜驱邪汤……颈项强急，腰拟折，项似拔，加味胜湿汤。"这里叙述了颈腰痛的各种病因及治疗原则。以上这些论述说明道医对脊柱相关疾病已有深刻认识，并能根据"风寒""痰热""血虚""肾虚"等不同症状及病因病机进行辨证施治。张介宾《景岳全书》提出"眩晕一证，虚者居其八九，而兼火兼痰者，不过十中一二耳。"强调指出"无虚不能作眩""头眩虽属上虚，然不能无涉于下。盖上虚者，阳中之阳虚也；下虚者，阴中之阳虚也。阳中之阳虚者，宜治其气……阴中之阳虚者，宜补其精。然伐下者必枯其上，滋苗者必灌其根。所以凡治上虚者，犹当以兼补气血为最。"张介宾从阴阳互根及人体是一有机整体的观点，认识与治疗眩晕，实是难能可贵。

清代沈金鳌《杂病源流犀烛》："脊痛，督脉病也。背痛，肺经病也。""脊以髓满为正，房欲过度，脊髓空则痛"，治宜滋阴补肾；"先脊痛，及背与肩，是肾气上逆。脊痛项强冲头痛，寒风所搏。腰脊酸削齿痛，手足烦疼，不能行动，骨弱也。而邪客于肾，亦令颈项肩背痛。寒湿中乎太阳，肩背痛，不可回顾；风热乘太阳，亦肩背痛。有膀胱肾间冷气，攻冲背膂腰脊，俯仰不利者。"沈氏是从内科杂病的角度讨论肩背痛，认为其病因病机主要有二，即肾虚精亏和风寒湿热等邪气侵入肾、督脉或足太阳膀胱经脉所致。陈士铎《石室秘录》："腰不能俯者，水湿；腰不能直者，非水湿，乃风寒也。""如人患脊背痛，人以为心病而非心也，乃膀胱之气不行，故上阻滞而作痛，法当清其膀胱之，背痛自止。盖膀胱乃肾之腑，肾虚膀胱亦虚，夹脊乃河车之路，膀胱借肾逆而行，所以背脊作楚耳。"从上可以看出陈士铎治疗本病主要以补肾治本，兼祛风寒湿邪为原则。吴谦《医宗金鉴》："背者，自后身大椎骨以下，腰以上之通称也。俗称脊梁骨……先受风寒，后被跌打损伤者，瘀聚凝结，若脊筋陇起，骨缝必错，则成佝偻之形。当先揉筋，令其和软，再按其骨，徐徐和缝，背膂始直。"这一描述相当于现代疾病之胸椎小关节紊乱，关节突间滑膜嵌顿及软组织扭伤所致的疼痛。

明清时期，儿科流行运用"捏脊疗法"治疗疾病。《理瀹骈文》载："无论风寒，外感及痘疹，皆可用……背后两饭匙骨及背脊骨节间，各捏一下，任其啼叫，汗出肌松则自愈。"

# 第二节　对于骨的认识

## 一、人体骨骼的数量

中医关于人体骨骼（图2-6，图2-7）的数目首见《灵枢》："岁有三百六十五日，人有三百六十五节"。以后历代医籍如《洗冤集录》《圣济总录》及《奇效良方》均称人有365节。《刘寿山正骨经验》谓："骨骼的总数365块，其中包括明硬骨204块，软骨64块，暗硬骨97块。此外有额外骨30块（或34、38块），不在骨骼总数之内。"现代解剖学记载成人骨骼数目为206块，显然古今记载不一致，究其原因有以下几点：首先，受"天人相应"学说的影响。《洗冤集录》"人有三百六十五节，按周天三百六十五度"。《证治准绳》"凡此三百六十五骨也，天地相乘，唯人至灵"；其次，受历史条件所限，观察比较粗略，如在描述中将一骨分化成数骨，或将骨的某些结构定为骨（如眉弓称眉棱骨，颞骨乳突称作完骨等）或将数骨合并成一骨（如目眶骨），甚至有骨无名（如下鼻甲骨），有名无骨（如脑后骨等）；再者，部分古代医家误将软骨（如喉软骨）、牙齿甚至关节计入骨总数。凡此种种，均是造成骨骼数目与解剖所见不相符合的原因。

## 二、不同性别骨骼的特点

关于骨骼的性别差异古典医籍中，常见到骨骼性别差异的描述，如《圣济总录》曰："妇人无顶威骨、左洞、右棚及初步等五骨，止有三百六十骨。"《洗冤集录·验骨篇》云："髑髅骨男子……共八片（蔡州人有九片）……妇人只六片……左右肋骨男子各十二条……妇人各十四条……尾蛆骨……男子……九窍，妇人……六窍。"此外还提出"男子骨白，妇人骨黑"。《医宗金鉴》曰："巅顶骨，其骨男子三叉缝，女子十字缝。"以上数处均提到男女骨骼之不同。事实上两性骨骼，除由于发育程度、劳动条件及生理因素等原因，在形态结构方面表现有性差，其中骨盆尤为显著外，在正常情况下，骨骼数目并无差异，均为206块，颜色亦无不同。只有在变异情况下，某一骨的数目才会出现异常，即增多或减少，但变异与否，也未发现有性别差异。

## 三、骨骼的名称

异骨同名在古籍中大量存在，如将缺盆骨（锁骨）、琵琶骨（肩胛骨）、缠骨（桡骨）、

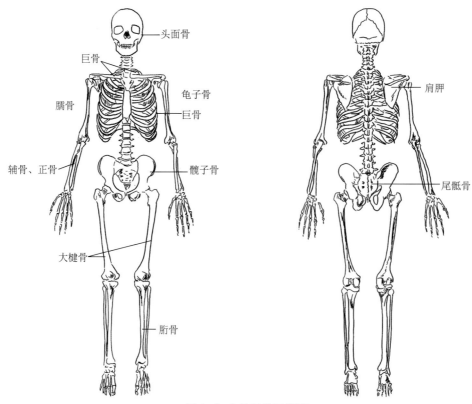

图 2-6 人体骨骼示意图

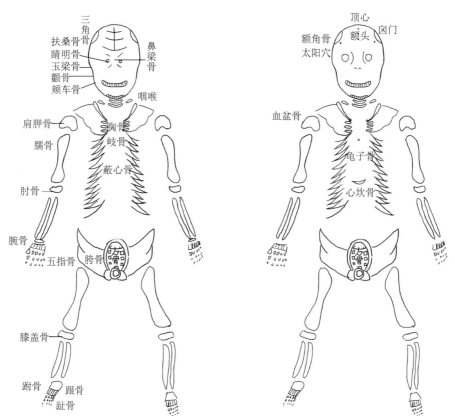

图 2-7 身体骨骼正面图

大楗骨（股骨）和劳堂骨（腓骨）等，都又称为髀骨。又如缠骨（桡骨）及劳堂骨（腓骨）又都称辅骨，甚至将股骨下端，胫骨上端的内、外侧髁这些局部结构也称辅骨。将这些上、下肢不同部位的独立骨乃至结构，在不同的医籍中，都称相同的名字，这样数骨同名，极易混淆。另外，脊骨乃承托头颅，护围内脏，连贯四末之梁柱，有利身躯之运转，这一重要骨群，祖国医学诸书对它的分部、各部称谓及数目记述也不一致，给后人阅读也带来极大不便，我们认为应分别称上述各骨的专有名称为宜，故将骨骼名称梳理如下。

### （一）头面骨（图 2-8）

[别名] 髑髅骨，或曰头骨，头面部即颅骨。

[释义] 颅骨分脑颅及面颅，脑颅 8 块，面颅 15 块，男女骨数相同。

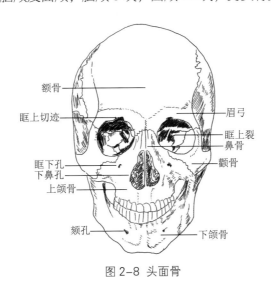

额骨
眶上切迹
眉弓
眶上裂
鼻骨
眶下孔
颧骨
下鼻孔
上颌骨
颏孔
下颌骨

图 2-8 头面骨

**1. 巅顶骨**（图 2-9）

[别名] 顶心骨、脑盖骨、天顶盖、天灵盖。

[释义] 顶骨为弯曲的方形骨板，即颅盖部分，介于额骨与枕骨之间，两骨相接形成矢状缝，后接枕骨，两者间形成人字缝，所谓"脑后横一缝"，前接额骨，其间形成冠状缝，其相接之缝且不存在性别差异。

**2. 山角骨**（图 2-10）

[别名] 头角。

[释义] 山角骨、头角为同一部位，即顶骨外面最凸的一点———顶结节。

**3. 囟骨**（图 2-11）

[别名] 囟门骨、脑盖。俗称：脑门。

[释义]新生婴儿的脑颅，在多骨相接处，由于骨化尚未完毕，仍为结缔组织膜所封闭，称为囟，实际是指冠状缝和矢状缝相汇合处呈菱形的前囟（额囟）。

4. 额颅骨（图2-12）

[别名]凌云骨、颡。

[释义]其位在前发际下，两眉之上，额骨之额鳞部分。

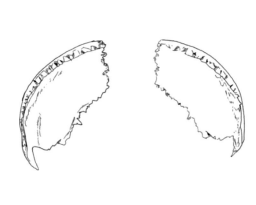

图2-9 巅顶骨

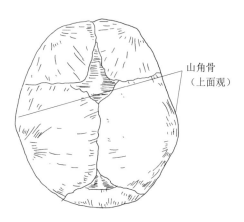

山角骨
（上面观）

图2-10 山角骨

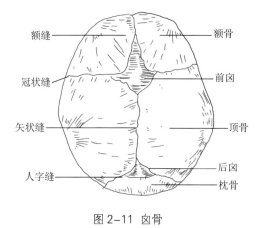

额缝

冠状缝

矢状缝

人字缝

额骨

前囟

顶骨

后囟

枕骨

图2-11 囟骨

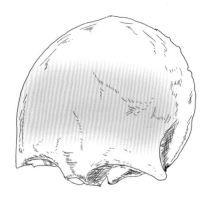

图2-12 额颅骨

5. 额角骨（图2-13）

[别名]无。俗称左天贤骨，右天贵骨。

[释义]即额骨之额鳞。位在眉上，眼眶上半寸，形圆光滑而凸的一个结构，此处正是额骨之额结节。额结节为眉弓上方的圆形隆起。

6. 目眶骨（图2-14）

[别名]睛明骨。

[释义]目眶骨、睛明骨，实际均指眶，眶为容纳眼球及其附属器的锥形空腔，由

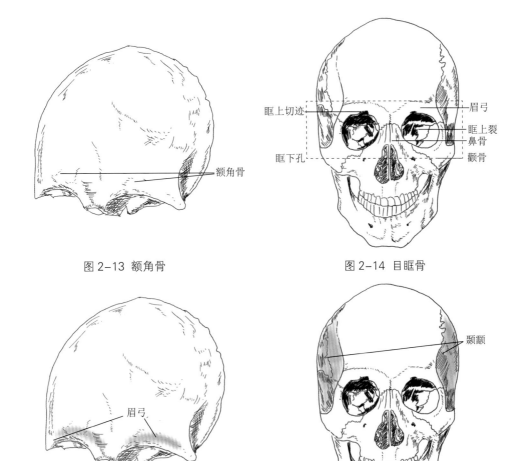

图 2-13 额角骨　　　　　　　　　　　图 2-14 目眶骨

图 2-15 眉棱骨　　　　　　　　　　　图 2-16 颞颥

额骨、颧骨、蝶骨、筛骨、泪骨及上颌骨等参与围成，并非单独一骨，故目眶骨包括参与组成眶的诸骨。

7. 眉棱骨（图 2-15）

[别名] 无。

[释义] 指在眉毛生长处的弓形棱状高骨（眉弓）系额鳞外面的一个弓状隆起，是一个结构名称，非独立一骨。

8. 颞颥（图 2-16）

[别名] 鬓骨、扶桑骨。俗称太阳，今称翼点，为组成颞窝底之额骨、顶骨、颞鳞和蝶骨大翼四骨相连接处，其皮下称鬓骨，即今的颞骨与蝶骨颞面所组成。

[释义] 颞颥、鬓骨、扶桑骨均指同一部位（太阳穴）之骨。颞颥即位于颅侧之颞窝底部诸骨，此窝系颅骨侧面的一个结构。

9. 完骨（图2-17）

[别名]寿台骨，俗称：耳根台。

[释义]完骨一指颞骨乳突；二指颞骨乳突后下缘凹陷处。

10. 两钓骨（图2-18）

[别名]曲颊。

[释义]曲形如环，纳颊车骨尾之钩（颊车骨、下牙床骨，即下颌骨，该骨颇似马蹄铁形，后端上翘为下颌头），即容纳下颌头。颞下颌关节由下颌头容纳于下颌窝组成，下颌窝是位于颞骨颧突根部的一个椭圆形深窝，窝前的隆起是关节结节。因下颌骨两侧之下颌头垂钓于此，故称两钓骨。

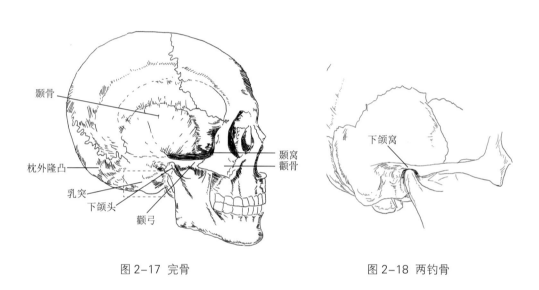

图 2-17 完骨　　　　　　　　　　　　图 2-18 两钓骨

11. 颧骨（图2-19）

[别名]頄、面骺骨，大颧。

[释义]目之下起骨曰頄，頄骨之外即颧骨，《类经》注"目下曰頄，即颧也。"似与頄不分。

12. 頔骨（图2-20）

[别名]无。

[释义]頔骨即目下眶骨，位于颧骨内，下接上牙床（上列齿的牙床）这一部分正是上颌骨的上颌体，因上颌体既参与构成眶下壁，又位于颧骨内侧，且下接牙槽突，所以，頔骨即解剖学的上颌骨之上颌体。

13. 鼻梁骨（图2-21）

[别名]明堂骨。

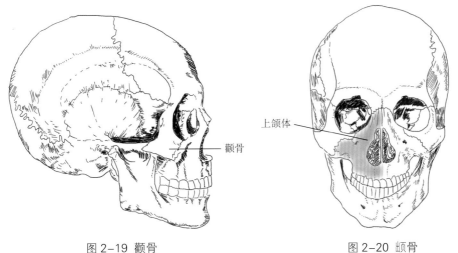

| 图 2-19 颧骨 | 图 2-20 颌骨 |

上颌体

颧骨

[释义] 鼻梁即鼻柱，鼻柱皮下之骨即鼻骨，俗称鼻梁骨，又称明堂骨，为成对的长方形骨板，位在两侧上颌骨的额突之间，构成鼻腔上壁的一部分，与上颌骨的额突部分构成鼻梁之骨性支架。

14. 鼻柱骨（图 2-22）

[别名] 鼻柱。

[释义] 一是指鼻梁；二是指鼻中隔。在此系指后者。鼻被鼻中隔分成左右两腔，各腔向前以鼻孔通外界，鼻中隔由骨部、软骨部及膜部组成，"鼻柱骨"则应指鼻中隔之骨部，骨部由筛骨垂直板和犁骨构成。

15. 口骨

[别名] 无。

[释义] 口骨指骨性口腔，它由上颌骨、腭骨及下颌骨组成。

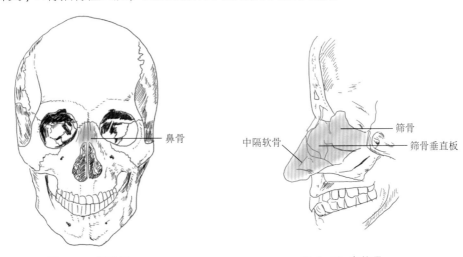

鼻骨

筛骨

中隔软骨

筛骨垂直板

| 图 2-21 鼻梁骨 | 图 2-22 鼻柱骨 |

16. 上牙床骨（图2-23）

[别名]上口骨。

[释义]上牙床骨即上颌骨，成对参与构成颜面，并构成口腔上壁、鼻腔外侧壁及眶下壁的一部分。全骨可分为一体及四个突起。

17. 口盖骨（图2-24）

[别名]无。

[释义]口盖骨即骨腭，由上颌骨的腭突及腭骨的水平部组成。口腔的上壁是腭（即玉堂），腭分硬腭与软腭两部分。硬腭在前，由骨腭覆以黏膜而成。

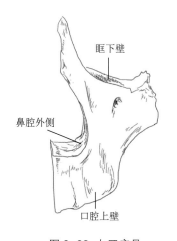

图2-23 上牙床骨

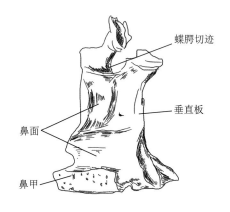

图2-24 口盖骨

18. 颊车骨（图2-25）

[别名]下牙床骨、牙把、牙车、辅车，俗称牙钩。

[释义]颊车骨即整个下颌骨。

19. 地阁骨（图2-26）

[别名]颏，俗称下巴、下巴颏。

[释义]地阁骨则指下颌骨之下颌体。

20. 玉梁骨（图2-27）

[别名]耳门骨。

[释义]实际并非一骨，而是颞下颌关节。该关节由颞骨之下颌窝及下颌骨之下颌头组成，位居外耳门附近，故祖国医学称耳门骨。

21. 枕骨（图2-28）

[别名]乘枕骨、后枕骨、头横骨，俗称后山骨。

[释义]即枕外隆凸，位于颅后部，呈内凹外凸的瓢状，枕骨（主要指枕鳞）外有肌、帽状腱膜及韧带附着的关系而形成上项线、下项线、枕外隆或凸及枕外嵴等结构。根

据发育不同程度，道医所谓其如山字、川字、品字，或偃月形、鸡子形，或圆尖、凸凹等。

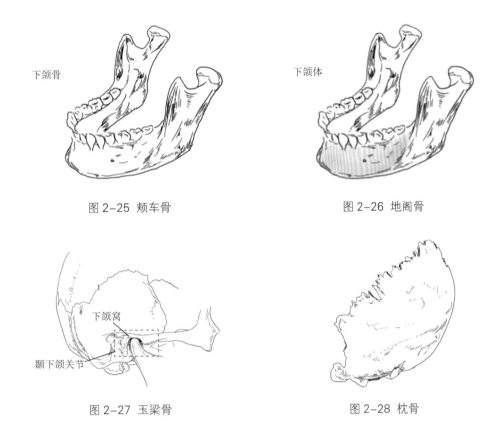

图 2-25　颊车骨

图 2-26　地阁骨

图 2-27　玉梁骨

图 2-28　枕骨

下颌骨

下颌体

下颌窝

颞下颌关节

（二）躯干骨

躯干骨由后方的项骨 7 块、背脊骨 12 块、腰骨 5 块、尾骶骨 1 块、尾闾骨 1 块和前方的胸骨 1 块（胸骨包括上横骨、龟子骨、髑骺骨三部分）及两侧的肋骨左、右各 12 条，全部躯干骨共由 51 块骨组成。

1. 项骨（图 2-29）

[别名] 旋台骨，又名天柱骨、玉柱骨，俗称项脖。

[释义] 即今之颈椎，共 7 节。道医认为，头颅与躯干之间的细部形如茎。前部称为颈，后部称为项。处在此段之脊骨位置偏后，故应称为项骨而不宜称为颈项骨。道医把上三节归为一块旋台骨，有旋转头颅之功用。以下四节形状类同，其中第 7 块棘突高突于皮下称大椎，也就是大骨追骨的由来。

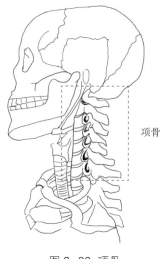

项骨

图 2-29 项骨

2. **背脊骨**（图 2-30）

[别名] 背脊骨、脊膂骨。

[释义] 背脊骨犹言背中之脊骨也。即今之胸椎，共 12 节。

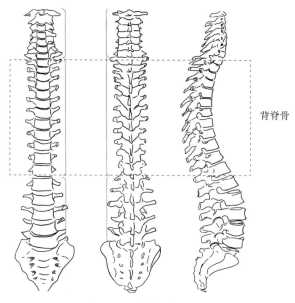

背脊骨

图 2-30 背脊骨

3. **腰脊骨**（图 2-31）

[别名] 腰骨、腰眼骨、腰龙骨。

[释义] 腰部的脊梁骨，即今之腰椎，共 5 节。

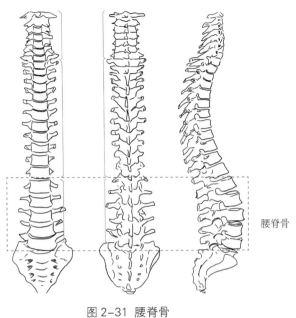

腰脊骨

图 2-31 腰脊骨

**4.尾骶骨**（图 2-32）

[别名] 尻骨、方骨、钩骨等。

[释义] 即尻骨也。今谓骶骨，共 5 节，其形上宽下窄，上承腰脊诸骨。两旁各有四孔，名曰八髎。其末节名曰尾闾，一名骶端，一名橛骨，一名穷骨，俗称尾椿。此骨当年幼时，本有五骨合成，至 26 岁后方合为一，其形长方，上宽下隘，故名方骨，且每小骨相合之边，各有半环，由两骨合成一孔，共有八孔，分为两行，以穿通脊髓之用，所谓八髎是也。

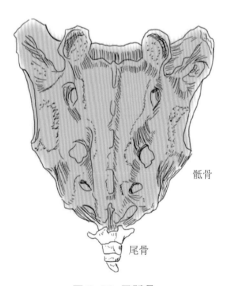

骶骨

尾骨

图 2-32 尾骶骨

5. 尾尻骨（图 2-33）

[别名] 尾蛆骨、尾闾骨、骶端、橛骨、穷骨，俗称尾桩。

[释义] 即今之尾骨，共 4 节融合成 1 块。

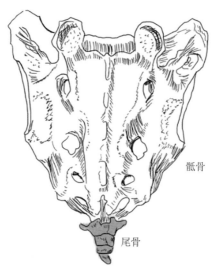

骶骨

尾骨

图 2-33 尾尻骨

6. 胸骨（图 2-34）

[别名] 膺骨、鹰骨、臆骨、髑骭骨等。俗称胸膛骨、胸脯骨。

[释义] 乃胸胁众骨之统名也。包括上横骨、龟子骨、髑骭骨三部分，有两种含义：一种指胸膛部中心之纵骨，是狭义的概念（即胸骨）；另一种是广义的概念，泛指胸前部（包括两侧）诸骨的综合称谓，它包含了现代解剖学的胸骨、诸肋骨前段及肋软骨等。

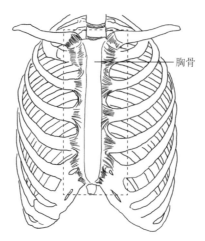

胸骨

图 2-34 胸骨

（1）上横骨（图2-35）

[别名]无。

[释义]天突穴之下或下外方、胸骨上端的胸骨柄切迹部分，其外侧连接锁骨，是指胸骨柄上缘之颈静脉切迹和胸骨柄上缘外侧的锁切迹部分。

（2）龟子骨（图2-36）

[别名]无。

[释义]胸前正骨分为三截，上截为龟子骨（指胸柄与体）。

（3）髑骬骨（图2-37）

[别名]鸠尾骨、蔽心骨、护心骨、心坎骨。

[释义]广义指胸胁众骨。狭义的指胸胁前下方一小骨片，即胸骨剑突。任脉鸠尾穴居此。

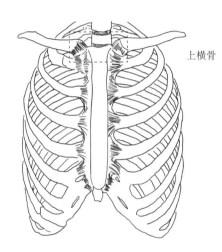

图 2-35 上横骨

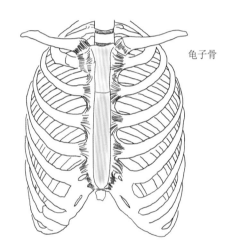

图 2-36 龟子骨

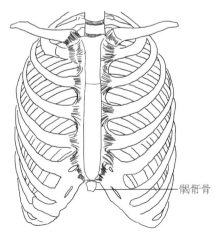

图 2-37 髑骬骨

7. 胁肋（图2-38）

[别名]肋骨、肋条骨、胠。

[释义]胁肋者，腋下至肋骨尽处之统名也，男女均有24条。

（1）左右横髎骨（图2-39）

[别名]肩井骨

[释义]道医将第一肋骨（首肋）称为横髎骨，因为第一肋较短小，藏于横骨之下。

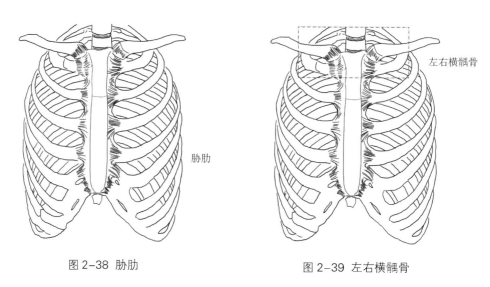

图2-38 胁肋　　　　　　　　图2-39 左右横髎骨

（2）凫骨（图2-40）

[别名]季胁、季肋、软肋、橛肋。

[释义]凫骨当为现代解剖学中构成肋弓的第7、8、9、10数肋，以及第11、12两肋在内的，位居胸胁下部，犹如飘浮在腹壁肌肉中的数条肋骨。

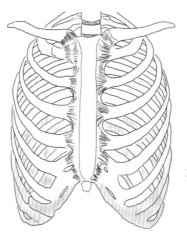

图2-40 凫骨

（3）岐骨（图2-41）

[别名] 无。

[释义] 中医学中岐骨一词有两种含义：一是泛指骨骼分叉处或两骨呈"V"字形会合处；二是指两侧肋弓交会处。

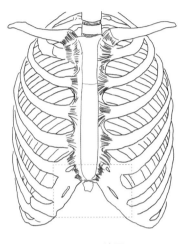

图 2-41 岐骨

（三）四肢部骨骼

上下肢古称"四体""四极""四维"。其中手与脚又称"四末"。

上肢由形态精细小巧的骨骼组成。自近侧向远侧依次可分为：缺盆骨（锁骨）1块、琵琶骨（肩胛骨）1块；肱骨1块；正骨（尺骨）、辅骨（桡骨）各1块组成；腕骨8块、臃骨（掌骨）5块、竹节骨（指骨）14块组成。双侧上肢骨共有64块骨。

下肢骨有负重、行走功能，骨形粗大。自上而下可分为：臀胯部即髋骨，可分为胯骨（髂骨）、坐板骨（坐骨）、下横骨（耻骨）几个部分；大腿部又称股部，有大楗骨（股骨）1块；膝部，有膝盖骨（髌骨）1块；小腿部又称骨行部，由成骨（胫骨）、辅骨（腓骨）各1块组成；足部由距骨、跟骨、三毛骨（足舟骨）、聚毛骨（第1楔骨）、趺骺骨（第2楔骨）、踵骨（第3楔骨）、骰骨各1块；足跌骨（跖骨）5块；趾骨14块组成。每侧下肢有骨31块，双侧下肢骨共计62块。

1.上肢骨

（1）巨骨（图2-42）

[别名] 拄骨、缺盆骨、血池骨、血盆骨、骨舌骨，俗称子骨。

[释义] 位于膺上缺盆之外，横列于胸前两侧上部即现代解剖学的"胸骨上窝"，即巨骨位于胸骨上窝的外侧，内接横骨（即胸骨柄），外接肩解（实为肩锁关节）。巨

朱炯伟正骨学术经验集
**三部正骨法**

041

骨即现代解剖学之锁骨。

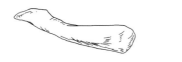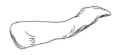

图 2-42 巨骨

（2）肩胛（图 2-43）

[别名] 肩膊、琵琶骨、肩板骨、髆骨，俗称锨板子骨。

[释义] 该骨位于身体背部，指肩胛骨。

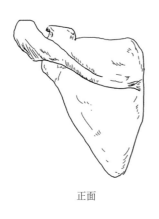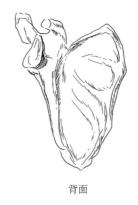

正面　　　　　　　　　　　　　　　　　　背面

图 2-43 肩胛

（3）臑骨（图 2-44）

[别名] 胎膊骨。

[释义] 该骨位于上臂，肩下肘上，即现代解剖学之肱骨。骨头即肱骨头，骨干即肱骨干，轮头骨即肱骨膨大的下端，内轮头骨与外轮头骨则分别相当肱骨内上髁与外上髁。

（4）肘骨（图 2-45）

[别名] 鹅鼻骨。

[释义] 该骨并非独立之骨，对应现在的尺骨鹰嘴结构。根据命名分析，可能是指参与组成肘关节的尺骨，在干骺未愈合的状态下，误将鹰嘴当成独立一骨。尺骨鹰嘴观其外形，酷似鹅鼻，故名鹅鼻骨，又因位居肘部，所以命名为肘骨。

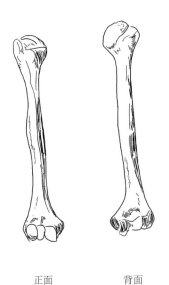

正面　　　　　背面

图 2-44 臑骨

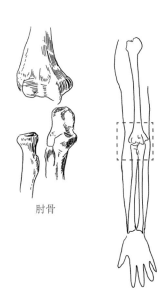

肘骨

图 2-45 肘骨

（5）辅骨（上肢）（图 2-46）

[别名]上骨、天骨、辅臂骨、髀骨，俗称缠骨。

[释义]此骨指前臂。所谓上下是指举臂时拇指在上，手掌向内的方位，所以"上"即相当前臂的"桡侧"，"下"即相当"尺侧"。辅骨即桡骨。

（6）正骨（图 2-47）

[别名]下骨、地骨。

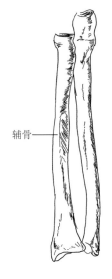

辅骨

图 2-46 辅骨（上肢）

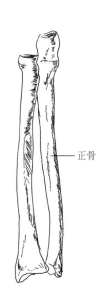

正骨

图 2-47 正骨

（7）鸭嘴骨、地骨头、喙突（图2-48）

[别名]无。

[释义]地骨上端较粗大，有两个突起，前下方的称喙突，后上方的称鸭嘴骨、下端细小有一球形膨大，称地骨头。喙突即冠突，鸭嘴骨即鹰嘴，地骨头即尺骨。

（8）天骨头（图2-49）

[别名]无。

[释义]天骨在外，上端较小，称天骨头，即桡骨上端的桡骨头。

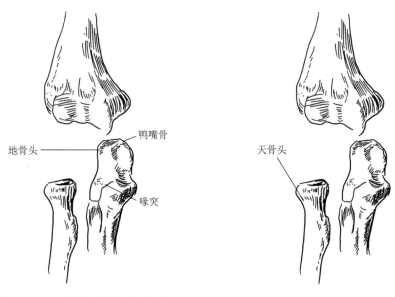

图2-48 鸭嘴骨、地骨头、喙突　　　　　图2-49 天骨头

（9）高骨（图2-50）

[别名]锐骨、踝骨。

[释义]高骨指桡骨下端的膨突部分，属桡骨上的一个结构，非独立一骨。

（10）腕骨（图2-51）

[别名]骰子骨。

[释义]指手舟骨、月骨、三角骨、豌豆骨及远侧列的大多角骨、小多角骨、头状骨与钩骨。

（11）掌骨（图2-52）

[别名]壅骨、锤骨，俗称巴掌骨。

[释义]掌骨5块，属小型长骨，分为底、体、头，头略显膨大，观其外形似锤，道医将掌骨又称锤骨。

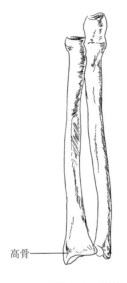

高骨

图 2-50 高骨

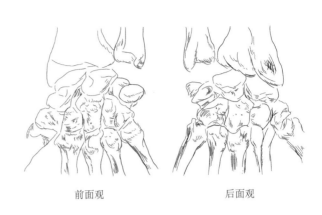

前面观　　　　　　后面观

图 2-51 腕骨

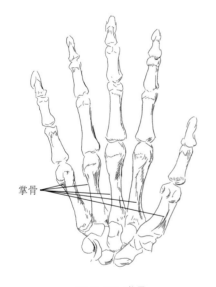

掌骨

图 2-52 掌骨

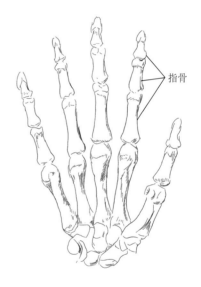

指骨

图 2-53 指骨

（12）指骨（图 2-53）

[别名] 竹节骨。

[释义] 指骨与现代解剖学记载基本一致。指骨双侧共 28 节，除拇指为 2 节外，其余各指均为三节。由近及远依次为近节指骨、中节指骨和远节指骨。

2. 下肢骨

（1）髋骨（图 2-54）

[别名] 胯骨、跨骨、髁骨、骺骹、胂肋骨。

[释义]胯骨或曰髋骨，位于腰之下，大腿之上，两旁有骨臼如杯，与大腿骨上端凑合名曰机，又名髀枢，即环跳穴也。现代解剖学的同名骨。

（2）胯骨（图2-55）

[别名]无。

[释义]中医文献中胯骨一词有两种含义：为广义的含义，即现代解剖学的髋骨；狭义的含义，是指现代解剖学中髋骨的髂骨部分。

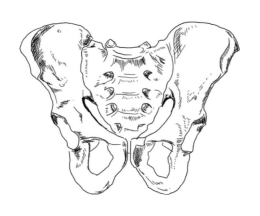

图2-54 髋骨

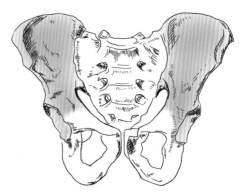

图2-55 胯骨

（3）坐板骨（图2-56）

[别名]臀骨（槌骨、交骨、尻骨）。

[释义]女性坐骨又称"交骨"。

（4）下横骨（图2-57）

[别名]羞骨、羞秘骨、马面骨、盖骨、交骨。

[释义]即耻骨。

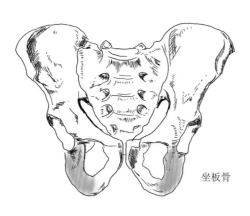

坐板骨

图2-56 坐板骨

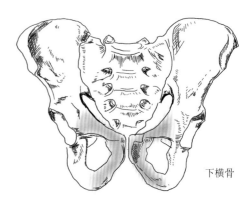

下横骨

图2-57 下横骨

（5）大楗骨（图 2-58）

[别名] 髀骨、股骨、末躯骨，俗称大腿骨。

[释义] 即股骨。

（6）髌骨（图 2-59）

[别名] 膑骨（连骸），俗称膝盖骨、护膝骨。

[释义] 髌，又写作膑，俗称膝盖骨、护膝骨。

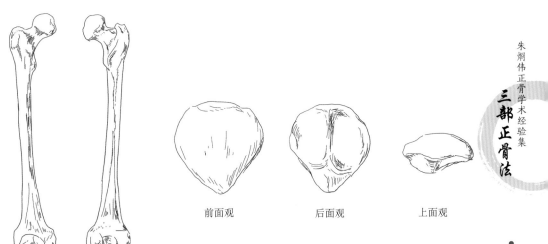

图 2-58 大楗骨

前面观　　　　后面观　　　　上面观

图 2-59 髌骨

（7）辅骨（下肢）（图 2-60）

[别名] 无。

[释义] 辅端：膝关节内外高起之骨端，内侧为内辅（即现代解剖学所指股骨下端的胫侧髁，及胫骨上端胫侧髁等部），外侧为外辅（即现代解剖学所指的股骨下端腓侧髁及胫骨上端腓侧髁及腓骨小头等）。

（8）胻骨（图 2-61）

[别名] 臁胫骨、小腿骨。

[释义] 指胫骨与腓骨。

（9）跗骨（图 2-62）

[别名] 脚腕骨。

[释义] 距骨、舟骨、楔状骨、骰骨及跟骨的前上部分。

（10）趾骨（图 2-63）

[别名] 足五趾骨、脚趾骨，俗称足节。

[释义] 趾骨共有 14 块短骨，统称为五趾骨。

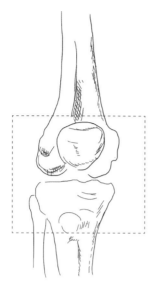

图 2-60 辅骨（下肢）

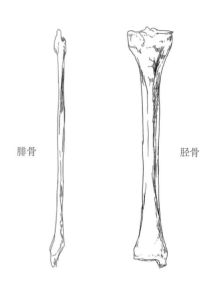

腓骨　　　　　　胫骨

图 2-61 胻骨

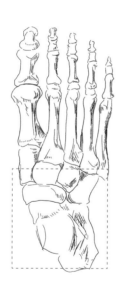

图 2-62 跗骨

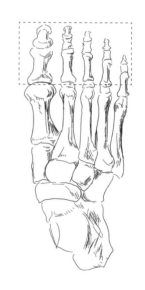

图 2-63 趾骨

（11）京骨（图 2-64）

[ 别名 ] 无。

[ 释义 ] 足外侧缘之中间有隆起之高骨，即第五跖骨粗隆外侧缘。

（12）束骨（图 2-65）

[ 别名 ] 无。

[ 释义 ] 多指第 5 跖趾关节向外膨突之处。

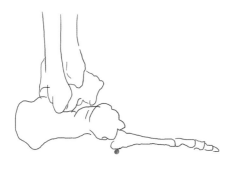

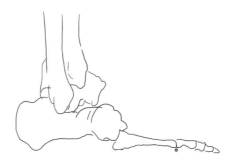

图 2-64 京骨　　　　　　　　　　　　　　　图 2-65 束骨

（13）绝骨（图 2-66）

[别名] 悬钟。

[释义]"绝骨"作为悬钟穴的别名，绝骨是指腓骨从外踝向上到被肌肉覆盖处，即腓骨下段自外踝向上进入肌肉覆盖区的边缘部分。

（14）然骨（图 2-67）

[别名] 无。

[释义] 相当于现代解剖学足舟骨的内侧缘部分。

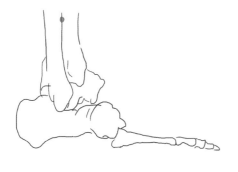

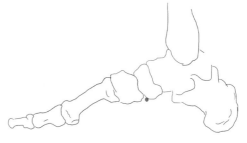

图 2-66 绝骨　　　　　　　　　　　　　　　图 2-67 然骨

# 第三节 经脉系统

经络是道医在长期的临床实践中不断观察、探索、认识、总结出的智慧结晶。最早的经脉学专著出自长沙马王堆出土的《足臂十一脉灸经》与《阴阳十一脉灸经》，两者对经络的雏形进行了勾画，当时所记载的 11 条经脉的路线描述非常简单，有的甚至只有起点和终点，还尚未形成纵横网络的系统概念，而后西汉时期成型的《黄帝内经》将经络理论继承发展，并将"经络"这一概念贯穿全书。

经络系统是由经脉、络脉及其连属部分构成的，是人体联络、运输和传导的体系。经络系统通过联系沟通人体的上下内外，使得"整体性"原则贯穿中医治疗。经络因其具有运行气血、联系脏腑和体表、沟通全身各部通道的生理功能，因此成为中医手法治疗的理论基础之一，亦是三部正骨法重要的指导理论之一。

经络这一名词从狭义看来可将其分成经脉和络脉，经脉与络脉分别概括的是两种循行路径，"经"为主路，"络"为细小分支，有主有辅，形如交通路线铺设于机体表面，《灵枢·脉度》谓"经脉为里，支而横者为络，络之别者为孙"。将经络从主干到分支的分化做了阐述，主者为经，分支为络，络再分支成孙，这样经脉的路径逐渐细小，各分支所滋养、沟通、运行的范围更广。除此以外十二经筋、十二皮部还概括了与十二经脉相应的筋肉和皮肤部分。但只布于表面的脉络还不足以概括整个人体，因此在十二经脉的基础上延伸出了十二经别的概念。十二经别是十二经脉在胸、腹、头部的内行支脉，通过离、入、出、合的形式加强了三阴三阳经的沟通联系，补充了十二经脉在体内外循行的不足，加强了表里两经在体内及头部的联系，同时扩大了经穴的主治范围。各代医家在前辈遗留的理论中接续前进探索，逐步深入研究经络理论，并将其进一步扩充，后《难经》首创"奇经八脉"概念，当初简单的雏形渐渐变成了成体系的经络系统。《灵枢·经别》曰"夫十二经脉者，人之所以生，病之所以成；人之所以治，病之所以起；学之所以始，工之所以止也。"指出了经络系统的作用，即经络系统不仅可以反映人体正常生理机能和病理状态的变化，还可以通过经络诊断各种疾病，并应用指导临床的实践。经络系统通过联系沟通人体的上下内外，使得"整体性"原则贯穿中医治疗。手法治疗虽作用于机体表面，但因经络作为沟通人体五脏六腑、四肢百骸、五官九窍、筋脉肌肤的媒介而扩大了手法治疗的疾病范围。

从古时先人通过简单的抚摸、点按缓解局部伤痛，到随着经络理论的发展完善，各代医家开始有意识地将手法治疗结合气血运行，以舒筋活络，调整机体内部的病理状态，中医手法治疗因此得到了长足的应用与发展。经络对于三部正骨手法亦有着极其重要的理论指导作用，医者结合经络辨证进行诊断，沿着经脉巡行而施以手法或可结合道医中对大小周天的修行导引，可发挥通调任督二脉及十二经脉的作用，畅通气血、调和阴阳，使机体恢复健康。

## 一、十二经脉

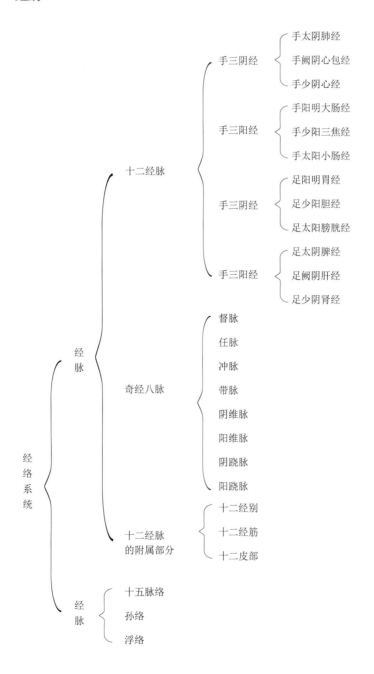

十二经脉

手三阴经
　手太阴肺经
　手厥阴心包经
　手少阴心经

手三阳经
　手阳明大肠经
　手少阳三焦经
　手太阳小肠经

手三阴经
　足阳明胃经
　足少阳胆经
　足太阳膀胱经

手三阳经
　足太阴脾经
　足厥阴肝经
　足少阴肾经

奇经八脉
　督脉
　任脉
　冲脉
　带脉
　阴维脉
　阳维脉
　阴跷脉
　阳跷脉

十二经脉的附属部分
　十二经别
　十二经筋
　十二皮部

经络系统
　经脉
　经脉
　十五脉络
　孙络
　浮络

（一）十二经脉循行（表 2-1）

十二经脉循行分布于四肢、躯干表面、头面的部分为十二经脉的外行部分，即为"外络于肢节"。在四肢部，阴经循行于肢体内侧面，分为太阴、厥阴、少阴；阳经循行于肢体外侧面，分为阳明、少阳、太阳。上下肢分布一致，除外内踝上 8 寸以下（太阴、厥阴、少阴）。在头面躯干部大致为：手三阴经分布于胸；足三阴分布于腹，胸；手三阳经全部到达头面；足三阳从头到足并且分布最广；足阳明分布于身前，足少阳行于身侧，足太阳经行于身后。

**表 2-1 十二经循行（附：五行）**

| 表里配合 | | 五行 | 循行部位 | |
|---|---|---|---|---|
| 阴经（属脏） | 阳经（属腑） | | （阴经行于内侧，阳经行于外侧） | |
| 手太阴肺经 | 手阳明大肠经 | 金 | 上肢 | 前缘 |
| 手厥阴心包经 | 手少阳三焦经 | 相　火 | | 中线 |
| 手少阴心经 | 手太阳小肠经 | 火 | | 后缘 |
| 足太阴脾经 | 足阳明胃经 | 土 | 下肢 | 前缘 |
| 足厥阴肝经 | 足少阳胆经 | 木 | | 中线 |
| 足少阴肾经 | 足太阳膀胱经 | 水 | | 后缘 |

十二经脉进入到胸腹腔内的部分为十二经脉的内行部分。其主要连属相关的脏腑及组织，即"内属脏腑"。《黄帝内经》确定了十二经脉与十二脏腑的对应关系。脏为阴，腑为阳，阴经属脏络腑，阳经属腑络脏。手三阴经分别属肺、心、心包，络大肠、小肠、三焦；足三阴经分别属脾、肾、肝，络胃、膀胱、胆；手三阳经分别属大肠、小肠、三焦，络肺、心、心包；足三阳经分别属胃、膀胱、胆，络脾、肾、肝。此"属""络"之意十分相近，均与连接、联系有关。因此，十二经脉的内行部分也反映了"经络脏腑相关"，指导了经络诊察法等经脉学说延展出来的诊断治疗方法。

1.手太阴肺经（图 2-68）

（1）经脉循行：肺手太阴之脉，起于中焦，下络大肠，还循胃口，上膈属肺，从肺系，横出腋下，下循臑内，行少阴心主之前，下肘中，循臂内上骨下廉，入寸口，上鱼，循鱼际，出大指之端；其支者，从腕后，直出次指内廉，出其端。

（2）经筋循行：手太阴之筋，起于大指之上，循指上行，结于鱼后；行寸口外侧，上循臂，结肘中；上臑内廉，入腋下，出缺盆，结肩前髃；上结缺盆，下结胸里，散贯贲，合贲下，抵季胁。

其病：所过者支转筋痛，其成息贲者，胁急、吐血。

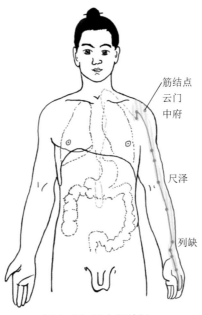

图 2-68 手太阴肺经

（3）经筋的生理功能与病理变化：手太阴经筋主路径位于上肢肢节前面桡侧纵行筋膜以及胸胁部筋膜处。共有两条支路，其一下结胸里，分散通过膈，与手厥阴之筋在膈下汇合，其二通过膈肌下行到胃上口贲门属于脏腑经筋。能产生指的屈、收、展以及对掌，屈腕，肘屈，肩关节屈、收等动作。若手太阴经筋出现病理变化则其循行所过处可能会出现强滞、痉挛和酸痛，若成为"息贲"（古病名，为五积之一，属肺之积）则可能会出现胁下有积块而气逆上奔的症状。

2. 手阳明大肠经（图 2-69）

（1）经脉循行：大肠手阳明之脉，起于大指次指之端，循指上廉，出合谷两骨之间，上入两筋之中，循臂上廉，入肘外廉，上臑外前廉，上肩，出髃骨之前廉，上出于柱骨之会上，下入缺盆，络肺，下膈，属大肠。其支者，从缺盆上颈，贯颊，入下齿中，还出挟口，交人中，左之右，右之左，上挟鼻孔。

（2）经筋循行：手阳明之筋，起于大指次指之端，结于腕；上循臂，上结于肘外；上臑，结于肩髃。其支者，绕肩胛，挟脊；其直者从肩髃上颈。其支者上颊，结于頄；直者上出于手太阳之前，上左角，络头，下右颔。

其病：当所过者支痛及转筋，肩不举，颈不可左右视。

（3）经筋的生理功能与病理变化：手阳明经筋主路径位于上肢肢节伸面桡侧以及肩颈头面部，共有三条支路：其一绕过肩胛夹于脊柱两旁；其二上向面颊并结于鼻

053

旁颧部；其三直行上额角，散布头，下至对侧颌部。故在做相关动作时上肢肢节伸面桡侧及肩颈部前面纵行肌筋参与运动，能够产生拇指、示指伸，腕伸，桡侧腕屈，伸肘，肩外展，屈颈等动作。若手阳明大肠经发生病理变化时经筋所过之处可出现牵扯、酸痛、痉挛等不适感，甚可肩不能举，颈不能转。

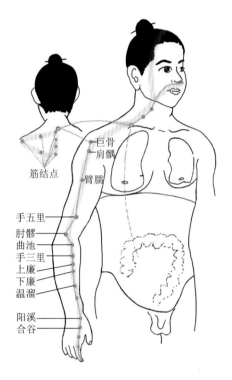

图 2-69 手阳明大肠经

3.足阳明胃经（图 2-70）

（1）经脉循行：胃足阳明之脉，起于鼻，交頞中，旁纳太阳之脉，下循鼻外，入上齿中，还出挟口，环唇，下交承浆，却循颐后下廉，出大迎，循颊车，上耳前，过客主人，循发际，至额颅；其支者，从大迎前，下人迎，循喉咙，入缺盆，下膈，属胃，络脾；其直者，从缺盆下乳内廉，下挟脐，入气街中；其支者，起于胃口，下循腹里，下至气街中而合，以下髀关，抵伏兔，下膝膑中，下循胫外廉，下足跗，入中指内间；其支者，下膝三寸而别，下入中指外间；其支者，别跗上，入大指间出其端。

（2）经筋循行：足阳明之筋，起于中三指，结于跗上，邪外上加于辅骨，上结于膝外廉，直上结于髀枢，上循胁，属脊；其直者，上循骬，结于膝；其支者，结于外辅骨，合少阳。其直者，上循伏兔，上结于髀，聚于阴器，上腹而布，至缺盆而结，上颈，上挟口，合于頄，下结于鼻，上合于太阳。太阳为目上纲；阳明为目下纲；其支者，从颊结于耳前。

其病：足中指支，胫转筋，脚跳坚，伏兔转筋，髀前肿，㿉疝，腹筋急，引缺盆及颊，卒口僻，急者目不合；热则筋纵、目不开。颊筋有寒则急，引颊移口；有热则筋弛纵，缓不胜收，故僻。

（3）经筋的生理功能与病理变化：足阳明经筋主路径纵向位于人体躯干、肢节的前面，共有五条支路：其一，斜向外行加附于腓骨，上结于胫外侧，直上结于髀枢，又向上沿胁部属于脊；其二，结于膝部，分支之筋结于外辅骨部，合并足少阳经筋；其三，聚于阴器；其四，上合于太阳，太阳为目上纲，阳明为目下纲；其五，从面颊结于耳前部。能够产生足踝背屈，伸膝，屈髋，胸腹、头颈前屈等动作。

若足阳明胃经发生病理变化时，经筋所过之处可出现足中趾、胫部的拘紧疼痛，足部活动不利僵硬，股前拘紧疼痛，髀前部肿，疝气，若一侧腹部筋肉拘紧，向上牵扯缺盆和颊部，则可出现口角㖞斜，如有寒邪则筋急致眼睑不能闭合；如有热邪则筋松弛使眼睑不能睁开。颊筋有寒则筋脉紧急，牵扯一侧颊部使口角偏移；有热时则筋肉松弛收缩无力，所以口歪。

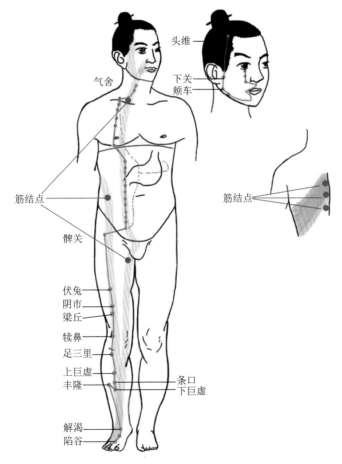

图 2-70 足阳明胃经

4.足太阴脾经（图 2-71）

（1）经脉循行：脾足太阴之脉，起于大指之端，循趾内侧白肉际，过核骨后，上内踝前廉，上踹内，循胫骨后，交出厥阴之前，上膝股内前廉，入腹，属脾，络胃，上膈，挟咽，连舌本，散舌下；其支者，复从胃，别上膈、注心中。

（2）经筋循行：足太阴之筋，起于大指之端内侧，上结于内踝；其直者，络于膝内辅骨，上循阴股结于髀，聚于阴器。上腹，结入脐，循腹里，结于肋，散于胸中；其内者着于脊。

其病：足大指支，内踝痛，转筋痛，膝内辅骨痛，阴股引髀而痛，阴器纽痛，上引脐与两胁痛，引膺中与脊内痛。

（3）经筋的生理功能与病理变化：足太阴经筋主路径纵行于下肢内侧，至躯干部时行于前面过脐，共有两条支路：其一聚于阴器；其二着于脊。能够产生足旋后，膝屈曲，大腿内收，躯干屈曲、旋转等动作。

若足太阴脾经发生病理变化时，经筋所过之处可出现足大趾滞涩不舒，内踝疼痛、转筋，膝股内侧疼痛，股内侧牵引髀部作痛，阴部扭转拘急疼痛，向上引两胁

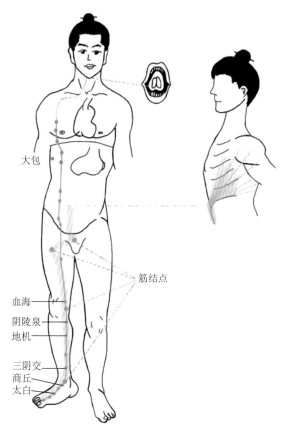

图 2-71 足太阴脾经

大包

筋结点

血海
阴陵泉
地机

三阴交
商丘
太白

作痛，牵至胸中和脊内痛。

5.手少阴心经（图 2-72）

（1）经脉循行：心手少阴之脉，起于心中，出属心系，下膈，络小肠。其支者，从心系，上挟咽，系目系。其直者，复从心系，却上肺，下出腋下，下循臑内廉，行太阴、心主之后，下肘内，循臂内后廉，抵掌后锐骨之端，入掌内后廉，循小指之内，出其端。

（2）经筋循行：手少阴之筋，起于小指之内侧，结于锐骨；上结于肘后廉；上入腋，交太阴，伏乳里，结于胸中；循贲下系于脐。

其病：内急，心承伏梁，下为肘网，其病当所过者支转筋、筋痛

（3）经筋的生理功能与病理变化：手少阴经筋主路径纵行于上肢前面尺侧及胸部。有一条支路为沿膈向下，联系于脐部，能够产生小指屈，腕屈，腕尺侧屈，肘屈、肩关节屈等动作。

若手少阴心经发生病理变化时，经筋所过之处可出现胸内拘急不舒，如心下有积滞之物，若上肢经筋病则肘部牵紧屈伸不利；本经筋循行部位病时会支撑不适，转筋筋痛。

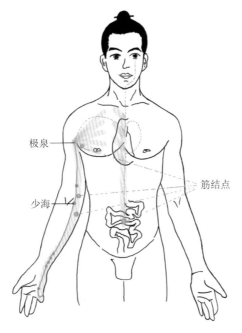

图 2-72 手少阴心经

6.手太阳小肠经（图 2-73）

（1）经脉循行：小肠手太阳之脉，起于小指之端，循手外侧上腕，出踝中，直上循臂骨下廉，出肘内侧两筋之间，上循臑外后廉，出肩解，绕肩胛，交肩上，入缺盆，络心，循咽下膈，抵胃，属小肠；其支者，从缺盆循颈，上颊，至目锐眦，却入耳中；

其支者，别颊上出页，抵鼻，至目内眦（斜络于颧）。

（2）经筋循行：手太阳之筋，起于小指之上，结于腕；上循臂内廉，结于肘内锐骨之后，弹之应小指之上；入结于腋下。其支者，后走腋后廉，上绕肩胛，循颈，出足太阳之筋前，结于耳后完骨。其支者入耳中；直者出耳上，下结于颔，上属目外眦。其支者，上曲牙，循耳前，属目外眦，上额结于角。

其病：手小指支，肘内锐骨后廉痛；循臂阴，入腋下，腋下痛，腋后廉痛，绕肩胛引颈而痛，应耳中鸣痛引颔，瞑目良久乃能视。颈筋急，则为筋瘘颈肿。

（3）经筋的生理功能与病理变化：手太阳经筋主路径纵行于上肢尺侧伸面及肩颈、头面部，共有三条支路：其一走腋后侧，向上绕肩胛部，沿着颈侧出走足太阳经筋前方，结于耳后乳突处；其二入耳中；其三上属目外眦。能够产生小指伸、展，伸腕、尺侧屈腕，肘、肩关节伸展等动作。

若手太阳小肠经发生病理变化时可见小指强滞不舒，肘内侧锐骨后缘疼痛，臂内侧、腋下、腋后侧、肩胛、颈部等多处酸痛，或感耳中鸣响、痛可引颔，目闭良久乃缓，颈部经筋拘急可局部筋瘘，颈肿，寒热不舒。

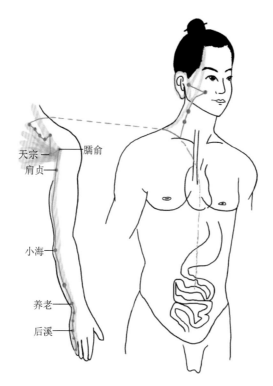

图2-73 手太阳小肠经

7.足太阳膀胱经（图2-74）

（1）经脉循行：膀胱足太阳之脉，起于目内眦，上额，交巅。其支者，从巅至耳上角。其直者，从巅入络脑，还出别下项，循肩膊内，挟脊抵腰中，入循膂，络肾，属膀胱；其支者，从腰中，下挟脊，贯臀，入腘中。其支者，从髆内左右别下贯胛，挟脊内，过髀枢，循髀外后廉下合腘中，以下贯踹（腨）内，出外踝之后，循京骨至小指外侧。

（2）经筋循行：足太阳之筋，起于足小指，上结于踝，邪上结于膝，其下循足外踝，结于踵，上循跟，结于腘；其别者，结于踹外，上腘中内廉，与腘中并，上结于臀，上挟脊上项。其支者别入结于舌本。其直者，结于枕骨，上头下颜，结于鼻。

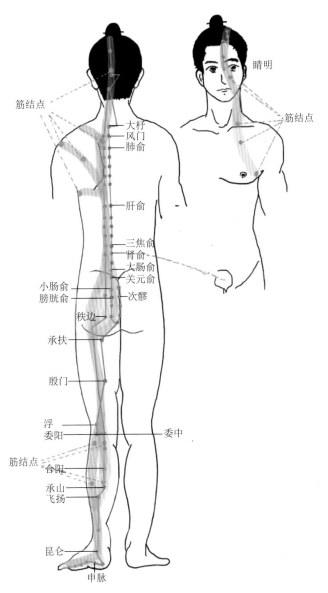

图 2-74 足太阳膀胱经

其支者，为目上纲，下结地頄；其支者，从腋后外廉，结于肩髃。其支者，入腋下，上出缺盆，上结于完骨。其支者，出缺盆，邪上出于頄。

其病：小指支，跟肿痛，腘挛，脊反折，项筋急，肩不举，腋支，缺盆中纽痛，不可左右摇。

（3）经筋的生理功能与病理变化：足太阳经筋主路径纵行于下肢后侧、身体背后躯干及头项部，共有七条支路：其一上结于踝部，斜上结于膝部；其二上结于小腿，向上至腘外侧，与腘部的一支并行向上结于臀部；其三结于舌根；其四形成“目上纲”，向下结于鼻旁；其五从腋后侧结于肩髃穴处；其六进入腋下，向上出缺盆，向上结于耳后乳突；其七从缺盆出斜向上结于鼻旁。能够产生足跖屈，屈膝，伸髋，头颈、腰背伸展等动作。

若足太阳膀胱经出现病理变化时可出现足小趾僵硬不舒，足跟作痛，腘窝处挛急疼痛，项脊反折不舒，颈项经筋拘急，肩不可上举，腋部不舒，缺盆中牵扯疼痛，不可左右摇动。

8. 足少阴肾经（图 2–75）

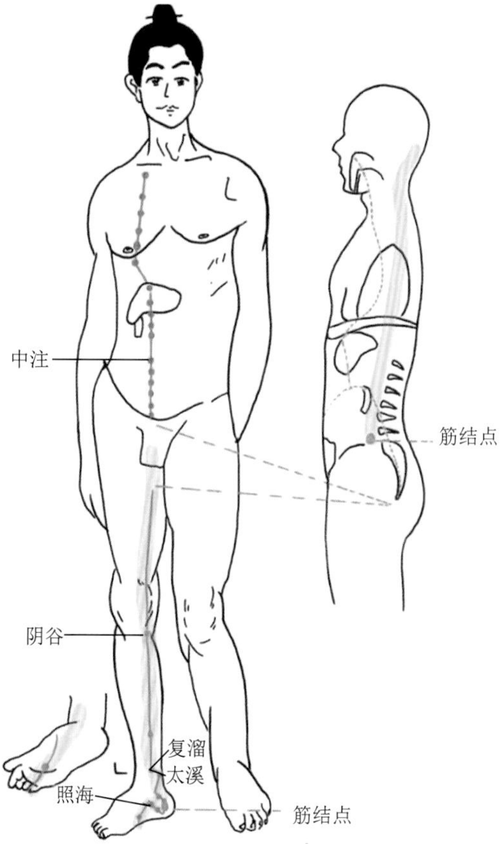


图 2–75 足少阴肾经

（1）经脉循行：肾足少阴之脉，起于小趾之下，邪走足心，出于然谷之下，循内踝之后，别入跟中，以上踹（腨）内，出腘内廉，上股内后廉，贯脊属肾，络膀胱；其直者，从肾上贯肝、膈，入肺中，循喉咙，挟舌本；其支者，从肺出络心，注胸中。

（2）经筋循行：足少阴之筋，起于小指之下，入足心，并太阴之经，邪（斜）走内踝之下，结于踵；与足太阳之筋合，而上结于内辅骨之下；并太阴之经筋而上，循阴股，结于阴器。循膂内挟脊，上至项，结于枕骨，与足太阳之筋合。

其病：足下转筋，及所过而结者皆痛及转筋。病在此者，主痫瘛及痉，在外者不能俯，在内者不能仰。故阳病者腰反折，不能俯；阴病者，不能仰。

（3）经筋的生理功能与病理变化：足少阴经筋主路径纵行于足趾、小腿后面、大腿内侧及脊旁，有一条支路，即结于阴器。能够产生足趾抓地，足旋后，小腿用力，大腿内收，协调脊柱运动等动作。

若足少阴肾经出现病理变化时可出现足下转筋、足少阴经筋所过之处均可出现疼痛及转筋之感。或可出现癫痫、项背反张、痉挛等，病在阳筋则不能前俯，病在阴筋腰僵硬反张，不可后仰。

9.手厥阴心包经（图2-76）

（1）经脉循行：心主手厥阴心包络之脉，起于胸中，出属心包络，下膈，历络三焦；其支者，循胸出胁，下腋三寸，上抵腋下，循臑内，行太阴、少阴之间，入肘中，

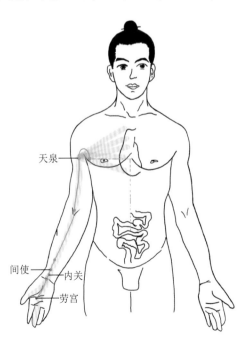

图2-76　手厥阴心包经

下臂，行两筋之间，入掌中，循中指，出其端；其支者，别掌中，循小指次指出其端。

（2）经筋循行：手心主之筋，起于中指，与太阴之筋并行，结于肘内廉；上臂阴，结腋下；下散前后挟胁。其支者，入腋，散胸中，结于贲。

其病，当所过者支转筋，及胸痛息贲。

（3）经筋的生理功能与病理变化：手厥阴经筋主路径纵行于上肢内侧与胸胁部，有一条支路，即进入腋下，布散胸中，结于膈部。能够产生中指、腕、肘屈，肩关节屈、收等动作。

若手厥阴心包经出现病理变化时可出现，经筋循行部位牵掣、转筋以及胸痛、发为呼吸急促、气逆上奔。

10. 手少阳三焦经（图2-77）

（1）经脉循行：三焦手少阳之脉，起于小指次指之端，上出两指之间，循手表腕，出臂外两骨之间，上贯肘，循臑外上肩，而交出足少阳之后，入缺盆，布膻中，散络心包，下膈，遍属三焦；其支者，从膻中上出缺盆，上项，系耳后，直上出耳上角，以屈下颊至䪼，其支者，从耳后入耳中，出走耳前，过客主人，前交颊，至目锐眦。

（2）经筋循行：手少阳之筋，起于小指次指之端，结于腕；上循臂，结于肘；上绕臑外廉，上肩，走颈，合手太阳。其支者，当曲颊入系舌本；其支者上曲牙，循

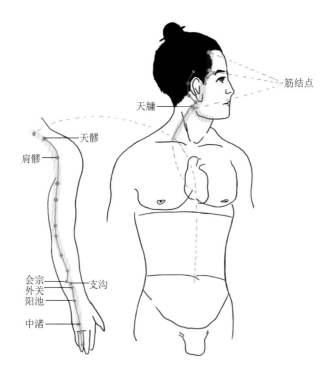

图 2-77 手少阳三焦经

耳前，属目外眦，上乘颌，结于角。

其病：所过者支转筋，舌卷。

（3）经筋的生理功能与病理变化：手少阳经筋主路径纵行于上肢外侧，肩部后侧面及头项部。共有两条支路，其一从下颌角处进入，联系舌根；其二向上至下颌处，沿耳前接目外眦，向上至颞部，结于额角。能够产生小指及次指的伸、展，伸腕，肘、肩关节伸展等动作。若手少阳三焦经出现病理变化时可出现经筋循行部位僵涩不舒，转筋牵掣、舌蜷缩。

11. 足少阳胆经（图 2-78）

（1）经脉循行：胆足少阳之脉，起于目锐眦，上抵头角，下耳后，循颈，行手少阳之前，至肩上，却交出手少阳之后，入缺盆；其支者，从耳后入耳中，出走耳前，至目锐眦后；其支者，别锐眦，下大迎，合于手少阳，抵于頔，下加颊车，下颈，合缺盆——以下胸中，贯膈，络肝、属胆，循胁里，出气街，绕毛际，横入髀厌中；其直者，从缺盆下腋，循胸，过季胁，下合髀厌中。以下循髀阳，出膝外廉，下外辅骨

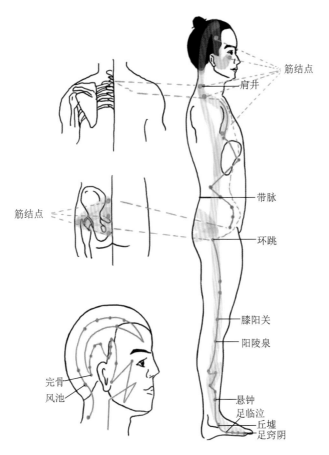

图 2-78 足少阳胆经

之前，直下抵绝骨之端，下出外踝之前，循足跗上，入小指次指之间；其支者，别跗上，入大指之间，循大指岐骨内，出其端，还贯爪甲、出三毛。

（2）经筋循行：足少阳之筋，起于小指（趾）次指（趾），上结外踝，上循胫外廉，结于膝外廉。其支者别起外辅骨，上走髀，前者结于伏兔之上，后者结于尻。其直者上腘乘季胁，上走腋前廉，系于膺乳，结于缺盆。直者上出腋，贯缺盆，出太阳之前，循耳后，上额角，交巅上，下走颔，上结于頄。支者结于目外眦，为外维。

其病，小指（趾）次指（趾）支转筋，引膝外转筋，膝不可屈伸，腘筋急，前引髀，后引尻，即上乘䏚季胁痛，上引缺盆、膺乳，颈维筋急，从左之右，右目不开，上过右角，并跷脉而行，左络于右，故伤左角，右足不用，命曰维筋相交。

（3）经筋的生理功能与病理变化：足少阳经筋主路径纵行于人体肢体、躯干、头项侧面。共有两条支路，其一起于外辅骨，向上行于大腿外侧，向前结于伏兔，向后结于骶部。其二结于目外眦。能够产生足外翻，髋关节外展，躯干、头颈侧屈等动作。

若足少阳胆经出现病理变化时可出现第四趾支撑不舒。牵掣转筋，牵及膝外侧致膝关节不可任意屈伸，腘挛急，牵掣髀部，向后牵引臀部，向上直牵及胁部作痛，向上引缺盆、胸侧、颈部处拘急痉挛，若从左侧向右维络的经筋拘急时，右眼不可张开，故筋上过右额角与跷脉并行，阴阳跷脉、左右经筋于此处相互交叉，左侧的维络右侧，故左侧的额角筋伤会引起右足不能活动。

12.足厥阴肝经（图2-79）

（1）经脉循行：肝足厥阴之脉，起于大趾丛毛之际，上循足跗上廉，去内踝一寸，上踝八寸，交出太阴之后，上腘内廉，循股阴，入毛中，过阴器，抵小腹，挟胃，属肝，络胆，上贯膈，布胁肋，循喉咙之后，上入颃颡，连目系，上出额，与督脉会于巅；其支者，从目系下颊里，环唇内；其支者，复从肝，别贯膈，上注肺。

（2）经筋循行：足厥阴之筋，起于大指之上，上结于内踝之前，上循胫，结内辅骨之下，上循阴股，结于阴器，络诸筋。

其病：足大指支，内踝之前痛，内辅痛，阴股痛，转筋，阴器不用。伤于内则不起，伤于寒则阴缩入，伤于热则纵挺不收。

（3）经筋的生理功能与病理变化：足厥阴经筋主路径纵行于下肢内侧。有一条支路，即结于阴器。能够"络诸筋"，可使拇指伸。若足厥阴肝经出现病理变化时可出现足大趾强滞不舒，内踝前部痛，膝内侧部痛，大腿内侧痛、转筋，阴器功能失常。若房劳过度，耗伤阴精则可阳痿不举，伤于寒邪则阴器缩入，伤于热邪则阴器挺长不收。

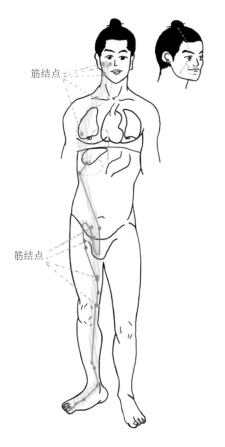

筋结点

筋结点

图 2-79 足厥阴肝经

（二）十二经脉与脏腑

正因为经脉与脏腑之间紧密的属络关系，经脉命名上赋予脏腑名称，并且在传承过程中简的脏腑名称逐渐作为经脉描述时的简称，如肺经、肾经等；经络学说与脏腑学说相互补充，又各具特点，如肝开窍于目，足厥阴肝经系目系等。无论从脏腑角度还是从经络角度出发，肝和目都有联系。张仲景《伤寒杂病论》中脏腑经络辨证常常用于病情较复杂之内伤疾病，而现代研究也通过胚胎发育、脊髓节段等解剖学方面对经络脏腑相关性进行了解释。正因两者之间的关系，中医手法治疗脏腑疾病才成为可能。

（三）十二经脉的表里关系

脏腑有表里相合关系，十二经脉内属脏腑，外络肢节，亦有表里相合的关系。阴经属脏为里，阳经属腑为表，同时还存在络属关系，阴经络腑，阳经络脏，十二经脉共六对表里属络关系，如足阳明胃经属胃络脾，足太阴脾经属脾络胃。除此之外，还有手太阴肺经与手阳明大肠经，手厥阴阴包经与手少阳三焦经，手少阴心经与手太阳小肠经，足厥阴肝经与足少阳胆经，足少阴肾经与足太阳膀胱经。各经络、脏腑之间的表里络属关系还通过经别，络脉等将经脉之间的沟通联系进一步加强。

### （四）十二经脉气血流注

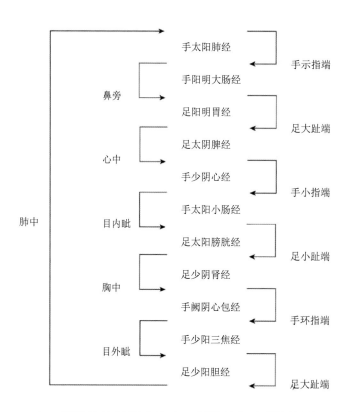

十二经脉流注是指人体十二经脉的气血循环贯注，但气血运行需要动力推动，因此其流注次序与经脉气血多少息息相关。经脉内气血根据其在人体内的盛衰变化，以十二经脉为气血运行的主要通道，通过消长传递的动力模式，使其内气血流动不息，向各处渗灌。

气血的运行有赖于肺气的传输，所以十二经脉气血流注从手太阴肺经开始，逐经相传，至肝经而终，再由肝经复传于肺经，流注不已，从而构成了周而复始、如环无端的循环传注系统。《灵枢·卫气》载："阴阳相随，外内相贯，如环之无端。"说明十二经脉将气血周流全身，使人体不断地得到精微物质而维持各脏腑组织器官的功能活动。十二经脉流注次序：手太阴肺经→手阳明大肠经→足阳明胃经→足太阴脾经→手少阴心经→手太阳小肠经→足太阳膀胱经→足少阴肾经→手厥阴心包经→手少阳三焦经→足少阳胆经→足厥阴肝经→手太阴肺经。

（五）十二时辰经络气血流注和"血头聚会"

十二经脉之营气运动，于一天十二时辰中，逐经流行于十二经脉中（图 2-80）。

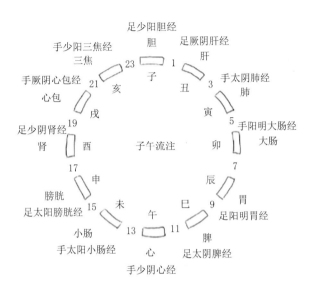

图 2-80 子午流注图

子胆丑肝寅时肺，卯大肠辰胃巳脾，午心未小肠，申时膀胱酉时肾，戌时心包亥三焦；而任、督二脉在人体中起着统帅阴阳的作用，医家认为，任脉为"阴脉之海"，督脉为"阳脉之海"。这就说明了任、督二脉分别与三阴三阳经脉有交会。这些交会的穴道，主要有十二个（表 2-2），具体如下：

（1）子时气血流注足少阳胆经，胆经是"贯膈""络属肝胆"，在任脉线上"心窝"穴，处于横膈之中，与肝胆相连，所以血行足少阳经，血头聚于心窝穴。

（2）丑时气血流注于足厥阴肝经，而足厥阴散于胸中，络膻中穴，所以血行足厥阴，血头聚于膻中部位的"泉井"穴。

（3）寅时气血流注手太阴肺经，而手太阴为肺系，开窍于鼻门，为手阳明经与督脉交会之所，故血行手太阴、血头聚于鼻门"井口"穴。

（4）卯时气血流注手阳明大肠经，而手阳明经挟鼻孔与足阳明根结于颃颡，故血于手阳明，血头聚于两目之间的"山根"穴。

（5）辰时气血流注足阳明胃经，而足阳明经行上耳前，循"发际"，故血行足阳明，血头聚于"天心"穴。

（6）巳时气血流注足太阴脾经，而足太阴支别与足阳明并行，上络头项合诸经之气，故巳时血行足太阳，血头聚于与督脉交合之后枕，"凤头"穴。

（7）午时为阳消阴长之时，气血流注少阴，"阳尽于阴"，阴受气其始于阴，常从足少阳注于肾，肾主于心。《灵枢·卫气行》而心肾互交命门肾中之火，故血行少阴，血头聚于命门部位的"中原"穴。

（8）未时气血流注手太阳经，而手足太阳相互交会，足太阳络肾，背俞穴与督脉相通，故血行太阳，血头聚于肾俞穴之"蟾宫"穴。

（9）申时气血流注足太阳，足太阳支别，"从腰中直下臀部"，与督脉交会于长强穴，二阴之间血行足太阳，血头聚于二阴之间的"凤尾"穴。

（10）酉时气血流注足少阴肾经，足少阴属肾，于命门归属带脉，通过带脉、任脉交会于神阙。此外，从任、督的流注来说，气血流至"凤尾"穴已与任脉相通，"络阴器上过毛中，入脐中"，所以血行足少阴，血头聚于"屈井"穴。

（11）戌时气血流注手厥阴心包经，筋络三焦，与下焦之的关元穴交会于任脉。故血行于厥阴，血头聚于关元部的"丹肾"穴。

（12）亥时气血流注手少阳三焦经，手少阳三焦之下焦当膀胱上口，其治在脐下一寸，当与任脉通，故血行手少阳经，血头与任脉起始的部位"六宫"穴相聚。

表 2-2 十二时辰气血流注各经脉表现

| 子时（23-1 点） | 胆经旺，胆汁推陈出新 |
|---|---|
| 丑时（1-3 点） | 肝经旺，肝血推陈出新 |
| 寅时（3-5 点） | 肺经旺，将肝贮藏的新鲜血液输送百脉，迎接新的一天的到来 |
| 卯时（5-7 点） | 大肠经旺，有利于排泄 |
| 辰时（7-9 点） | 胃经旺，有利于消化 |
| 巳时（9-11 点） | 脾经旺，有利于吸收营养，生血 |
| 午时（11-13 点） | 心经旺，有利于周身血液循环，心火生胃土有利于消化 |
| 未时（13-15 点） | 小肠经旺，有利于吸收营养 |
| 申时（15-17 点） | 膀胱经旺，有利于泻小肠下注之水液及周身的"火气" |
| 酉时（17-19 点） | 肾经旺，有利于贮藏一日之脏腑精华 |
| 戌时（19-21 点） | 心包经旺，再一次增强心之力，心火生胃土有利于消化 |
| 亥时（21-23 点） | 三焦通百脉，入眠，百脉得以休养生息 |

从以上十二时辰十二穴道、血头的聚集，究其本质是根据十二经脉流注和经络学说的推理提出来的，是练功者的体会与多年实践达成的共识。

明代异远真人所著《跌损妙方》内有《血头行走穴道歌》，叙述气血十二时辰流注经络穴位之路线。人体气血周流，本无首尾，此歌谓"血头行走"，意指气血流注某时至某经穴之始，是气血子午流注和经络学说在伤科方面的具体运用。歌曰：

周身之血有一头，日夜行走不停留。

遇时遇穴若损伤，一七不治命要休。

子时走往心窝穴，丑时须向井泉求。

井口是寅山根卯，辰到天心巳凤头。

午时却与中原会，左右蟾宫分在未。

凤尾属申屈井酉，丹肾俱为戌时位。

六宫直等亥时来，不教乱缚斯为贵。

《血头行走穴道歌》所述血气运行经穴交会，与十二经脉之运行是吻合一致的；子时血头注"心窝"，而气血流注足少阳经，贯膈。丑时血头注于"泉井"，位膻中，气血流注足厥阴经络于膻中；寅时血头注于"井口"穴，气血流注手太阴经，属肺，井口为鼻门；卯时血头于"山根"，位于颅颡，气血流注手阳明经根结于颅颡；辰时血头至前发际处"天心"穴，气血流注阳明经，行于额前发际；巳时血头于脑后枕"凤头"，气血流注足太阴经，血头与督脉交会；午时血头至命门处之"中原"穴，气血流注少阴心经，命门属肾，此为心肾相交处；未时血头旁注肾俞处之"蟾宫"，气血流注手太阳经，于足太阳经交会。申时血头下至"凤尾"，气血流注足太阳经，足太阳与督脉交会于长强（凤尾）。酉时血头上行于"屈井"，气血流注为足少阴经，足少阴经则归属带脉并与任脉交会；戌时血头上行至"丹肾"穴，气血流注足少阴与任脉交会于关元（近丹肾）；亥时血头复下行至"六宫"穴，气血流注手少阳与任脉相会；此后血头再于子时缘任脉上行流注"心窝"。如此十二时辰循环无端，而与十二经络之气血日夜循行相扣合，并以任督二脉为主线。《血头行走穴道歌》指出血头行至之穴如遇损伤，则将不治，即损伤致气血停滞而凝固不通，自然危及生命。

## 二、奇经八脉

"奇经八脉"有别于十二经脉，且与道医具有紧密的联系。奇经八脉这一说法并非起源于《黄帝内经》，《黄帝内经》中只是记录了"任脉""督脉""跷脉"等，直至《难经》中才首次提出"奇经八脉"这一说法，后期李时珍的《奇经八脉考》将其继续深入研究。"奇经八脉"是任脉、督脉、冲脉、带脉、阴跷脉、阳跷脉、阴维脉、阳维脉的总称。它们与十二正经不同，既不直属脏腑，又无表里配合关系，其循行别道奇行，故称奇经，能够沟通十二经脉之间的联系，也能对十二经气血有蓄积渗灌等调节作用。除此之外，奇经八脉与脑、髓、骨、脉、胆、女子胞等奇恒之腑联系密切。道教修炼中非常重视奇经八脉的作用，将真气沿经络循行一周称为周天。一般将真气沿任、督二脉循行称为小周天。小周天加上循行四肢为大周天。即气从丹田到会阴后，从一侧腿内侧下至涌泉，从脚趾经脚掌外侧上至尾闾，再从另一侧腿下，上来之后沿督脉上至大椎后，从一侧臂下，下来后再从另一侧臂下，回至大椎穴后继续沿督脉上头部，然后沿任脉下。功法练习的过程要用呼吸催动或用意念调动体内真气按周天路线运行，练气修脉，使内气充足，经脉通畅，精、气、神合一，最后达到高级境界。《八脉经》中张伯端言："八脉者，冲脉在风府穴下，督脉在脐后，任脉在脐前，带脉在腰，阴跷脉在尾闾前、阴囊下，阳跷脉在尾闾后二节，阴维脉在顶前一寸三分，阳维脉在顶后一寸三分"表明了八脉相应的位置关系；"八脉者，先天大道之根，一气之祖"，八脉通畅则身体会发生积极反应，人体将顺应自然规律，和气舒畅，从而达到身体轻健，延年益寿的效果。

### （一）任督二脉

任脉循行路线：任脉者，起于中极之下，以上毛际，循腹里，上关元，至咽喉，上颐循面入目（图2-81）。

督脉循行路线：督脉者，起于下极之俞，并于脊里，上至风府，入属于脑（图2-82）。

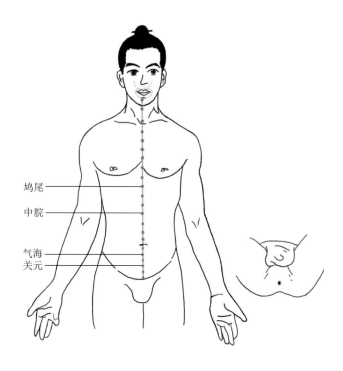

鸠尾

中脘

气海
关元

图 2-81 任脉

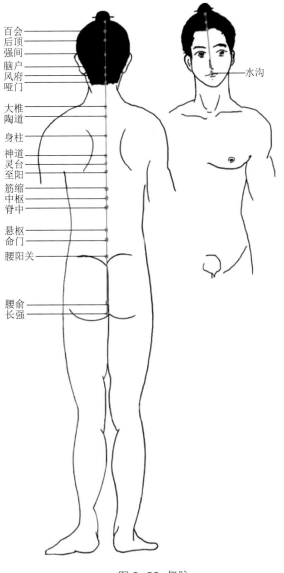

百会
后顶
强间
脑户
风府
哑门

大椎
陶道

身柱

神道
灵台
至阳

筋缩
中枢
脊中

悬枢
命门

腰阳关

腰俞
长强

水沟

图 2-82 督脉

任督二脉在奇经八脉中具有重要地位。督脉总督一身之阳，《灵枢·营气》谓"上额，循巅，下项中，循脊，入骶，是督脉也"。说明了督脉循行路径为人体后正中线，自下而上循骶、腰、背、项、头，入脑贯髓，可补脑益髓，强健筋骨。而脊柱同样位于人体后正中线上，是生骨节细胞围绕脊髓和脊索形成的，其为神经系统的根本。从其中发出的躯体神经和内脏神经负责传达生命信息，各器官组织与其相联系并接收来自神经系统的信号并做出反应，形成相互影响、相互依存的关系，督脉与脊柱系统之间确实有着紧密的联系。

在气机运行方面，《素问·骨空论》曰："督脉者，起于小腹以下骨中央"，即脉气产生于小腹部，这也是"丹田"和"脐下肾间动气"的所在，道医认为，精气为构成万物的本原。人出生之后，先天真元之气藏于丹田，为生命之所系。《东医宝鉴》又曰："脑为髓海，为上丹田，藏神之府也；心为绛火，中丹田，藏气之府也；脐下三寸为下丹田，藏精之府也。"上丹田藏神，中丹田藏气，下丹田藏精，道家视精、气、神为人身三宝，为生命之根本，而三丹田为藏精、气、神之所在。督脉与任脉之气的循环走向互相配合升降，同时存在营气、元气两种循环模式，营气模式为任升督降，元气循环模式为督升任降。因此督脉在整个奇经八脉中与任脉一同起到总领奇经的作用，八脉中也唯有任督二脉参与了十二经脉全身气血的运行，若通此二脉则百脉皆通。而任脉为阴脉之海，且作为奇经八脉之一与督、冲二脉共同起源于胞中，同出会阴穴，称为"一源三歧"。其循行首见于《素问·骨空论》："任脉者，起于中极之下，以上毛际，循腹里，上关元，至咽喉，上颐循面入目。"可以看出任脉循行于人体前正中线上，直行向上与十二经中的所有阴经交汇，手三阴经在胸前膻中穴与任脉相交会，足三阴经于下腹部的关元穴与任脉相交会，与奇经八脉中的阴跷脉、阴维脉亦相交会，故为阴脉之海。任脉同时还因贯通前正中线的上中下三焦而调运气机，通过在上丹田处的膻中穴，即八会穴中的气会，可调补上焦胸中之宗气；中焦的腑会之中脘穴调运水谷之气，通过下焦的气海、关元等穴补益先天精气。任脉除了主气摄阴外还有另一重要生理功能，王冰言："冲为血海，任主胞胎，二者相资，故能有子。"即因任脉源于胞中，蓄积阴海，故任脉可主持月经，孕育胞胎。

任督二脉在奇经八脉中的地位可见一斑，李时珍言："任督二脉，人身之子午也。"在其著作《奇经八脉考》中引用大量道经内容加以阐释任督二脉之于人体的重要性（图2-83）。

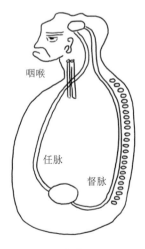

图 2-83 任督二脉子午图

（二）冲脉、带脉

冲脉（图2-84）作为奇经八脉之一与任督二脉共同起于胞中，能调节十二经气血，为调节气血要冲，故称为十二经脉之海、血海、五脏六腑之海。其在功能上常与先天、后天之本联系在一起，《难经·二十八难》中提到："冲脉者，起于气冲……夹脐上行，至胸中而散也。"即"起于气冲"，气冲穴为足阳明胃经上的重要穴位，又称气街，为足阳明胃经浅出体表，脉气所发之处，冲脉与足阳明会于气冲与胃相系，且《灵枢·五味》："胃者，五脏六腑之海也，水谷入于胃，五脏六腑皆禀气于胃。"可见五脏六腑都受冲脉与胃的濡养，都与"血"关系密切，两者在功能上有相似性。除了与足阳明胃经相会，冲脉还与足少阴肾经相并而行，肾为先天之本，且与生殖机能关系密切，故冲脉在调节妇女经带胎产方面具有重要作用。

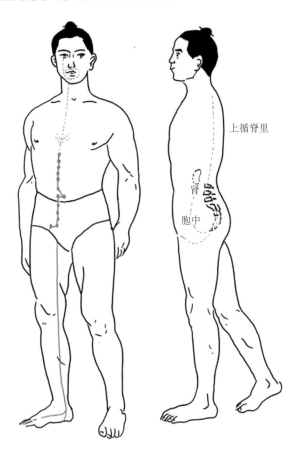

上循脊里

肾

胞中

图 2-84 冲脉

带脉（图2-85）最初出现在《黄帝内经》中，但其对带脉的描述简单且宽泛，并未系统描述带脉的循行以及生理功能，后《难经》对带脉的循行有了初步的记载，强调了其"回身一周"的循行特点，直至《奇经八脉考·带脉篇》中对带脉的循行进行了系统整理与描述，即"带脉者，起于季胁足厥阴之章门穴，同足少阳循带脉穴，围身一周，如束带然"。又有"带脉则横围于腰，状如束带，所以总约诸脉者也。"对带脉具有"总约诸脉"的功能进行了描述。带脉作为全身唯一横行经脉网络总束诸脉，尤其长于约束调节纵行经过腰腹的足三阴足三阳经，故带脉可调摄足阳明经气血盛衰，调节足三阴经的肝脾肾功能。

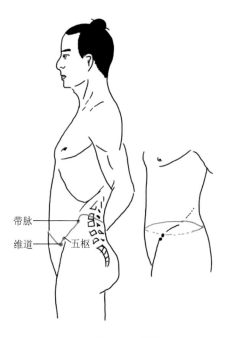

带脉
维道　　五枢

图 2-85　带脉

（三）阴、阳维脉

阴阳维脉作为奇经八脉，起着维系联络全身阴阳以及调节卫气营血的作用，《难经·二十八难》曰："阳维维于阳，阴维维于阴"，描述了阴维脉（图 2-86）维系一身之阴经，阳维脉（图 2-87）维系一身之阳经的生理功能，这一功能提示了维脉循行广泛，可网络周身的循行特点。并且维脉与任督二脉交会，三者的沟通、联系、配合，使得阴阳各经气血运行得到加强。

（四）阴、阳跷脉

首见于《黄帝内经》，包括阴跷脉与阳跷脉，两者分别为足太阳膀胱经与足少阴肾经的支脉，长于沟通阴阳。对于跷脉的循行起点有两种观点，但现最通用的说法为"起于足跟"，即阴跷脉（图 2-88）起于照海，阳跷脉（图 2-89）起于申脉，阴阳跷脉分别沿下肢内外侧上行至腹、胸及肩背处，最终于目内眦处相合。并且因其交汇于目

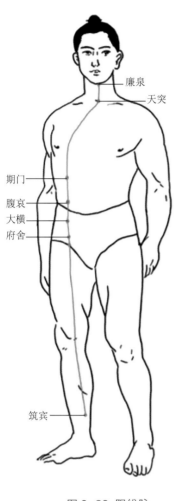

图 2-86 阴维脉

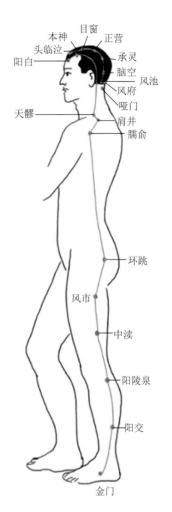

图 2-87 阳维脉

内眦的循行特点，以及《灵枢·大惑证》中："卫气不得入于阴，常留于阳，留于阳则阳气满，阳气满则阳跷盛；不得入于阴则阴气虚，故目不瞑矣。"不寐与跷脉关系的描述中可知阴阳跷脉在调节阴阳，司目之开阖以助眠这一重要的临床应用。

### 三、十二经别

十二经别（图 2-90）即别行的正经，相对于机体有离、入、出、合于其中的特点。十二经别大多从四肢肘膝上下的正经别出（离），经别发出之处强调了四肢的地位，后经过躯干深入体腔与相关的脏腑联系（入），此阶段六阳经与手厥阴、手太阴的经别不仅连接各经相连的本脏，且连接与之相表里的脏腑，大大加强了整个经脉与体腔内部的联系，再浅出于体表上行头项部（出），在头项部，阳经经别合于本经的经脉，

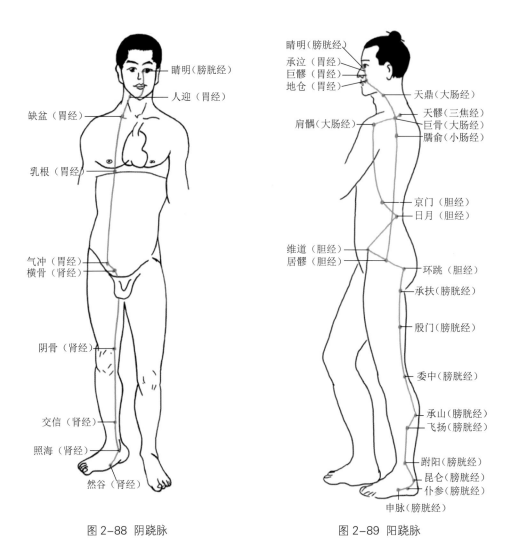

图 2-88 阴跷脉　　　　　　　　　　图 2-89 阳跷脉

阴经经别合于相表里的阳经经脉，故有"六合"之称，十二经脉通过"离入出合"四个阶段使得六合概念因此形成，将本直接循行不经过头面的三阴经与头项部进行联系，故《灵枢·邪气脏腑病形》篇有："十二经脉，三百六十五络，其血气皆上于面而走空窍"，表明阴经气血也因此可上行于头项，突出头部在全身中的重要地位，加强各经与心脏的联系，扩大十二经脉对躯体各部的联系。

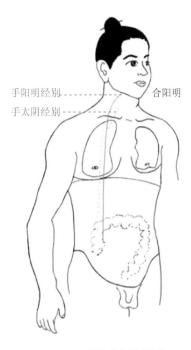

手阳明经别 ------ 合阳明
手太阴经别 ------

手阳明太阴经别

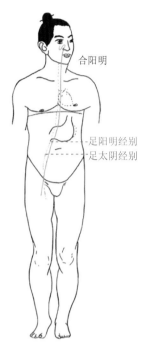

合阳明

足阳明经别
足太阴经别

足阳明太阴经别

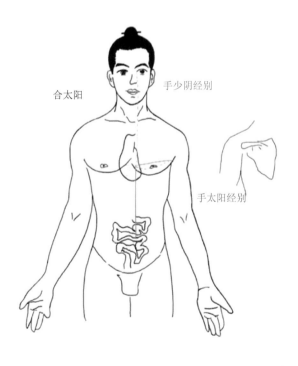

合太阳        手少阴经别

手太阳经别

手少阴太阳经别

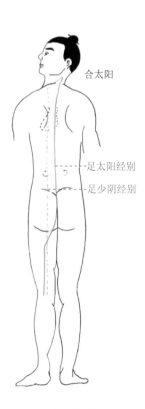

合太阳

足太阳经别

足少阴经别

足太阳少阴经别

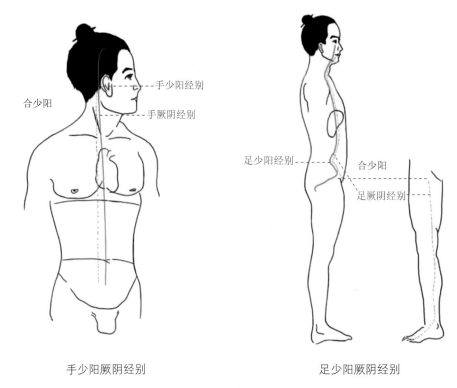

手少阳经别

合少阳

手厥阴经别

足少阳经别

合少阳

足厥阴经别

手少阳厥阴经别

足少阳厥阴经别

图 2-90 十二经别

## 四、十二经筋

十二经筋是经脉以外但与之密切联系的筋肉组织，是十二经脉之气濡养筋肉骨节的体系，亦是十二经脉的外周连属部分，其分布于体表，起于四肢指（趾）爪之间，行于四肢肌肉关节部位走向头、胸、腹，在内连于胸腹中而不入脏腑，在外联络百骸网络周身。其循行分布与十二经脉重合度很高，基本与十二经脉的外行部分一致，但亦有经筋超出或不及十二经脉的循行范围，这样使得十二经筋补充了十二经脉在体表的循行不足。但在生理功能上，十二经脉与十二经筋虽相伴而行，十二经筋相对于十二经脉更长于结构上的联系，《素问·痿论》曰："宗筋主束骨而利机关也"，即十二经筋通过"结、聚、散、络"的形式联结四肢关节，约束骨骼，起到维持人体正常运动功能的作用。只有经筋柔顺，气血通畅，阴阳调和肢体才可灵活舒畅，但若因外邪侵袭或劳逸失度等病因导致经筋成结成痹则会使局部的筋骨、肌肉、关节疼痛不适甚至影响生活，现代生活中的不良生活习惯导致的颈、胸、腰椎的劳损，椎体退变、间盘突出等伤科病基本为十二经筋拘急不畅、阴阳失和所致。手法治疗可通过舒筋活络、理筋整复、滑利关节等独特优势治疗经筋病。

## 五、十二皮部

经络理论认为，人体十二经脉及其络脉按其循行路线在体表各有其相应区域、划分为十二部分，即为十二皮部（图2-91）。十二经脉及其络脉运行的气血濡养十二皮部；同时十二皮部对十二经脉及其脉络又起到了一定程度的保护作用，也保护了机体深部各种器官和脏腑，来自外部环境的信息通过皮部向体内传递，使得机体针对外界变化进行自身调节和适应。此外，十二皮部还具有卫外护内的作用。《素问·生气通天论》有"阳者，卫外而为固"。卫气与皮部的关系紧密，在卫外功能上发挥重要作用，《素问·皮部论》有"是故，百病之始生也，必先于皮毛，邪中之则腠理开，开则入客于络脉……络脉盛色变……其色多青则痛，多黑则痹，黄赤则热，多白则寒，五色皆见，则寒热也"。

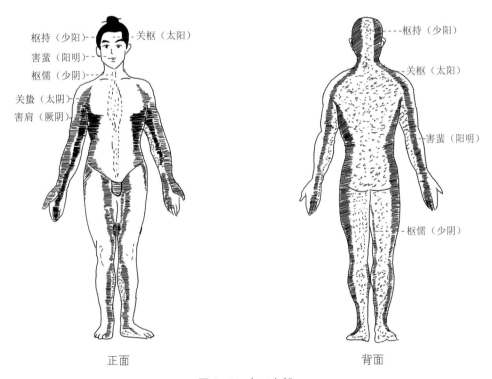

枢持（少阳）
害蜚（阳明）
枢儒（少阴）
关蛰（太阴）
害肩（厥阴）
关枢（太阳）
枢持（少阳）
关枢（太阳）
害蜚（阳明）
枢儒（少阴）

正面　　　　　　　　　　背面

图2-91　十二皮部

## 六、十五络脉

在经络系统中，经脉为主体，络脉为补充，络脉广泛分布弥补了经脉的分布不足。络脉和经脉等纵横交贯，遍布全身，将人体内外、脏腑、肢节联成为一个有机的整体，为手法治疗疾病提供理论基础。

《灵枢·经脉》有"经脉十二者，伏行于分肉之间，经脉深而不见……诸脉之浮而常见者，皆络脉也"。络脉从经脉分出后由大到小逐步分布到人体各部，网罗全身，渗灌血气，通行气血，加强表里两经在体表的联系，而十五络脉对全身无数细小的浮络、孙络等具有统辖的作用。十二经脉和任、督二脉各自别出一络，加上脾之大络，共计15条，称为十五络脉，分别以十五络所发出的腧穴命名（表2-3）。络脉的走行在四肢部与躯干部稍有不同，络脉在四肢部的走行使得阴阳经相互表里沟通，以补充十二经脉循行的不足，加强了十二经脉中相为表里的两条经脉之间的联系；而络脉在躯干部的走行主要分成三部分：身前、身后、身侧。任脉之络布散于腹部，统率腹部阴经，督脉之络散于头并别走足太阳经，统率头背部诸阳经络脉，脾之大络散布于身侧胸胁部，推动周身经气运行。因此，任督二脉之络加脾之大络分别覆盖人体的前、中、侧面，故加强了三者甚至全身络脉之间的联系。

表 2-3　经脉系统原穴和络穴

| 经脉 | 原穴 | 络穴 |
|---|---|---|
| 手太阴肺经 | 太渊 | 列缺 |
| 手厥阴心包经 | 大陵 | 内关 |
| 手少阴心经 | 神门 | 通里 |
| 足太阴脾经 | 太白 | 公孙 |
| 足厥阴肝经 | 太冲 | 蠡沟 |
| 足少阴肾经 | 太溪 | 大钟 |
| 手阳明大肠经 | 合谷 | 偏历 |
| 手少阳三焦经 | 阳池 | 外关 |
| 手太阳小肠经 | 腕骨 | 支正 |
| 足阳明胃经 | 冲阳 | 丰隆 |
| 足少阳胆经 | 丘墟 | 光明 |
| 足太阳膀胱经 | 京骨 | 飞扬 |
| 督脉 | | 长强 |
| 任脉 | | 鸠尾 |
| 脾之大络 | | 大包 |

## 七、八脉交会穴

### 1.八脉交会穴概念
人体四肢有八个经穴通于奇经八脉，一般称为八脉交会穴，原称"交经八穴"和"流注八穴"或称"八脉八穴"。八穴的记载首见于窦汉卿的《针经指南》，当时称"交经八穴"。此后，明代刘纯《医经小学》和徐凤《针灸大全》始称此为八脉交会穴。这里所说的交会是脉气相通，不是指十二经脉与奇经八脉在分布路线上直接交合。

2. 八脉交会穴位置、名称

明代刘纯《医经小学》卷三载有八穴的歌诀：

> 公孙冲脉胃心胸，内关阴维下总同；
> 临泣胆经连带脉，阳维目锐外关逢；
> 后溪督脉内眦颈，申脉阳跷络亦通；
> 列缺任脉行肺系，阴跷照海膈喉咙。

3. 脉气相通的部位和途径

（1）公孙与内关：公孙属足太阴络穴，其络别走足阳明胃脉，通过胃脉"入气街中"与冲脉相通；内关属手厥阴络穴，经脉从胸走手，在胸中与阴维相通；冲脉和阴维脉系通过足太阴脾经、足阳明胃经及足少阴肾经的联属关系，而相合于胃、心、胸部。

（2）足临泣与外关：足临泣属足少阳经之腧穴，通过足少阳胆经"过季胁"与带脉相通；外关属手少阳络穴，经脉"循臑外上肩"与阳维脉相通。带脉和阳维脉系通过手、足少阳经的联属关系，而相合于目锐、耳后、肩、颈、缺盆、胸膈部。

（3）申脉与后溪：申脉属足太阳经，为阳跷脉所起之处，故与阳跷脉相通；后溪属手太阳之输穴，通过经脉"出肩解，绕肩胛，交肩上"，于大椎穴处与督脉相通。阳跷脉和督脉系通过手、足太阳经的联属关系，而相合于目内眦、项、耳、肩膊。

（4）照海与列缺：照海属足少阴经，为阴跷脉所起之处，故与阴跷脉相通；列缺属手太阴经，通过经脉"从肺系"（喉咙、气管）与任脉相通。阴跷脉与任脉系通过手太阴、足少阴经的联属关系，而相合于肺系、咽喉、胸膈。

由于正经与奇经八脉的脉气在八穴相通，因此这8个腧穴对调节经脉气血盈亏虚实就特别重要。李梴在《医学入门》中说："周身三百六十穴统于手足六十六穴，六十六穴又统于八穴。"由此表明这八个穴位的重要意义。

八、特定交会穴

1. 阳会阳交，阴会筑宾

《针灸甲乙经》首载阳交穴："阳交，在外踝上七寸，斜属三阳分肉间。"，别名"别阳"，名意乃阳气交会之处，又名别阳，乃阳维脉与足少阳经交会处，阳热之气由此别走阳维脉。阳交穴位于小腿外侧当外踝尖上 7 寸，腓骨后缘，属足少阳胆经。其同样为阳维脉的郄穴，能够疏肝利胆、定惊安神、通经活络。筑宾穴是足少阴肾经的腧穴，阴维脉的郄穴，在足内踝上 5 寸，腓肠肌肌腹的内下方。筑宾穴交会于足三阴经、任脉，与心包经、胸腹部、手足心相连通，主治癫狂、呕吐涎沫、疝痛，小腿内侧痛。故有云"阳维维于阳，阴维维于阴，阴阳不能自相维，则怅然失志，溶溶不能自收持"。

### 2. 气会膻中

气会膻中，《难经·四十五难》中未明确提及膻中具体穴名，但后人按《难经》之义都认为是膻中穴。明代医家张世贤在《图注八十一难经辨真》中有述："三焦，上中下焦也。两乳内，膻中穴也。"膻中位于胸中，在肺所居之处，《灵枢·海论》提到"膻中者为气之海"；膻中穴是心包经募穴，心包与三焦相表里，手少阳三焦经"布膻中"，三焦是人体气机升降出入的道路，膻中与行一身之气化的三焦密切相关，因此膻中穴为一身之气会聚的地方。膻中为心之外周，代心布令，居于胸膜之中，因名膻中，而同时膻中所居之处亦是宗气聚会之处，且系任脉与手足阴经之交会穴。故具补上焦、宽胸膈、降气通络之功效。

### 3. 血会膈俞

血会膈俞，明代张介宾《类经图翼》中从腧穴位置解释："足太阳穴，谷气由膈达于上焦，化精微为血之处，故曰血会"。《黄帝内经灵枢集注》："脏腑之气，皆从内膈而出。如逆伤脏气则死，刺伤腑气，皆为伤中，故曰：'七节之旁，中有小心'，而本经论五脏之背腧，亦兼论七节之膈腧，不可妄刺者也"。故血证多为气虚无力摄血而导致出血，或是因气滞不通导致血瘀，因此古代医家常选用膈俞治之，而膈俞常配伍脾俞、肾俞多见，说明古代医家已经认识到气与血关系密切相关，因此选用补脾肾之气的穴位进行治疗血证。

### 4. 精会关元

精会，元真之门也。故关元本为人身元阴之地，真气之根，男子生精气，女子涵精血。凡人元精充足，关元暖坚，元精亏乏，关元虚冷。关元穴是足太阴脾、足少阴肾、足厥阴肝、任脉四脉之会，能补心气肾气之不足，助命门之火旺，通畅经络，调和气血，平衡阴阳，驱邪扶正，恢复衰退之性机能。

### 5. 液会金津

金津、玉液位于舌系带两侧紫脉之上，左为金津，右为玉液。过去医家对于金津玉液归经的认识不同，有认为归于足少阴经，亦有认为归于任脉。《内经》认为肾经的经气归于金津、玉液，后有学者总结《内经》中所名"廉泉"在流传过程中又易与任脉"廉泉穴"相混淆，而后被误归于经外奇穴。从作用而言，金津及玉液乃生泌口津之源泉。足少阴经"挟舌本"，而肾主一身之水，《灵枢·根结》云："少阴根于涌泉，结于廉泉。"《灵枢·胀论》云："廉泉、玉英者，津液之道也。"取廉泉刺之可引阴液上济，使舌下泉涌，乃消渴、干燥之证常用穴位。

### 6. 魂会百会

《针灸甲乙经》曰："百会，一名三阳五会，在前顶后一寸五分，顶中央，旋毛中，陷可容指，督脉、足太阳之会"。道家称百会为百脉之宗，百神之会，头又为诸阳之首，精明之府，奇恒之所居。临床上取百会穴能醒脑开窍，能通督调神，能调节气机之升降，能补益阳气之不足，亦能泻亢盛之余热，故与它穴配伍，协同调节人体的阴阳平衡。

### 7. 魄会地户（会阴）

会阴穴名首见于《针灸甲乙经》："会阴，一名屏翳，在大便前，小便后，两阴之间，任脉别络，挟督脉冲脉之会"。任、督、冲三脉皆起于胞中而出于会阴，任为阴脉之海，督脉通于脑为阳脉之海，冲又为经脉之海和血海，任冲二脉同主胞宫。故上行则化元神，腾督脉而升天门；下行则化元精，循任脉则出阴道。故经曰："阴精上奉其人寿，阳精下降其人夭。"此穴为阴精之神会，专主魂魄之不安，猝死暴亡。

### 8. 神会神阙

神阙穴，又名脐中、气舍、气合等，始见于《素问·气穴论》"藏俞五十穴，……齐一穴，……针之所由行也。"《会元针灸学》云："神阙者，神之所舍其中也。……脐居正中，如门之阙，神通先天。父母相交而成胎时，先生脐带，形如荷茎，系于母之命门，天一生水而生肾，状如未放莲花，顺五行以生土，赖母气以相转，十月胎满，则神注脐中而成人，故名神阙。"神阙穴居于人体正中，为任脉之穴，与督脉相表里，通达百脉，受纳于手、足三阴的脉气，以一穴系全身。《针灸甲乙经》云"脐中，神阙穴也，一名气舍，禁不可刺，刺之令人恶疡溃矢出者，死不治"，故历代医家均以灸法为重，禁针刺。

### 9. 脏会季胁、腑会太仓

季胁乃胁的下部，为章门穴所在部位，脾脏位于人体的左胁部，因此有"藏会季胁（章门）"之说。脾胃为后天之本、气血生化之源。章门为脾的募穴，具有运化水谷精微及输布津液的功能，主养四脏，即"脾脉者土也，孤脏以灌四傍者。""太仓本系胃的别名，在此系经穴内，即中脘穴，在脐上四寸。"而中脘作为六腑之气所会聚之处，也是因为六腑皆禀于胃，胃属土，故为六腑之大源，即胃者，五脏六腑之海也，水谷皆入于胃，五脏六腑皆禀气于胃。

### 10. 经会期门

期门穴，为足厥阴肝经之穴，同时又为肝之募穴。十二经脉的气血循环流注规律是始于手太阴肺经，终于足厥阴肝经，而在肝经中起于大敦，终于期门，因此期门为足厥阴肝经最后一穴。在十二经脉中起于云门，经气血环流后终于期门，再经期门上行至手太阴肺经，周而复始。《针灸甲乙经》记载期门穴乃"足厥阴、太阴、阴维之会"。此穴善理经气，故张仲景于为数不多的针灸处方中偏重期门以调畅气机，疏经通络。

11. 络会大包

大包，出于《灵枢·经脉》："脾之大络，名曰大包，出渊腋下三寸，布胸胁。实则身尽痛，虚则百节尽皆纵，此脉若罗络之血者，皆取之脾之大络脉也。"其总统阴阳诸络，由脾灌溉五脏者也，故其为病如此。主治气喘、胸胁痛、四肢乏力等。

12. 筋会阳陵泉

筋会阳陵泉，是指经筋之气皆聚于此穴。《素问·脉要精微论》："膝为筋之府"，膝部汇合着足部的各条经筋，主约束膝部，功擅弛张，用在伸屈。故膝部是"屈伸之机"，又称筋之府。阳陵泉位于膝下，为胆合穴，而肝胆互为表里，阳陵泉是足少阳胆经经筋所结之处，大筋之会在于膝，故云："诸筋皆会于阳之陵泉"。阳陵泉具活血舒筋、通络利胆的作用，因筋会阳陵泉，故擅治筋病。

13. 肉会鱼际

鱼际者，状如鱼腹，出自《灵枢·本输》："溜于鱼际"，属手太阴肺经。其能宣降肺气、疏风清热、化痰平喘，以疗虚实喘咳和治疗咽喉肿痛。《灵枢·邪客》亦云"内屈与诸阴络会于鱼际，数脉并注"，能够治疗拇指功能活动不利。

14. 骨会大杼

《难经》中关于"骨会大杼"的论述为后世诸多医家所继承。元代滑寿在《难经本义》有云："骨者髓所养，髓从脑下注于大杼，渗入脊心下贯尾骶，渗诸骨节。"且大杼为督脉之别络，督为三阳之都纲，脊为骨髓之道路。临床上大杼具调节人体四海的作用，尤其是髓海的功能，使脾胃健运、气血归顺、髓海充盈，达到治脑调神的目的；同时大杼还具有强筋健骨、通络止痛之功效，为治疗临床各类型骨关节疾病的常用穴。

15. 髓会绝骨

绝骨，即悬钟穴，属足少阳胆经。胆经循行于身体的侧面，是人体的枢纽，古代医家在治疗肢体骨骼疾病时，多选取胆经的悬钟。髓乃肾中之精也，以其充骨，滋筋以动。因机体气血不足，肢体筋脉失于濡养而发生病变，古代医家重视补益气血以濡养筋脉，故选用绝骨补脾肾、补气血。肾主骨、生髓，悬钟与肾关系密切，故取悬钟针刺可补骨生髓，以达濡养脏腑经络的功效。

16. 脉会太渊

太渊属于手太阴肺经穴位，为八会穴之脉会，亦为肺经的原穴及输穴。太渊穴是脉气会聚的部位，在《黄帝内经灵枢注证发微》记载："良由寸口者，即手太阴经之太渊穴，十二经脉必会于此，此脉之所动而不休也"。其具有止咳平喘、理肺化痰的作用；其配伍应用于治疗肺系疾病，如咳嗽和气喘等。

### 17. 水会水分

水分穴属任脉，位于前正中线上脐上 1 寸处。《针灸聚英》载："穴当小肠下口，至是而泌别清浊，水液入膀胱，渣滓入大肠，故曰水分。"水会能够分利水液，同时擅利阴阳、泌别清浊、通调水道，能够治疗水病之疾如水肿、小便不利，也可治疗清浊不分引起的腹痛、腹泻等。

### 18. 火会命门

命门穴位于两肾之间、第二腰椎棘突下，具有培元补肾、疏经调气等功效。《针灸穴名解》释命门穴与肾经相通，穴归属于补养机体先天之精气。命门火衰之人，常出现四肢怕冷，五更泻，男子阳痿、早泄，女子宫寒不孕。命门穴作为体外的门户，起着激发先天元气、温煦命门相火的作用。火之为用，在天则照煦万物，在人则温和百骸。

### 19. 力会气海

气海穴，又名脖胦，出自《灵枢·九针十二原》："肓之原，出于脖胦"，其为任脉之穴，位于腹正中线脐下 1.5 寸。气海居腹，汇纳上下之气。《景岳全书》云："丹田、气海，二穴俱连命门，实为生气之海，经脉之本，灸之皆有大效。"气海乃气之所归，力凭气生，气盛力足。

### 20. 音会哑门

哑门穴记载于《素问·气穴论》提及"瘖门一穴"。瘖，不能言也，痖与瘖，音别义同。痖通哑、瘖通喑。门，出入、关键之处，表明该穴与口不能言密切相关。哑门穴有利机关、清神志、通经络之用，可治疗失语失音、神志异常、经脉病候三类主要病证。

# 第三章｜三部正骨法的现代医学相关知识

## 第一节　脊柱的功能和退行性病变

　　脊柱是人体的中轴和支柱，同时又是中枢神经与周围神经联系的通道，其结构主要由椎骨、椎间盘、椎间关节和椎旁各关节、韧带及肌肉紧密联结而构成的有机整体。脊柱的主要功能有承重功能、运动功能、神经保护功能和平衡功能。承重功能是指脊柱承担着支持上半身重力及由于加速度运动引起的动力，并将之传递给双下肢的作用。运动功能是指在神经系统的协调下，为躯干肌肉收缩所产生的动力提供 6 个自由度活动的关节运动。神经保护功能是指脊柱为居于椎管内的脊髓、出入神经根管的神经根及附着于脊椎附近的交感、副交感神经纤维提供适宜的内环境，并为躯干、肢体运动过程中出现的各种过载负荷提供机械缓冲。平衡功能包括两个方面，即力学平衡和感觉平衡。力学平衡是指通过躯干姿势反射和体位变换来实现身体纵轴的静力和动力的前后及左右对称平衡的能力。感觉平衡一是指通过头颈姿势反射为头颅提供一个三维运动平台，以保证两侧视线尽可能保持在水平状态，保障视觉的真实性；二是为两侧半规管－耳蜗系统和颈部本体感觉信号尽可能提供空间对称位置，以保持平衡感觉不受干扰，保障人体对头部运动和三维空间位置感觉的真实性。

　　自人类从四肢爬行进化到两腿直立后，脊柱的生物力学作用发生了本质的变化。脊柱结构的进化跟不上功能的急剧变化，因而人类要比其他脊椎动物多了脊柱退行性疾病。

　　退行性脊柱骨关节病是一种骨关节退行性病变，多由于增龄、肥胖、劳损等诸多因素引起的全身关节软骨及其周围软组织退化性损伤，包括关节边缘与软骨下骨的增生硬化，多见于中老年与长期低头伏案久坐人群，尤以人体脊柱（颈椎、腰椎）、肩、膝、髋受累较多，临床上表现为疼痛、僵硬和活动受限，活动后缓解，久站久立后疼痛反复。因为病情迁延、时轻时重、反复发作，严重影响患者的生活质量。

　　随着社会的发展和人们生活水平的提高、生产生活方式的改变、电脑手机等电子设备的广泛应用，使越来越多的人群处于长时间低头伏案久坐的状态，人体的脊柱处于紧张或强迫体位，更加重了脊柱的应力性负荷。根据中国疾病预防控制中心的最新流行病学调查报告，2005～2020年，颈部痛、下背痛等已成为中国非致死性疾病导致寿命损失的重要原因，并呈现逐步年轻化、低龄化态势。退行性脊柱骨关节病早期因症状不明显，患者极易忽视，但随着疾病的进展，所引发的各类临床症状严重影响患者工作、学习和生活质量。

退行性脊柱骨关节病属中医学"筋骨病"范畴，治疗方法众多，包括正骨推拿、牵引理疗和中西药物等，临床中常以手法治疗为主。正骨推拿疗法是祖国医学宝库中的璀璨明珠，其强调人体解剖结构与生理学功能之间的关系，被广泛应用于颈肩腰腿痛等脊柱骨关节退变性疾病的治疗中，且具有简便验廉、副作用小等特点，值得在临床上进一步推广应用。

# 第二节　脊柱的解剖结构

脊柱（图3-1）共有26节椎骨，即颈椎7节、胸椎12节、腰椎5节、骶椎1节、尾椎1节。

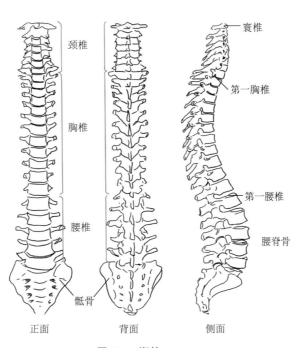

图 3-1　脊柱

## 一、椎骨基本结构

除第1、2颈椎和骶骨、尾骨外，其余椎骨之解剖结构大同小异，均由椎体、上下关节突、左右横突及棘突组成，每个椎体共有7个突起。

## 二、上颈椎结构特点

寰椎由前后弓及两侧块组成（图3-2）。前弓环绕在齿突之前，前有前弓结节，后有凹形关节面与齿突相关节，称寰齿关节。后弓由左、右两部分合成，但无棘突，仅留有后弓结节。枢椎为最大的颈椎，椎弓后有大而分叉的棘突及较厚大的椎板（图3-3）。枢椎体上方有柱状突起称"齿状突"：齿状突在5岁时与椎体融合，寰椎关节（图3-4）以此突为轴作转动，故第2颈椎又名枢椎。若寰枢椎有先天或后天的病理性改变时易出现寰枢椎脱位甚至骨折，如齿突与枢椎融合障碍者可形成独立的齿突骨，这与齿突发育不良或齿突缺如有关，都较易发生脱位；齿突基部较细者，受外力时，也易产生基部骨折。枢椎上关节突关节面呈椭圆形，向外下后倾斜，有利于寰枢关节旋转运动。枢椎棘突分叉大而长，当枢椎旋转移位时，枢椎棘突随之偏歪，故临床上常用触诊该棘突以了解枢椎位置是否正常。第3颈椎棘突常在其遮盖之下。在触诊时不容易触摸到，因此改用双手拇指触摸第3颈椎两侧的横突变化，从横突是否对称、有无隆起等来判断颈椎是否有旋转或是侧弯、侧方移位。第2颈椎椎板厚而宽，但椎弓根却相对较小，易发生骨折。

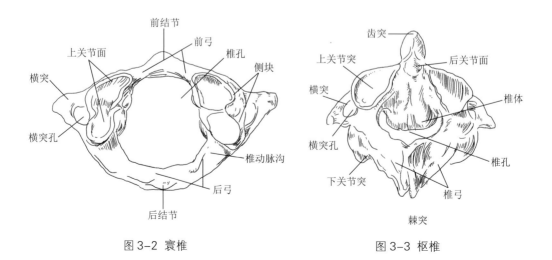

图3-2 寰椎　　　　　　　　　图3-3 枢椎

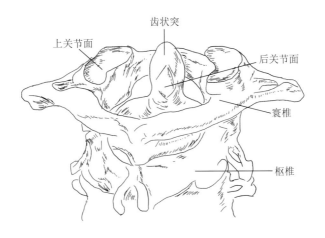

图 3-4　寰枢关节

### 三、下颈椎结构特点

第 3 颈椎至第 7 颈椎各椎体均略呈肾形。椎体两侧缘后部高起，形成的两嵴称钩突。钩突有限制椎体向侧方移动，保持颈椎稳定性的作用（图 3-5）。第 3 颈椎至第 7 颈椎的钩突略呈矢状位，上下形成钩椎关节（图 3-6）。钩椎关节后部邻近脊髓；后外侧部构成椎间孔前壁，邻接颈神经根或后神经节；外侧为椎动脉、椎静脉和交感神经丛。当椎间盘退变狭窄时，钩椎关节亦因退变而向各方向增生，挤压相邻结构，特别是其后邻的神经而产生症状。钩椎关节增生在侧位 X 线片可见向后凸起；正位片可见到关节密度增高，间隙变窄，钩突变尖增长，或呈唇样增生；斜位片可见其向椎间孔突起，使椎间孔变形、缩小。钩椎关节增生、错位，椎间盘变性或后关节错位等均可以导致椎间孔上下径或前后径变小，从而压迫椎动脉、交感神经节或脊神经根而

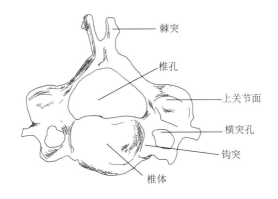

图 3-5　颈椎结构

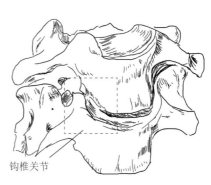

图 3-6　钩椎关节

引起椎动脉型颈椎病、心律失常、肩周炎等脊柱相关病症。颈椎的椎弓根扁平，两侧椎板在后正中线相交，形成棘突。颈椎的横突扁而宽，上有横突孔。横突外端形成前、后两结节，分别附着颈长肌、前斜角肌及中后斜角肌。第7颈椎横突较长，部分患者可因此引起胸廓出口狭窄综合征，产生尺侧及小指麻木，持物易落，小鱼际肌萎缩等症状（图3-7）。

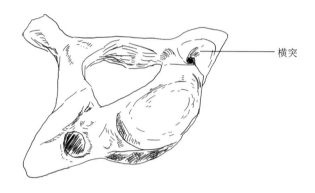

图3-7 第7颈椎

## 四、胸椎结构特点

正常人有12节胸椎及12节椎间盘，全胸段脊椎排列成脊柱的后凸背弓。胸椎（图3-8）后关节平坦，上关节面向后外，下关节面向前内，故关节呈冠状面。这种关节结构使胸椎运动以侧屈和旋转为主，胸椎后关节错位形式以滑脱式及旋转式为主。胸椎棘突较长而细，末端有较粗糙的结节，向后下方互相重叠如瓦盖状，故胸椎棘突与椎体的定位约差1节（图3-9）。胸椎后关节错位可通过触诊胸椎棘突偏歪与否，以及上下棘突间隙是否等距来判断胸椎是左右旋转式或仰俯式错位。

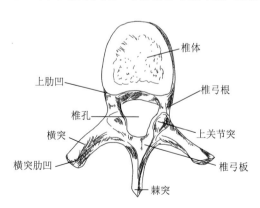

图3-8 胸椎上面观

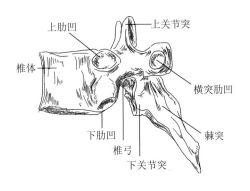

上肋凹　　　　　上关节突

椎体

横突肋凹

下肋凹

棘突

椎弓

下关节突

图 3-9　胸椎侧面观

## 五、腰椎结构特点

正常人有 5 节腰椎，腰椎负重最大，上位腰椎的椎体后面微凹陷。第 1、2 腰椎椎体横断面似肾形，在第 3 腰椎或第 4 腰椎过渡为椭圆形，在第 5 腰椎椎体后缘，中间比两侧稍隆起，椎体呈椭榄形，由于腰椎椎体后面凹陷，在腰椎旋转移位时，腰椎后缘不重叠，故拍 X 线侧位片时可显示"双边征"——提示腰椎错位。腰椎椎体的后方为椎弓，椎弓包括椎弓根、椎板、上下关节突、棘突和横突共 7 个突起（图 3-10）。

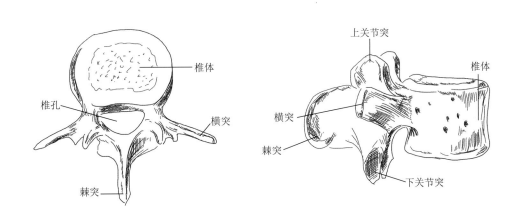

椎体

椎孔

横突

棘突

上关节突

椎体

横突

棘突

下关节突

上面观　　　　　　　　　　　侧面观

图 3-10　腰椎

椎弓上、下关节突之间的峡部由于结构等原因易发生断裂，称椎弓崩裂，或称峡部不连，在椎弓崩裂后，椎体、椎弓根及上关节和横突在下位椎体上向前滑动，产生腰椎真性滑脱，出现腰骶疼痛或坐骨神经痛等症状，触诊可见患椎压痛，上一个棘突前移，以至局部形成台阶感。腰椎的关节突位于椎管的后外方，其中第1、2腰椎相邻两关节突的关节间隙几乎在矢状面上，并且每个椎骨的下关节突皆被下一个椎骨的上关节突所抱拢。但关节间隙的矢状方向由上向下逐渐改变，至第5腰椎几乎呈冠状位。

## 六、骶骨结构特点

正常人有5节骶骨，成年后融为一体。骶骨呈三角形，底向上，骶骨两侧的上部宽厚且有耳状面，其与髂骨的耳状面构成骶髂关节（图3-11）。骶骨内有骶管，它的上口接腰部的椎管，下口为骶管裂孔。裂孔两侧有第5骶椎下关节突构成的骶角，此骶角可在体表摸到，是临床进行骶管封闭的标志。

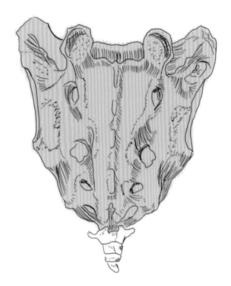

图 3-11 骶骨

## 七、尾骨结构特点

尾骨为三角形小骨块，通常由4个尾椎融合而成（图3-12）。在骶尾部遭暴力后易移位，从而产生疼痛、腰痛或眩晕等尾椎源性疾病。

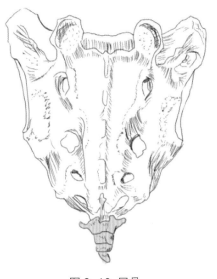

图 3-12 尾骨

## 八、骨盆结构特点

骨盆由骶骨、尾骨和左右两块髋骨及其韧带连结而成，髋骨由髂骨、坐骨和耻骨融合为一体所构成（图3-13）。髂骨为髋骨上部，其凸隆弯曲的上缘为髂嵴。嵴的前后端各有一突起为髂前上棘和髂后上棘，前下方一骨突称髂前下棘。髂骨后面粗糙不平，有耳状的关节面称耳状面，与骶骨耳状面相关。该关节浅，易发生错位。坐骨构成髋骨的下部，耻骨体构成髋臼的前下部。耻骨上下支相接处的内侧面为卵圆形而

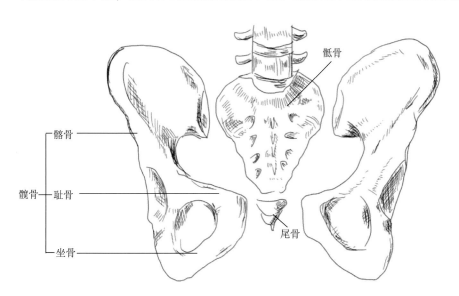

图 3-13 骨盆

粗糙的面，称耻骨联合面，当骶髂关节错位时，两侧的耻骨联合面亦会发生前后或上下错动。

## 九、脊柱的连接

脊柱的连接除第 1、2 颈椎间连接和骶、尾骨的连接外，均可分椎体间连接和椎弓间连接。椎体间连接有椎间盘（图 3-14）和前、后纵韧带（图 3-15）连接，椎弓间连接有关节突（图 3-16）和有关韧带（图 3-17）连接。

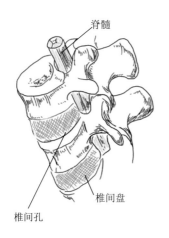

图 3-14 脊柱连接（椎间盘）

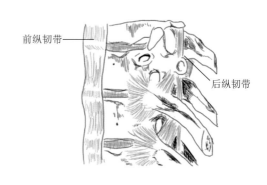

图 3-15 脊柱连接（前纵韧带、后纵韧带）

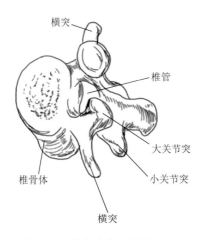

图 3-16 脊柱连接（关节突）

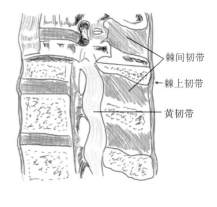

图 3-17 脊柱连接（棘间韧带、棘上韧带、黄韧带）

成人的椎间盘比所连接的椎体大，其厚度约等于所连接的椎体厚度的 1/3，其长度总和约占脊柱全长的 1/4，颈部的椎间盘约占颈部脊柱高度的 20% ~ 40%。椎间盘中央部为弹性极强的髓核组成，为胶状物，水分占80%，可随外界压力而改变其位置和形状。纤维环为纤维交错之同心环，围绕在椎间盘之外周。颈、腰部之间椎间盘前侧厚、后侧薄，形成颈、腰段脊柱有前凸之弧形。胸椎椎间盘前后侧等高。因颈腰处的椎间盘前部厚而髓核靠后，后纵韧带又窄又薄，故椎间盘易向后突出，压迫神经根而引起严重的疼痛。椎间盘的不同病理状态如图3-18。

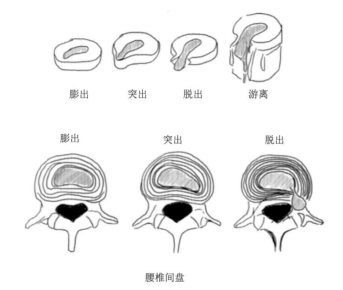

图 3-18 椎间盘的不同病理状态

窦椎神经，也叫脊膜支或返神经，是由脊神经的脊膜返支和交感神经的一部分所组成，支配椎间盘其后部纤维边缘及后纵韧带；窦椎神经为无髓鞘神经，能传导与转动有关的疼痛，当纤维环后部、后纵韧带牵张时可出现疼痛。

椎体前方有前纵韧带能限制脊柱过度后伸。病理情况下可出现第4～6颈椎前纵韧带骨化，若伴椎前巨大骨刺者可引起吞咽障碍及咽喉异物感，易被误诊为食管癌，在颈椎侧位X线片可显示。自第2颈椎椎体后面至骶骨有后纵韧带，可防止脊柱过度前屈。每个椎弓之间有黄韧带，含大量弹性纤维，故较坚韧。若黄韧带变性增厚，失去弹性甚或骨化时，可使椎管内的脊髓受压，出现感觉及运动障碍等症状。

连接上下相邻的棘突有棘间韧带，在棘突尖上有强大的棘上韧带，在棘间韧带帮助下，脊椎的前屈后伸及转体运动可处于安全范围以内。当棘上韧带剥离时，局部肿胀疼痛，甚可触及滚动的索状物。

# 第三节　脊柱相关肌肉

脊柱中轴骨相关肌肉结构变异性大，包括肌肉长度、肌肉形状、肌纤维方向、截面积都不同。这些差异反应中轴骨肌肉的功能性。中轴骨肌肉也常跨越身体的许多部位，如斜方肌，就从隶属于周边骨骼的锁骨和肩胛骨连结到隶属于中轴骨的脊椎体和肋骨。所以，当斜方肌发炎而产生保护性紧张时，整个上肢的动作质量和头颈部的动作质量都会受到影响。背柱主要相关肌肉见表3-1。

表 3-1　脊柱相关肌肉

| 解剖区域 | 组 | 肌肉 |
|---|---|---|
| 颈项部肌肉 | 前外侧肌群 | 胸锁乳突肌、斜角肌、颈长肌、头长肌、头前直肌 |
| | 后侧颈部肌肉 | 浅层：颈夹肌、头夹肌 |
| | | 深层：头上斜肌、头下斜肌、头后大直肌、头后小直肌 |
| 躯干部肌肉 | 后侧躯干肌群 | 浅层：斜方肌、背阔肌、菱形肌、肩胛提肌、前锯肌 |
| | | 中层：上后锯肌、下后锯肌 |
| | | 深层：<br>竖脊肌群（棘肌、最长肌、髂肋肌）<br>横突棘肌群（半棘肌、多裂肌、回旋肌）<br>短节肌群（棘间肌、横突间肌） |
| | 前外侧躯干肌群 | 腹直肌、腹外斜肌、腹内斜肌、腹横肌 |
| | 其他肌肉 | 腰方肌、髂肌、腰大肌等 |

## 一、颈项部肌肉

### （一）前外侧肌群

前外侧肌群有胸锁乳突肌、斜角肌、颈长肌、头长肌、头前直肌。

1.胸锁乳突肌

胸锁乳突肌有两个头，分别是胸骨头和锁骨头，前者更靠前内侧而表浅，后者更靠后外侧且较深（图3-19）。

位置：上方至乳突外侧面和枕骨上项线外侧 1/2；下方胸骨头至胸骨柄前表面，

锁骨头至锁骨前表面的内 1/3。

功能：稳定、旋转和弯曲头部和颈部。

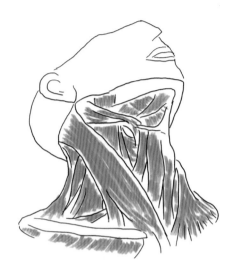

图 3-19 胸锁乳突肌

2. 斜角肌

斜角肌附着在中下颈椎横突的粗隆与第 1、第 2 肋骨之间（图 3-20）。胸廓出口指在前斜角肌和中斜角肌之间的通路。腋动脉和臂丛在至上臂的途中经过这两个肌肉之间，若这些肌肉过度肥厚、挛缩时，臂丛就可能受压迫而使上肢的动作或感觉障碍。

位置：① 前斜角肌：上方至第 3 ~ 6 颈椎横突的前面；下方至第 1 肋骨的上缘

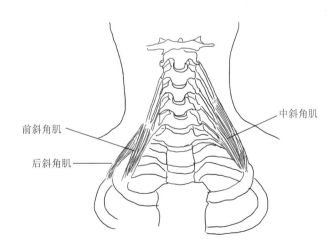

前斜角肌

后斜角肌

中斜角肌

图 3-20 斜角肌

里面。② 中斜角肌：上方至第 2 ~ 7 颈椎横突的后面；下方至第 1 肋骨的上缘外面。
③ 后斜角肌：上方至第 5 或第 6 颈椎和第 7 颈椎横突的后面；下方至第 2 肋骨的侧面，
有时也可至第 3 肋骨。④ 小斜角肌：上方至第 7 颈椎横突前面；下方至胸膜顶和第
1 肋骨内缘。

功能：头部旋转与呼吸的辅助。

3. 颈长肌

颈长肌位于脊柱颈部和上 3 个胸椎体前面（图 3-21）。

位置：下方侧部起自上位 3 个胸椎体及下位 3 个颈椎体，止于第 2 至第 4 颈椎
体和第 5 ~ 7 颈椎横突前结节；上方侧部起自第 3 ~ 6 颈椎横突前结节，止于寰椎
前结节。

功能：双侧收缩使颈前屈，单侧收缩使颈侧屈。

4. 头长肌

在提物和向前倾斜时参与支持头部（图 3-21）。

位置：上方恰好至头半棘肌的外侧；下方至第 1 ~ 6 胸椎的横突。

功能：伸展头部，向同侧屈曲颈（侧屈）；当前倾时支撑头部。

5. 头前直肌

头前直肌是一组短而宽的肌肉，位于寰椎和枕骨面的小肌（图 3-21）。

位置：上方至颅底枕骨的腹侧，下方达寰椎侧块。

功能：当前倾时支撑头部。

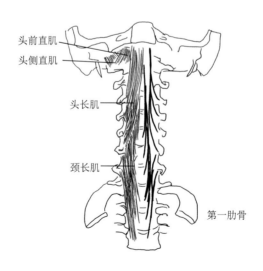

图 3-21 颈长肌、头长肌、头前直肌

（二）后侧颈部肌肉

后侧颈部肌肉有浅层的头夹肌、颈夹肌和深层的枕骨下肌。

1. 浅层（头夹肌和颈夹肌）

头夹肌和颈夹肌是转头和伸展颈部的肌肉，与多种头痛有关（图3-22）。

位置：下方至第3颈椎到第6胸椎的棘突；上方，颈夹肌连接到前两个或前三个颈椎横突的背面，头夹肌连接到乳突和紧临乳突的枕骨的一小部分。

功能：这些肌肉伸展颈部并使头向同侧转动。

2. 后侧深层肌肉

枕骨下肌包括头上斜肌、头下斜肌、头后大直肌、头后小直肌（图3-23）。由枕骨下肌形成的三角（除了头后小直肌）叫做枕骨下三角，它围绕着椎动脉。枕骨下

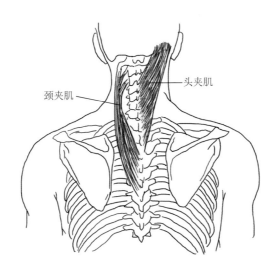

图 3-22 头夹肌、颈夹肌

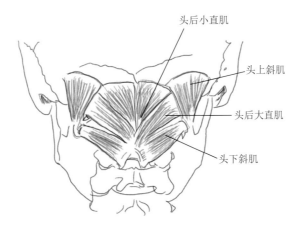

图 3-23 枕骨下肌

三角的肌肉经常与颈后部其他肌肉引起常见的头痛。

位置：头下斜肌连接前两个颈椎，其余的肌肉连接前两个颈椎和枕骨。

功能：伸展和旋转头部；使头向同侧倾斜。

## 二、躯干部肌群

### （一）后侧躯干肌群

后侧躯干肌群有浅层的斜方肌、背阔肌、菱形肌、肩胛提肌、前锯肌和中层的上后锯肌、下后锯肌以及深层的竖脊肌群、横突棘肌群、短节肌群。

1. 浅层

（1）斜方肌（图3-24）

斜方肌覆盖面积大，既是颈部肌肉，也是肩部和背部的肌肉。其位置较浅，是手法易于松解的部位。对于颈椎病患者，该肌往往处于紧张状态。

位置：① 上斜方肌：上方和内侧至上项线、项韧带和第 1 ～ 5 颈椎的棘突；下方和外侧至锁骨外 1/3。② 中斜方肌：内侧至第 6 颈椎到第 3 胸椎的棘突和韧带。外侧至肩胛骨肩峰和肩胛冈的上部。③ 下斜方肌：内侧至第 4 ～ 12 胸椎的棘突和韧带；外侧至肩胛嵴的内侧端，接近肩胛提肌连接处的下方。

功能：提高肩胛骨（与肩胛提肌一同作用）；向上方旋转肩胛骨（向上移动关节盂）；使肩胛骨回缩（向脊柱方向拉）；压低肩胛骨；伸展头和颈（双侧活动）；转动头和颈（单侧活动）。

（2）背阔肌（图3-24）

背阔肌是一个大而有力的肌肉，覆盖了躯干背面的下方，并向背上部和侧面延伸，连接到上臂的前部，从背下部和骨盆部稳固上臂。它与大圆肌一起形成肌束，形成腋窝的后缘。

位置：下方至下 5 或 6 个胸椎和腰椎的棘突、骶骨上嵴中间和髂嵴外缘；上方与大圆肌一起进入肱骨二头肌沟内侧缘。

功能：内收上臂，使其内旋并伸展。

（3）菱形肌（图3-24）

菱形肌紧张是导致上背疼痛的常见原因。它们旋转肩胛骨，使盂肱关节下降并且缩回肩胛骨。它们与将肩部向前拉的胸部肌肉的力量保持平衡，因此菱形肌紧张几乎总是伴有胸部肌肉的紧张。

位置：① 大菱形肌：上方至前 4 个胸椎的棘突和相应的棘突上韧带；下方至脊柱下方肩胛骨内侧缘。② 小菱形肌：上方至第 6 ～ 7 颈椎棘突；下方至脊柱上方肩胛骨内侧缘。

功能：将肩胛骨拉向脊柱；小菱形肌也将肩胛骨稍向上拉。

（4）肩胛提肌（图 3-24）

在斜方肌之后，协助斜方肌抬高肩胛骨，协助菱形肌使盂状窝下旋。在背部和肩部携带重物时，它是最易负重过度的肌肉之一，因此肩押提肌可能是颈部和肩部疼痛和紧张的最常见的位置。

位置：上方至上 4 个颈椎横突的后结节；下方至肩胛骨上角。

功能：抬高肩胛骨。

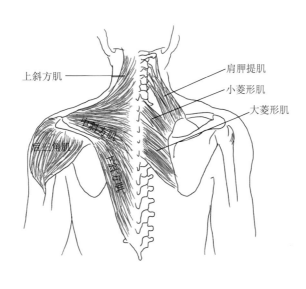

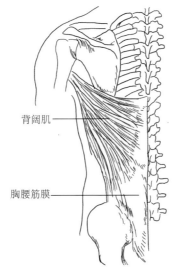

图 3-24 斜方肌、背阔肌、菱形肌和肩胛提肌

（5）前锯肌（图3-25）

前锯肌与胸部肌肉一同工作，并与菱形肌对抗。前锯肌能引起胸部侧面疼痛，并以类似胸小肌的方式放射至臂部。

位置：下方至第8～9肋骨侧面的中心；上方至肩胛骨上角和下角以及介于其间的内侧缘。

功能：旋转肩胛骨并将其向前拉，抬高肋骨。

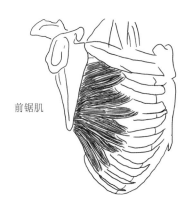

图3-25 前锯肌

2.中层

（1）上后锯肌（图3-26）

上后锯肌通过抬高它连接的肋骨协助呼吸。

位置：内侧至最下两个颈椎和最上两个胸椎的棘突；外侧至第2～5肋骨角的外侧。

功能：抬高第2～5肋骨来协助吸气。

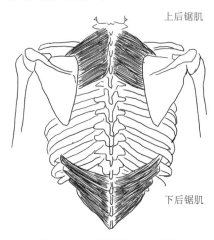

图3-26 上后锯肌、下后锯肌

（2）下后锯肌（图3-26）

下后锯肌转动并伸展躯干，协助呼吸。

位置：内侧和下方与背阔肌一同至最下两个胸椎和两个或三个上部腰椎的棘突；外侧和上方至最下面四个肋骨的下缘。

功能：将下方的肋骨向后下方拉。

3. 深层

分为三群，即竖脊肌群、横突棘肌群和短节肌群（图3-27）。

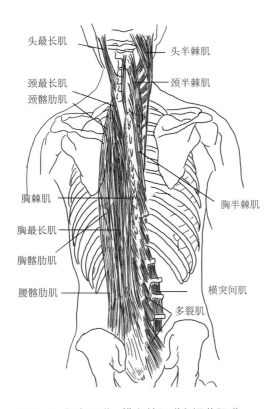

图3-27 竖脊肌群、横突棘肌群和短节肌群

（1）竖脊肌群（棘肌、最长肌、髂肋肌）

① 胸棘肌

位置：下方至上部腰椎和最下部2个胸椎的棘突；上方至中部和上部胸椎棘突。

功能：支撑和伸展脊柱。

② 胸最长肌

位置：下方至腰椎横突；上方至所有的胸椎横突尖端和最后9个或10个肋骨的结节和角之间。

功能：伸展脊柱。

③ 髂肋肌群

髂肋肌群存在于竖脊肌群的最外侧，由三部分组成：腰髂肋肌、胸髂肋肌和颈髂肋肌。

颈髂肋肌位置：下方至上 6 个肋骨的上缘；上方至中间颈椎的横突。功能：伸展、侧屈和旋转颈椎。

胸髂肋肌位置：下方至下 6 个肋骨下缘的内侧；上方至上 6 个肋骨下缘。功能：伸展、侧屈和旋转胸椎。

腰髂肋肌位置：下方起自骶骨和髂骨；上方至下 6 个肋骨的下缘。功能：伸展、侧屈和旋转腰椎。

（2）横突棘肌群（半棘肌、多裂肌、回旋肌）

① 胸半棘肌

位置：下方至第 5 颈椎至第 1 胸椎横突；上方至前 4 个胸椎和第 5 ~ 7 颈椎的棘突。

功能：伸展脊柱。

② 多裂肌

这组肌肉都位于脊柱两侧，从颈部至脊柱的底部。多裂肌的下部从骶骨至腰椎非常强壮而明显，类似于帆船桅杆的支柱，多裂肌是人体中最强的肌肉之一。

位置：下方至骶骨和骶髂韧带、腰椎乳突、胸椎横突和最后 4 个颈椎的关节突；上方至所有上方椎骨的棘突，包括枢椎。

功能：伸展、旋转并稳固脊柱。

③ 回旋肌

回旋肌是三层横突棘肌中最深的一层，主要在胸部。

位置：下方至一个椎骨的横突；上方至其靠近的 2 或 3 个椎骨的棘突根部。

功能：双侧，伸展脊柱；单侧，旋转椎骨；本体感受器。

（3）短节肌群（棘间肌、横突间肌）

① 棘间肌

位置：相邻椎骨棘突之间。

功能：维持脊柱稳定。

② 横突间肌

位置：相邻椎骨横突之间。

功能：维持脊柱稳定。

（二）前外侧躯干肌

前外侧躯干肌有腹直肌、腹外斜肌、腹内斜肌、腹横肌（图 3-28）。

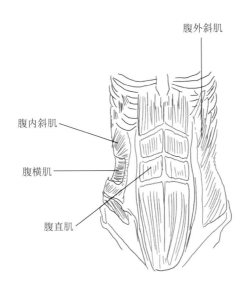

图 3-28　前外侧躯干肌

1. 腹直肌

腹直肌是由一系列腱划分开的肌体组成的，并且在中间由白线分开。这一肌肉将前胸部（胸廓）与骨盆前部（耻骨）连接起来。

位置：下方至耻骨嵴与耻骨联合；上方至胸骨剑突和第 5 ~ 7 肋软骨。

功能：屈曲腰部脊柱；将胸部向下方耻骨方向牵拉。

2. 腹斜肌

腹外斜肌和腹内斜肌走行方向分别与肋间外肌和肋间内肌相同。

位置：① 腹外斜肌：上方至第 5 ~ 12 肋骨；下方至髂嵴外侧缘前半边、腹股沟韧带和腹直肌鞘前层。② 腹内斜肌：下方至髂筋膜深部到腹股沟韧带外侧部分、髂嵴前一半和腰筋膜；上方至第 10 ~ 12 肋骨和腹直肌鞘。

功能：双侧增加腹内压力和屈曲脊柱；单侧协助脊柱侧屈和旋转。

3. 腹横肌

腹横肌位于腹部其他肌肉的深层。

位置：外侧至第 7 ~ 12 肋软骨（与纵膈纤维交错）、腰筋膜、髂嵴和腹股沟韧带；内侧至剑突软骨和白线并通过联合腱至耻骨结节、耻骨梳。

功能：压紧腹部、保护内脏。

（三）其他肌肉

1. 腰方肌（图 3-29）

保持身体稳定的肌群。

位置：下方至髂嵴、髂腰韧带和下部腰椎横突；上方至第 12 肋骨和上部腰椎横突。

功能：脊柱侧屈（单侧）；脊柱伸展（双侧）；稳定腰部脊柱。

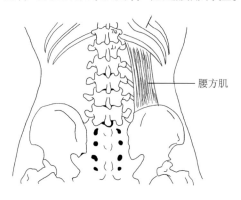

图 3-29 腰方肌

2. 髂肌（图 3-30）

位置：上方至髂窝；下方至腰肌腱、小转子前表面和髋关节囊。

功能：屈曲髋部。

3. 腰大肌（图 3-30）

腰大肌在腹股沟与髂肌相连形成髂腰肌，是体内最重要的肌肉之一。

位置：上方至第 12 胸椎～第 5 腰椎椎体和椎间盘及腰椎横突；下方与髂肌至股骨小转子。

功能：屈髋，是主要的姿势肌。

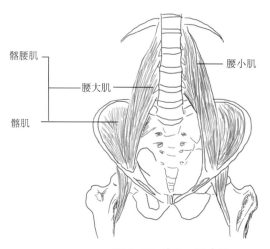

图 3-30 髂肌、腰大肌

4. 尾骨肌

位置：下方至坐骨棘和骶棘韧带；上方至骶骨下部和尾骨上部侧面。

功能：协助支撑盆底，特别是在腹内压力增加时；摆动尾部（屈曲尾骨）。

5. 臀大肌（图3-31）

臀大肌是强有力的攀登肌，是髂腰肌的拮抗肌。在背下部疼痛时经常涉及此肌。

位置：上方至髂骨后面臀后线、骶骨和尾骨的后面、骶结节韧带；下方至阔筋膜髂胫束（表面3/4）和股骨臀肌粗隆（近端后外1/4）。

功能：伸展大腿，特别是从屈曲位，如爬楼梯或从坐位站起时。

6. 臀中肌（图3-31）

臀中肌与臀小肌是髋部有力的外展肌。在下背腰部疼痛时经常涉及它。

位置：上方至髂骨臀前线和臀后线之间；下方至大转子侧面。

功能：外展并旋转大腿；在行走中稳定骨盆。

7. 臀小肌（图3-31）

臀小肌与臀中肌一起是有力的髋部外展肌。它可引起远距离型疼痛，常涉及髋部和腿部疼痛。

位置：上方至髂骨臀前线和臀后线之间；下方至股骨大转子。

功能：外展和内旋大腿。

8. 梨状肌（图3-31）

梨状肌是重要的髋外旋肌，同时有稳定髋关节的作用，在临床上有重要的意义。坐骨神经可能从梨状肌的下面、上面，或从其中间（或部分从中间）通过，因人而异。因此，梨状肌紧张不仅可引起其本身的疼痛，还可能累及坐骨神经，这种情况称为梨状肌综合征。梨状肌的问题经常出现于芭蕾舞演员，因为需要持续地旋转（髋部

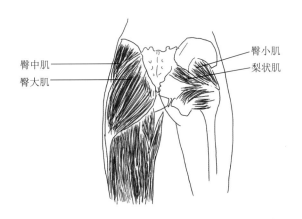

臀中肌
臀大肌
臀小肌
梨状肌

图3-31 臀大肌、臀中肌、臀小肌和梨状肌

外旋）。因为梨状肌在稳定髋关节中起重要作用，所以梨状肌综合征也常见于一般人群。

位置：内侧和上方至骨盆骶前孔边缘和髂骨大切迹；外侧和下方至大转子上缘。

功能：向外侧旋转大腿，协助屈曲的髋外展，稳定髋关节。

## 第四节　脊柱相关脊髓、神经、血管

### 一、脊髓

脊髓（图 3-32）位于椎管中央，呈长椭圆形，男性长 42~45cm，女性长 40~42cm。其下端由第 12 胸椎以下逐渐变细，叫脊髓圆锥。圆锥尖端伸出一条细长的索条，称终丝，其周围有腰骶神经伴行，称为马尾。脊髓全长粗细不等，在颈部和腰部两处膨大，颈膨大位于颈髓第 3 节段至胸髓第 2 节段，在颈髓第 6 节段处最粗；腰膨大位于胸髓第 9 节段至脊髓下端，以第 12 胸椎处最粗。由于脊椎骨发育较快，而脊髓发育较慢，初生儿脊髓下端可达第 3 腰椎，而成人的脊髓下端只达第 1 腰椎下缘，故成人脊髓的节段与脊椎的水平关系不在同一个水平上。

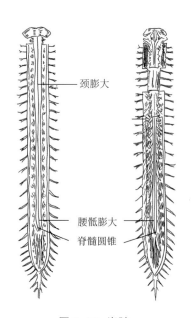

颈膨大

腰骶膨大
脊髓圆锥

图 3-32　脊髓

因脊髓节段的位置并不与其相同序数的椎骨相对应，为便于记忆，可粗略归纳：上颈段脊髓节段与椎骨序数相一致；中下颈段和上胸段脊髓节段较相应椎骨序数相差为1，在中胸段相差为2，在下胸段相差为3，腰节段位于胸椎10～12处，骶尾节段位于第1腰椎处。

脊髓的内部结构（图3-33）包括脊髓灰质、白质和骨髓中央管。脊髓中央呈蝴蝶形的是灰质，灰质周围是白质。灰质的正中为中央管，中央管与脑室相通，中间充满脑脊液。这条中央管贯穿脊髓全长。灰质是由中枢神经系统内神经细胞体和神经胶质组成。灰质左、右两半，各有一个前、后角，脊髓的胸、腰节段还有侧角。白质位于灰质周围，主要由纵行的脊髓神经纤维构成。纵行纤维有上行（感觉）纤维和下行（运动）纤维。按其部位分前索、侧索和后索三部分。

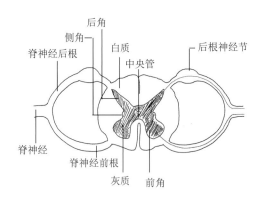

图 3-33 脊髓的内部结构

二、脊神经

脊神经共31对，即颈神经8对，胸神经12对，腰神经5对，骶神经5对和尾神经1对。每对神经均以前、后根与脊髓相连，前根主要为躯体运动纤维，但在第1胸神经至第3腰神经和第2～4骶神经的前根内尚含有内脏运动纤维，其主要功能是将中枢运动兴奋传导至肌肉。后根由感觉（包括躯体感觉和内脏感觉）纤维组成，其主要功能是将外周的刺激传入中枢。前、后根在椎间孔附近合成脊神经干，经椎间孔离开椎管，其含有躯体和内脏的传入和传出纤维，脊神经干出椎间孔后分成脊膜支、后支和前支。在前支起始部附近有灰、白交通支，与交感神经节相连。相邻的前支联合形成颈丛、臂丛、腰丛和骶丛（图3-34）。

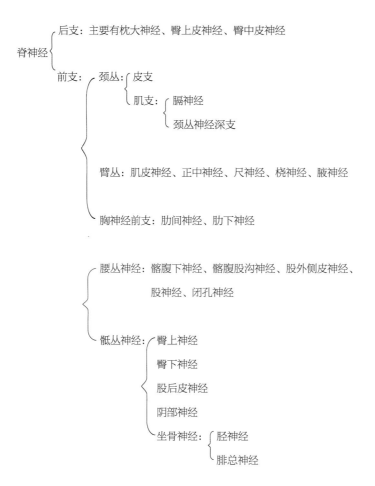

脊神经 ┬ 后支：主要有枕大神经、臀上皮神经、臀中皮神经
　　　 └ 前支 ┬ 颈丛 ┬ 皮支
　　　　　　　　　　　└ 肌支 ┬ 膈神经
　　　　　　　　　　　　　　　└ 颈丛神经深支
　　　　　　　├ 臂丛：肌皮神经、正中神经、尺神经、桡神经、腋神经
　　　　　　　└ 胸神经前支：肋间神经、肋下神经

腰丛神经：髂腹下神经、髂腹股沟神经、股外侧皮神经、
　　　　　　股神经、闭孔神经

骶丛神经 ┬ 臀上神经
　　　　　├ 臀下神经
　　　　　├ 股后皮神经
　　　　　├ 阴部神经
　　　　　└ 坐骨神经 ┬ 胫神经
　　　　　　　　　　　└ 腓总神经

图 3-34 脊神经分支

当构成椎间孔前壁的椎体后缘增生，或构成后壁的上下关节突增生，椎体移位，或椎间盘突出等原因导致椎间孔周围软组织充血、水肿、渗出、髓核压迫或骨性直接地刺激、压迫，都可影响脊神经，出现脊柱相关疾病。

1. 颈丛

颈丛（图 3-35）由第 1 ~ 4 颈神经前支所构成。位于胸锁乳突肌的深面，颈部深层肌肉的浅面。从颈丛发出 5 支以感觉为主的皮神经，即枕小神经、耳大神经、颈横神经、锁骨上神经和膈神经。

2. 臂丛

臂丛（图 3-36）由第 5~8 颈神经前支和第 1 胸神经前支的大部分组成。这些神经从前斜角肌与中斜角肌之间走出，集聚成丛，行走于锁骨下动脉上方。主要臂丛神经：肩胛背神经（第 3~5 颈神经）、胸长神经（第 5~7 颈神经）、肩胛上神经（第 5~6 颈神经）、肩胛下神经（第 5~7 颈神经）、锁骨下神经（第 5~6 颈神经）、胸

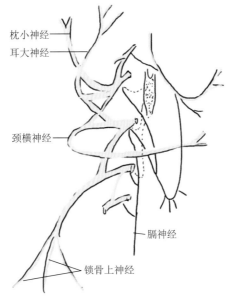

图 3-35 颈丛

枕小神经

耳大神经

颈横神经

膈神经

锁骨上神经

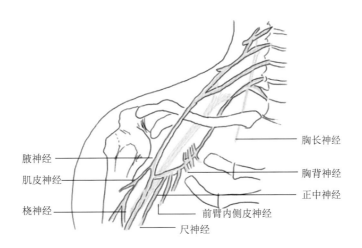

图 3-36 臂丛

腋神经

肌皮神经

桡神经

尺神经

胸长神经

胸背神经

正中神经

前臂内侧皮神经

前神经（第 5~8 颈神经）、胸背神经（第 7~8 颈神经）、臂内侧皮神经（第 8 颈神经、第 1 胸神经）、正中神经（第 5~8 颈神经、第 1 胸神经）、肌皮神经（第 5~6 颈神经）、桡神经（第 5~8 颈神经、第 1 胸神经）、腋神经（第 5~7 颈神经）。

3. 肋间神经

胸神经前支共 12 对，除第 1 和第 12 对胸神经前支的一部分分别参加臂丛和腰丛外，其余都不形成神经丛。不成丛的第 1 ～ 12 对胸神经前支均位于相应的肋间隙内，故称肋间神经（图 3-37）。上 6 对肋间神经只分布于胸壁，下 6 对肋间神经则越过

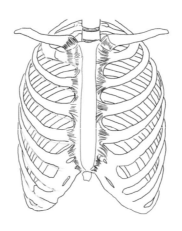

图 3-37 肋间神经

肋弓进入腹壁，分布于胸腹壁，因此胸壁下部的病变可反射性地引起腹痛。

4.腰丛

腰丛（图 3-38）由第 1~3 腰神经前支的全部和第 4 腰神经前支的一部分构成。腰丛除发出短小的肌支分布到髂腰肌和腰方肌等肌外，其他较大的分支有：髂腹下神

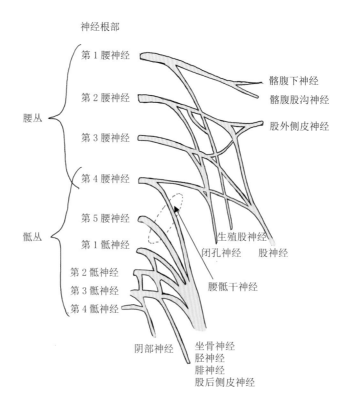

图 3-38 腰丛、骶丛

经（第 12 胸神经、第 1 腰神经）、髂腹股沟神经（第 1 腰神经）、生殖股神经（第 1~2 腰神经）、股外侧皮神经（第 2~3 腰神经）、股神经（第 2~4 腰神经）、闭孔神经（第 2 ~ 4 腰神经）。

5. 骶丛

骶丛（图 3-38）由腰骶干、全部骶神经和尾神经的前支组成，位于盆腔后外侧壁、梨状肌的前面。其主要分支：臀上神经（第 4~5 腰神经、第 1 骶神经）、臀下神经（第 5 腰神经、第 1~2 骶神经）、阴部神经（第 2~4 骶神经）、尾骨神经（第 4~5 骶神经、尾神经）、股后皮神经（第 1~3 骶神经）、坐骨神经（第 4~5 腰神经、第 1~3 骶神经），坐骨神经其分支主要为胫神经（第 4~5 腰神经、第 1~3 骶神经）、腓总神经（第 4~5 腰神经、第 1~2 骶神经）。

## 三、内脏神经系统

内脏神经系统是整个神经系统的一个组成部分，主要分布于内脏、心血管和腺体。内脏神经和躯体神经一样，含有运动（传出）和感觉（传入）两种纤维，分别称内脏运动神经和内脏感觉神经。内脏运动神经调节内脏和心血管的运动、控制腺体的分泌，通常不受人的意志控制，故又称自主神经系统（也称植物神经系统）。

### （一）内脏运动神经

内脏运动神经根据功能的不同，分为交感神经和副交感神经，两者均有中枢部和周围部。内脏大部分器官同时接受交感神经和副交感神经的双重支配。内脏运动神经在形态上的特点是从脑干和脊髓发出后，不直接到达所支配的器官，而是要在外周的内脏神经节内交换神经元，再由神经节内的神经元发出纤维到达所支配的器官。因此，内脏运动神经从低级中枢到达所支配的器官需经过两级神经元，第 1 级称节前神经元，其胞体位于脑干和脊髓相应的中枢内，其发出的轴突称节前纤维；第 2 级神经元称节后神经元，其胞体位于周围部的内脏神经节内，其发出的轴突称节后纤维。

1. 交感神经（图 3-39）

自主神经周围传出纤维的交感部，称为交感神经。交感神经以交感干为中心，向身体各部发出交感神经纤维，到达各个内脏器官。交感神经的周围部由交感神经干、神经节和神经构成。交感神经节位于脊柱两侧的称为椎旁节（即交感干神经节），位于脊柱前方的称椎前节（即交感丛神经节）。交感干上的神经节在颈部有上、中、下 3 个节，胸部有 10~12 个节，腰部有 4~5 个节，骶部有 2~3 个节（或有 4~5 个节）及尾部的奇神经节。左右干之间有纤维连接。

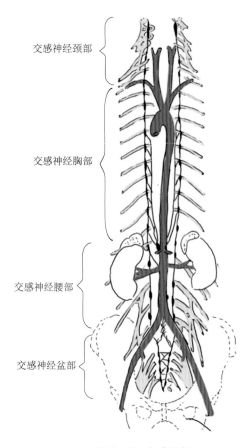

交感神经颈部

交感神经胸部

交感神经腰部

交感神经盆部

图 3-39 交感神经

（1）颈部交感神经

颈上神经节：呈纺锤形，为交感干神经节中最大者，位于第 1、2 颈椎至第 3 颈椎或第 4 颈椎横突水平。当上段颈椎错位可因颈上交感神经节受损而出现过敏性鼻炎、心悸、心跳加快、冠状动脉压升高等病症。

颈中神经节：最小，呈卵圆形，位于第 6 颈椎高度，该节发出的节后神经纤维主要进入第 4、5 颈神经。通过其颈上心支和颈中心支可引起心动过速或心动过缓。

颈中间神经节：位于椎动脉根部的前方，相当于第 7 颈椎高度，有时单独存在，此节发出节后神经纤维亦进入第 4、5 颈神经。

颈下神经节：位于第 7 颈椎横突与第 1 肋骨之间，颈下神经节与第 1 胸神经节合并而成星状神经节。当第 7 颈椎至第 3 胸椎错位时，可因星状神经节及第 1 ～ 3 胸交感神经节前纤维受损，而导致心房颤动、心绞痛发作或导致支气管哮喘。

（2）胸部交感神经

胸部交感神经位于胸椎两侧，由 10~12 对胸神经节及其节间支连接而成。当颈胸交界处错位使颈下交感神经节损害时，可引起心房颤动、心绞痛、胸痛；上位胸椎错位损害胸交感神经节前纤维，可导致心绞痛、室性或房性早搏、房室传导阻滞；第5～8胸椎错位使交感神经胸节损害，会引发消化性溃疡；第8～10胸椎错位使胰腺的交感神经受刺激，可引起糖尿病；第9胸椎至第2腰椎错位可致肠易激综合征。

（3）腰部交感神经

腰交感干由4~5对腰神经节及其节间支组成。

交通支：交通支连接相应的腰神经。

腰内脏神经：发自腰段脊髓侧柱的节前纤维，起自腰交感干神经节，与腹腔神经丛下延的部分组成腹主动脉丛，其分支到下肢及骨盆。当腰交感神经受损时，可致排尿异常、排便异常、不孕、不育、月经失调等病症。

（4）盆部交感神经

盆部交感干由4对骶交感干神经节和1个尾交感神经节及其节间支组成。位于骶骨盆面、骶前孔的内侧。骶部交感神经干的节前纤维经交通支在交感干内下降至骶神经节，在节内交换神经元后，以交通支到达骶神经和尾神经。骨盆移位可致骶部交感神经受刺激，引起男女生殖系统、泌尿系统病变或下肢血管神经性水肿等。

2.副交感神经

由中枢部和周围部组成。中枢部包括副交感神经的低级中枢为脑干内脏运动核（副交感核）和脊髓骶部第2～4节段的骶副交感核。周围部包括副交感神经节和进出副交感神经节的节前纤维和节后纤维。副交感神经节位于所支配器官近旁或器官内，故称器官旁节和器官内节。

（1）颅部副交感神经：脑干副交感核发出的节前纤维，分别随动眼神经、面神经、舌咽神经和迷走神经走行，至各神经所支配器官附近或壁内的副交感神经节内更换神经元，其节后纤维到达所支配的器官。

（2）骶部副交感神经：自骶副交感核发出的节前纤维，随第2～4骶神经前支经骶前孔至盆腔，与交感神经组成盆丛，然后随盆丛的分支至器官附近或器官壁内的副交感神经节换神经元，其节后纤维分布于结肠左曲以下的消化管、盆腔脏器等。

（二）内脏感觉神经

内脏感觉神经元为假单极神经元，其胞体位于脑神经节和脊神经节内，周围突随交感神经和副交感神经分布；中枢突分别进入脊髓和脑干，止于脊髓后角和脑干内的孤束核。脊髓后角细胞和孤束核神经元发出的纤维，经一定途径的传导，至大脑皮质相应中枢产生各种内脏感觉。

### 四、颈部相关动脉

#### (一)颈总动脉

颈总动脉分支为颈内动脉和颈外动脉。两侧的颈总动脉起始方式不同，右侧绝大多数起自头臂干，偶见起自主动脉弓；左侧多数直接起自主动脉弓，少数起自头臂干或与左锁骨下动脉共干起于主动脉弓。颈总动脉常于第4颈椎或甲状软骨上缘水平分为颈内、外动脉，但也可于第1颈椎至第2胸椎水平的范围内分叉。分叉前的颈总动脉和颈内动脉颅外段，一般没有肉眼可见的分支。

颈内动脉自颈总动脉分出，初居颈外动脉的后外侧，继而转到它的后内侧，沿咽侧壁上行至颅底，经颞骨岩部的颈动脉管外口进入颅腔，穿过海绵窦，于蝶骨前床突上方分为大脑前动脉及大脑中动脉。

颈内动脉主干一般分为颈段、岩骨段、海绵窦段及颅内段（图3-40）。

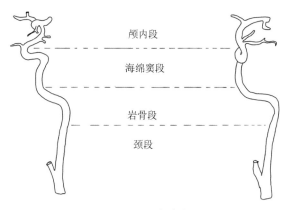

图3-40 颈内动脉

#### (二)椎动脉

椎动脉一般来自锁骨下动脉的第1段，是该动脉的第1分支，有时来自无名动脉或主动脉弓。左右椎动脉有时不对称，多为左大右小。椎动脉可分4段，即颈段、椎骨段、枕段和颅内段（图3-41）。

1. 颈段

颈段为椎动脉第1段。自锁骨下动脉发出到达第6颈椎横突孔。在颈长肌和前斜角肌的裂隙内上行，当前斜角肌痉挛时可致椎动脉受压。其后方与第7颈椎横突、第7～8神经前支、颈交感神经干和星状神经节相邻。此神经节发出交感神经纤维，与椎动脉伴行，形成椎动脉神经丛，故临床上椎动脉型颈椎病和交感型颈椎病易于合并发生。

2. 椎骨段

椎骨段为椎动脉第2段。颈椎椎体两侧的钩椎关节，位于椎动脉的前内方，该关节骨赘形成时，易压迫椎动脉，使其歪斜、扭曲，造成管腔狭窄，严重者甚至可完全梗塞。

3. 枕 段

枕段为椎动脉第3段。从寰椎横突孔穿出，向后绕过寰椎的侧块，到椎后弓上面外侧的椎动脉沟内，然后转向前方，穿过寰枕后膜向外上行，经枕骨大孔入颅腔。此段椎动脉在寰椎上关节突的外侧和后侧，纡曲较大，若寰椎椎动脉沟环、寰椎后弓骨折、寰枢关节错位或转头运动受牵拉、挤压可引起枕项痛，眩晕，眼、鼻不适，耳鸣，耳聋，失眠多梦，记忆力减退等症状。

4. 颅内段

颅内段为椎动脉第4段。自枕大孔进入颅腔达脑桥下缘，并与对侧同名动脉汇合成基底动脉。椎动脉的颅内动脉主要分支：脊髓前动脉、小脑后下动脉、脊髓后动脉、内听动脉。其中内听动脉有时出于小脑下动脉，供血于内耳，当颈椎移位使椎动脉受压时，可引起耳鸣、听力减退等症状。

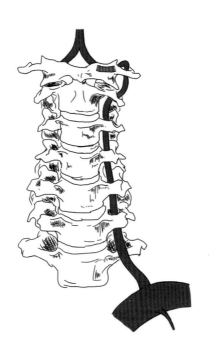

图 3-41 椎动脉

# 第五节　脊柱的稳定与运动

## 一、脊柱的运动单元

脊柱由许多功能单位重叠而成，脊柱运动实质上是多个功能单位活动的总和。脊柱的功能单位称为活动单位，由相邻的两椎骨及连接其间的软组织所组成，椎体、椎间盘和前后纵韧带构成活动节段的前部，椎弓、横突、棘突、关节突和短韧带组成活动节段的后部。

### 1.前部结构

活动节段的前部主要承受压缩载荷，包括椎体和椎间盘。随着活动节段的下降，脊柱的静态和动态负荷越来越大，相应的椎体和椎间盘也变得越来越粗、越来越厚，使其与所承受的载荷相匹配。椎间盘除承载外，还提供了活动节段的运动自由度，使压力呈均匀分布，吸收震荡，在椎体间起缓冲的作用。

### 2.后部结构

后部包括后关节、椎弓、椎弓根、横突、棘突、椎管、神经根管和各短韧带，起着控制节段运动的方向及幅度的作用，关节突还具有一定的承载功能。关节突和椎体间的载荷分配因人的年龄、生理状态、姿势不同而有较大的变化范围。中老年人的椎间盘变性塌陷，脊柱活动节段厚度减小，关节突的载荷量因而增加，故中老年人可出现关节突骨质增生。完整的椎弓和椎间关节是抵抗脊柱剪切力的主要因素。当椎弓根断裂，椎间关节失稳时，椎体有向前后移位滑脱的危险。除黄韧带和项韧带之外，脊柱的韧带主要由胶原纤维组成，具有坚韧性，延伸率极低，是脊柱内源性稳定的结构基础。韧带的另一个功能是将拉伸载荷从一个椎体传递到另一个椎体。黄韧带和项韧带有较丰富的弹性纤维，其长度在脊柱运动时可发生相应的变化而张力基本保持不变。

## 二、脊柱的稳定

脊柱的作用是保持人体呈直立状态，将头及躯干的载荷传递到骨盆，提供在三维空间的生理活动度和保护脊髓。因此，必须要维持脊柱的内外平衡和动静力平衡。

脊柱的内平衡要依靠椎间盘和韧带。椎间盘髓核内的压应力使相邻的2个椎体分开，而在其外的纤维环和周围的韧带在对抗髓核分类压应力的情况下，使相邻的两椎体靠拢。这2种作用方向相反的力，使脊柱得到较大的稳定性。脊柱上的韧带由伸缩性较小的胶原纤维组成，而连接椎弓上的黄韧带很特殊，它由含较多的弹性纤维构成。因此，它在脊柱伸屈过程中总是能保持其张力，从椎管内维持脊柱平衡。

脊柱的外平衡依靠肌肉，如腰椎间盘变性后椎间隙变窄，周围韧带相对增长而导致脊柱失稳，产生脊椎向前或向后滑脱时（即内平衡失调），可通过腰背肌、腹肌、腹横肌的锻炼（即增强外平衡）增加脊柱的稳定性。一般来讲，内平衡没有外平衡重要。在内平衡失去后，脊柱失稳的变化很缓慢。而当外平衡破坏后，脊柱则难以保持正常功能。

脊柱的动静力平衡理论认为，骨骼和韧带维持关节稳定和平衡的作用为静力平衡，而肌肉维持关节稳定和平衡的作用则为动力平衡。

### 三、 脊椎的运动

脊柱作为人体的中轴，必须满足两个似乎相互矛盾的机械性质，即一定的刚度和柔软度。这一机械特性的获得，并不依赖于某一特殊的材料而在于其整体的结构方式，即刚体支撑与柔性连接。从整体上观察，脊柱非常像轮船的桅杆，下端固着于骨盆，向上延伸到头部，而中间的肩部则起着主杆的作用，附着于每个节段上的韧带和肌肉起着缆索的功能，把脊柱牢牢地锚固在其基础，即骨盆上。这样，骨性结构的刚性和由肌肉和韧带依次连接所提供的柔性得到了高度的统一，赋予脊柱既能承受静力和动力载荷又能进行频繁大幅度运动的能力，以利人们从事生产劳动和体育锻炼。脊柱从整体上可以看作一个具有三维自由度的功能性关节，影响脊柱运动的骨性结构是肋骨框架和骨盆，肋骨框架可限制脊柱的运动，而骨盆倾斜则增加了躯干运动幅度。

脊柱运动是在神经和肌肉的协调作用下产生的。主动肌发起和完成运动，拮抗肌负责控制和修正运动。在肌肉与神经的协调下，脊柱不同的节段运动范围不同，它是由几个运动节联合起来进行的。

脊柱的运动有 6 个自由度（图 3-42），即沿以下 3 个方向的平移与旋转。

（1）冠状轴（X 轴）：屈曲、伸展和左、右侧向平移。

（2）纵轴（Y 轴）：轴向压缩，轴向牵拉和顺、逆时针旋转。

（3）矢状轴（Z 轴）：左、右侧屈及前、后平移。

不同节段的颈、胸、腰椎活动范围不相同。如上颈椎屈伸范围是 8°，下颈椎则达 20°；上胸椎屈伸范围为 4°，下胸椎达 12°；腰椎屈伸范围越向下越大，在腰骶水平达 20°。

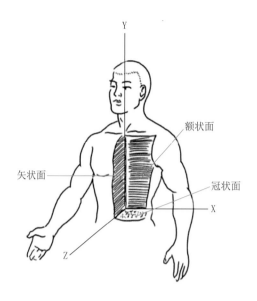

图 3-42 脊柱运动的 6 个自由度

## 第六节 脊柱的生物力学改变与临床

脊柱有 6 个自由度的运动，即沿 X、Y、Z 轴的平移及旋转。当颈、胸、腰椎，骨盆的骨、关节、椎周软组织发生慢性劳损、椎间盘退行性改变、骨质增生等病理变化时，在一定的条件下使脊柱的生物力学发生改变，骨关节不能复位到正常的解剖位置上，直接或间接对神经根、椎动静脉、脊髓或交感神经等产生刺激或压迫，出现脊柱相关疾病。

脊柱的生理曲度不同，运动角度不同，在遭受外伤、劳损时产生之移位也不同。例如，在长期伏案工作或高枕卧床看电视、低头玩麻将者所引起的颈椎错位，是以颈椎变直甚至反张的病理变化为多，也就是 Z 轴（即矢状面）上的损伤，这是长期头前屈的缘故。弯腰向前取重物时以腰骶关节损伤多见，因为腰、骶椎是腰段屈伸活动最大的部位，常见的腰骶损伤有腰椎前或后滑脱式错位。同时因腰骶关节侧屈活动度在腰段是最小的，故腰骶关节 X 轴（即冠状面）上的侧摆式损伤比屈伸式损伤少得多。因此，熟悉与掌握脊柱各节段的正常运动，对脊柱相关疾病的错位形式的诊断以及治疗手法的选择有重要意义。

## 一、静态的脊柱

脊柱侧面呈"S"形，呈4个弯曲，颈曲、腰曲呈前凸曲线，胸曲、骶曲呈后凸曲线。腰曲是主要曲线，它影响着颈曲、胸曲，但它又取决于骶骨基底的倾斜角度，所有脊柱的曲线都必须与一条铅垂线相交切，这条铅垂线经过外耳道、第1胸椎和第12胸椎椎体、髋关节中心的稍后方，在膝关节的前方下行到跟骰骨（图3-43）。从人体后面观察脊柱时，存在着一条相似的重力铅垂线，穿过各椎体的中央部直到骶骨尖，并位于双侧髋关节和踝关节的中间。

胸椎曲线在矢状面上变化很小，因此，主要的变化发生在下腰部（腰椎前凸）和颈椎（前凸）曲线上。例如，当一个人腹部脂肪明显增加后，腹部向前膨隆，腰椎曲度明显加大，腰骶角也随之加大。从腰段侧面可见腰曲加大向前凸，随之而来的是背曲即向后凸呈圆形背，再向上引起颈曲也增大向前凸。又如一腰椎失稳向前凸的女性，其腰骶角达50°（正常34°），当她改穿平跟鞋后，腰骶角随之减少，腰痛程度也随即减轻。根据"任何一条曲线其曲度的增加必须由另外2条曲线成比例对称地增加或减少其曲度来代偿"的脊柱生物力学规律，在治疗腰骶角加大的腰骶不稳时，除了用手法纠正过大之腰骶角外，还要注意纠正向后凸的胸椎，病程长者还得检查其颈曲有否改变，若颈曲加大时应一起治疗才能收到理想疗效。

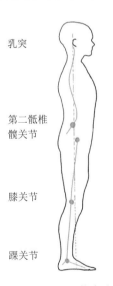

乳突

第二骶椎
髋关节

膝关节

踝关节

图3-43 静态脊柱

## 二、动态的脊柱

脊柱的运动形式有屈伸、侧屈和旋转。在颈椎屈伸时寰枢椎的运动幅度很小，主要是第 2~7 颈椎间，上一椎骨在下一椎骨之上"滑动"。脊柱在屈伸时，椎间盘在水平位上发生扭转变形。前屈时椎间盘前部被压缩变窄、后部增宽，后伸时则与之相反。对于椎管而言，前屈时颈椎管增长，伸展时缩短；屈曲时椎管部长度的增长多于前部，在背伸时则相反。颈屈伸时椎间孔亦随之变化，屈时椎间孔张大，伸时椎间孔变小（图 3-44）。故在颈椎病引起手麻时，进行颈椎牵引应取头前伸 15° 较合适，为的是使颈椎间孔尽量扩大，减少对神经根的压迫或刺激。在头旋转、侧屈时，椎间孔的大小也会发生变化：头侧屈和转向的一侧椎间孔缩小，而对侧的椎间孔张大，故颈椎错位与颈椎间盘突出症患者，头习惯偏向健侧，为的是使患侧椎间隙和椎间孔张大，减少疼痛。

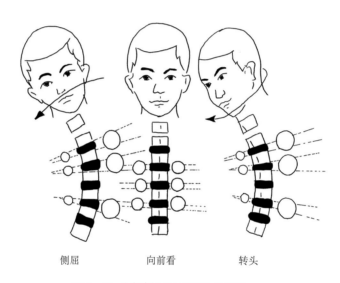

侧屈　　　　向前看　　　　转头

图 3-44 头部侧屈和椎间孔的变化

### 三、脊柱源性疾病与生物力学改变

当颈椎错位后，由于脊柱力平衡的破坏，可使胸椎、腰椎甚至骨盆失稳产生延续性错位。

在颈椎错位后，脊柱内源性平衡失调，因此通过外源性的肌肉紧张来加强该关节的相对稳定。这种与脊椎错位形成力学稳定关系并对其复位造成阻力的，称为负性稳定关节。

脊柱肌肉运动时以等张收缩为主，而肌肉痉挛则以等长收缩为主。等长收缩时肌肉两头同时向中间靠近，肌肉紧张易致起止点劳损。例如寰枢关节错位后为保持该关节负性稳定，肩胛提肌痉挛，导致该肌的附着点（肩胛内上角处）劳损，触诊检查时可发现有摩擦音。有些肌肉横跨多个椎体，当上位椎体错位未及时纠正时，日久可导致下位相应的椎体错位。例如，第 4 颈椎错位后未经治疗，会引起颈背肌肉痉挛，因其中颈半棘肌最粗大，跨 5 个椎体，第 4 颈椎错位的同时可引起第 2 胸椎错位。这时，胸椎错位就变成继发于颈椎错位的错位，并与错位颈椎形成力学上的负性稳定关节。

当第 4 颈椎与第 2 胸椎错位后，如不及时医治，将引起该 2 处错位关节附近的肌肉紧张，若痉挛的肌肉仍不能维持该关节的平衡时，则需上段的颈枕肌或下段的胸腰肌肉等长收缩来补偿。于是，又会继发上颈段错位或腰椎错位。同理，腰椎错位又可引起脊柱整体力平衡的失调，随后又通过使骨盆移位来保持脊柱的相对平衡。

从上述变化可见第 4 颈椎错位导致第 2 胸椎错位，再引起腰椎错位，最后造成骨盆移位。这种由于第 4 颈椎错位最后导致骨盆错位，假设仅做颈椎复位，仅仅解决了颈胸椎错位的负性稳定，但上颈段错位以及腰椎、骨盆的错位未纠正，脊柱的内外平衡尚未完全恢复，腰椎与骨盆仍属于负性稳定关节，其结果就是迫使第 4 颈椎回复到原来的错位状态。在临床上治疗一些棘手的脊柱失稳者，如反复颈椎错位产生眩晕、头痛者，不妨检查其胸腰椎棘突有否偏歪压痛；而腰椎间盘突出症治疗效果不明显时，则应检查其骨盆以及双下肢是否对称。若有异常时，则可以通过 X 线片证实，并及早给予纠正。实践证明，只有经手法整复负性稳定关节后，才能彻底治愈原发性关节错位。

## 四、三部正骨法的生物力学效应

朱焴伟针对寰枢关节骨错缝的不同类型，运用三部正骨手法治疗寰枢关节错位，获得了明显的疗效。三部正骨法根据颈椎张口位 X 线片显示的寰枢关节错位类型选用相应手法。

1.侧顶矫正法（图 3-45）

主要应用于寰齿侧间隙左右不对称的寰枢关节错位，其主要操作过程为：患者取坐位，术者站于患者身后，以拇指抵住患侧的乳突下前方与枕项交界处，另一手掌抵住对侧颞部，双手向中线同时推挤，待患者颈部肌肉放松时拇指加一寸劲顶推。由于寰枢关节错位后软组织牵拉的原因，一般情况下无法自行复位，而手法是调整寰枢关节错位最好的方法之一。侧顶矫正法治疗寰枢关节错位能够改善寰齿侧间隙不对称，通过两侧向中线推挤的力，使偏离的椎体向轴线靠拢；结合施术过程中轴向拔伸的力，上提使局部软组织呈纵向拉伸，增加椎体的活动幅度，从而更好地使椎体有向中线的运动趋势；最后通过拇指作用于乳突前下方与枕项交界处的瞬间推力，使椎体出现一

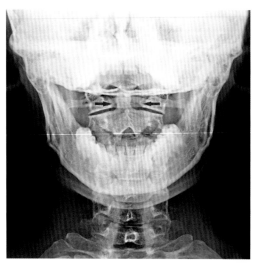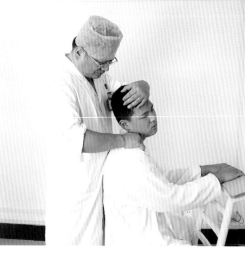

图 3-45 侧顶矫正法

个有旋转趋势的横向力，更为安全、直接、精准地作用于病变部位，从而达到复位的效果。

2.回正顿提法（图 3-46）

主要应用于寰枢关节双侧间隙不等、关节面不平行者采用。其操作过程为：嘱患者坐位，术者站于患者身后，以拇指定位患侧乳突下前方与枕项交界处，另一手掌托住患者下颌，以错位颈椎小关节为顶点，沿矢状轴做顿提手法。顿提手法接近于旋提法，其通过短促的力，针对不平行的寰椎侧块进行调整，从而达到平行状态。临床有学者通过分析大量随机样本对照试验，结合手法操作轨迹，发现了旋提法针对颈椎病的精准性、安全性及有效性。已有学者发现，持续性的机械牵引效果在治疗颈椎失稳中临

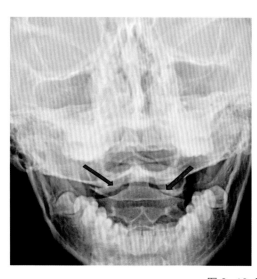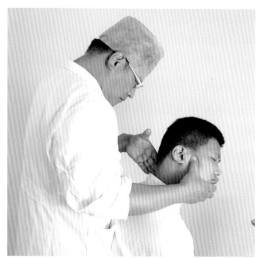

图 3-46 回正顿提法

床疗效不如间歇性手法拔伸，主要由于机械性牵引应力分布趋势相同，但力度明显不够，而间歇性手法更能灵活调整，应力分布更为集中。

3. 仰头捺正法（图 3-47）

主要应用于枢椎棘突顶点与齿状突轴线不共线者。主要操作为：嘱患者坐位，术者站于患者身后，以拇指抵住患侧乳突下前方与枕项交界处，另一手掌托住对侧的颞部，患者前旋45°抬头时术者拇指端发力顶推，其操作方法与颈椎斜扳法相似，但传统颈椎斜扳法并没有将手指进行定位，而是直接将双手固定头部及下颌部协同用力，而后衍生的部分定点旋转扳法，一些医者将棘突作为要旋转的原点，对患者使用暴力强扭强搬，致临床疗效不佳，甚至造成医源性损伤。一般而言，轴向的旋转轴是很难确定的，在承受扭矩的情况下，旋转轴微小的扭转都可能在一个关节面产生压缩，另一个关节面产生拉伸。而仰头捺正法，将寰枢关节的稳定趋于在其生物旋转幅度内，施加顶向对侧的推扳力，从而达到新的平衡状态。

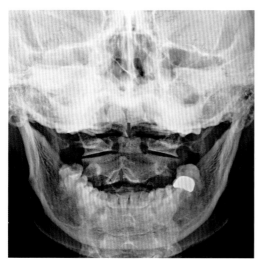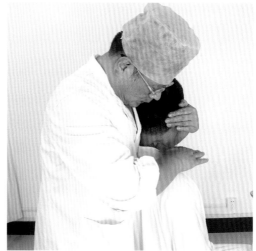

图 3-47 仰头捺正法

根据力学原理，作用力存在作用点、方向、大小三要素。由于寰枕关节中枕骨髁呈弧形楔嵌入寰椎两侧侧块上的关节凹，所以寰枕关节相对固定，通过前弓和后弓连接而成的两个侧块组成的寰椎也相对较为稳固，寰枢关节骨错缝主要是以枢椎的平移、旋转、偏歪为主。遵循这一原则，寰枢关节骨错缝复位法的作用点始终定位在乳突前下方和枕项交界处，避免手法力量长杠杆传导，手法作用力方向则和齿状突偏歪方向相反，复位方式及发力方向与目前临床上常见扳法不同，是在拔伸的基础上左右手稍许用力、协同操作，对施术部位进行复位，体现了道医正骨"以崤为用"的学术思想。如三部复位法中的仰头捺正法与龙氏仰头摇正法虽仅一字之差，但两者操作手法完全不同，龙氏仰头摇正法是患者取仰卧位，术者一手托其下颌，另一手托枕部，将其头做上仰侧转至极限时（≥ 30°）施以向外上方的闪动力，而仰头捻正法是患者取低头坐位，术者立于患者身后，一手环抱患者下颌上提，在提升打开寰枢关节面的同时另手以拇指指端施以巧劲推捻，双手协同用力、力量适当、中病即止，达到"动中求正"的效果。另外，三部正骨法在操作过程中，术者的手掌、前臂及前胸始终锁定患者颈椎，施术的同时又限制了颈椎的进一步旋转，有效避免了颈椎在正常活动范围以外的活动，在提高疗效的同时确保了手法的安全性。全程治疗以患者治疗前后的症状改善为目标，而不是单以强求弹响声为标准。

三部正骨法在道医正骨的基础上，结合现代影像学张口位摄片技术以明确诊断，并针对寰枢关节骨错缝的不同类型选择相应手法进行治疗，再通过治疗前后张口位 X 片对比进行疗效评估，寰枢关节骨错缝三部正骨法虽然也属于盲端操作，存在一定的风险，但因其定位准确，手法所需力量较小，患者更易于接受；同时也因为疗效确切，许多患者在正骨完成后顿觉双目一亮、神清气爽，症状可大幅减轻甚至消失，并且维持时间较长，有学者推测可能与手法改善了颈项后肌群痉挛、提高了椎基底动脉收缩期血流速度有关。

寰枢关节错位多因寰椎横韧带松弛、颅底、上颈椎解剖异常，横韧带及翼状韧带的损伤或断裂、寰枢椎的骨折或脱位，咽喉部炎症等，从而导致反射性肌紧张及疼痛、枕大神经刺激、脊髓受压、椎动脉扭曲受压、脑神经受刺激等病理改变，进而产生颈痛、枕部疼痛、四肢麻木、眩晕，甚至瘫痪等症状。三部正骨法能够针对患者寰枢关节不同的错位类型进行针对性复位，强调了精准、巧力寸劲，通过精准的触诊找到病变部位，术者通过拇指端对施术部位行发力顶推，从而达到整复的效果。

# 第七节　脊柱专科体格检查

准确评估各关节状况，是判断骨骼肌肉系统疾病的病因，并决定后续治疗方式的重要步骤。作为体格检查医生，应平时加强自己的双眼和双手的训练，以便能查出具有重要临床意义的同一患者身体两侧的差异，或不同病例间的差异。做到检查关节时，"感觉得到"其异常变化。例如，检查粘连性肩周炎时，在关节活动到最大角度时的"感觉"，与盂肱关节炎的患者活动到最大角度时的"感觉"不同。我们需明白，各关节的平均活动范围应依其关节本身活动范围、性别、年龄等因素而定，老年人会因椎体前弯或驼背，限制了胸椎、腰椎的活动范围。

## 一、脊柱整体检查

### （一）生理性弯曲

正常人直立时，脊柱从侧面观察有4个生理弯曲，即颈段稍向前凸、胸段稍向后凸、腰椎明显向前凸、骶椎明显向后凸。

检查时，被检查者取站立位或坐位，充分暴露躯体，从侧位和后位观察脊柱的4个生理弯曲是否存在，是否有脊柱侧弯、前凸或后凸畸形。常见病因有佝偻病、脊柱结核、损伤、慢性胸膜增厚、胸膜粘连及肩部或胸廓的畸形等。正常人脊柱无侧弯。

### （二）病理性变形

脊柱的主要病理变化总结见表3-2所述。

| 病名 | 病理变化 |
|---|---|
| 脊柱后凸（驼背） | 多发生于胸段脊柱佝偻病、结核病、强直性脊柱炎、脊椎退行性变、脊柱压缩性骨折、脊椎骨软骨炎 |
| 脊柱器质性侧凸 | 先天性脊柱发育不良、肌肉麻痹、营养不良、慢性胸膜肥厚、胸膜粘连、肩部或胸廓畸形 |
| 脊柱前凸 | 多发生于腰椎部位；晚期妊娠、大量腹水、腹腔巨大肿瘤、第5腰椎向前滑脱、水平骶椎、髋关节结核 |
| 脊柱姿势性侧凸 | 多见于儿童期坐立姿势不良、代偿性侧凸、坐骨神经性侧凸、脊髓灰质炎后遗症 |
| 颈侧偏 | 先天斜颈 |

### （三）脊柱活动度

1.正常活动度

颈椎段和腰椎段的活动范围最大（图3-48），胸椎段活动范围最小，骶椎和尾椎已融合成骨块状，几乎无活动性。

2.临床意义

（1）颈椎段活动受限常见于颈部肌纤维织炎及韧带受损、颈椎病、结核或肿瘤浸润、颈椎外伤、骨折或关节脱位。

（2）腰椎段活动受限常见于腰部肌纤维织炎及韧带受损、腰椎椎管狭窄、椎间盘突出、腰椎结核或肿瘤、腰椎骨折或脱位。

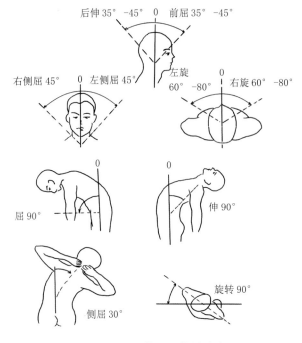

图 3-48 颈椎、腰椎活动度

（四）脊柱压痛与叩击痛

1. 方法

嘱被检查者取坐位，躯体略向前倾，以右手拇指自上而下逐个按压脊椎棘突和椎旁肌肉，正常每个棘突及椎旁肌肉均无压痛（图 3-49）。用叩诊锤逐个叩击椎体棘突以检查胸椎与腰椎有无叩击痛（图 3-50）。疼痛部位以第 7 颈椎棘突为骨性标志计数病变椎体位置。

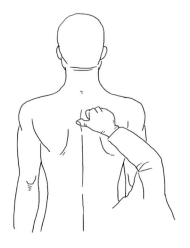

图 3-49 触诊法

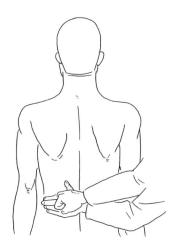

图 3-50 扣诊法

## 2.临床意义

棘突压痛阳性可见于脊柱结核、椎间盘脱出、脊柱外伤或骨折，椎旁肌肉压痛常见腰背肌纤维炎或劳损。

叩击痛阳性见于脊椎结核、脊椎骨折、椎间盘脱出等。

## 二、颈部检查

### （一）椎间孔挤压试验

患者端坐，头部伸展 30°向一侧注视。检查者用轻微至中等的力量，从患者头顶向下压，以形成轴向的压力（图 3-51）。阳性结果：会引起疼痛 / 麻木，并且向一侧上肢或两侧上肢放射，呈神经根分布。疼痛或感觉异常，且向肩部或上肢放射时，可能为颈椎的某神经根受到刺激。颈部出现固定部位疼痛时，可能表示脊椎小关节的病变或后侧脊椎结构的病变。对于颈椎椎管狭窄、关节炎、压缩性骨折的患者，应小心实施此项检查。

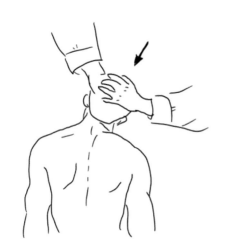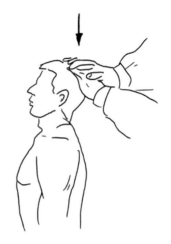

图 3-51 椎间孔挤压试验

### （二）屈颈试验

用于检查脊髓型颈椎病，患者平卧，上肢置于躯干两侧，下肢伸直，令患者抬头屈颈，若出现上下肢放射性麻木则为阳性（图 3-52）。

### （三）吞咽试验

患者坐正，嘱患者做吞咽动作，如出现吞咽困难或颈部疼痛为阳性；如果患者能明确说出平日吞咽食物时有疼痛不适感，也为阳性体征（图 3-53）。常用于检查颈部病变是否影响吞咽活动。

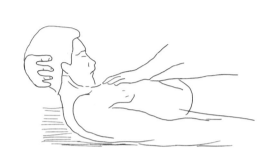

图 3-52 屈颈试验

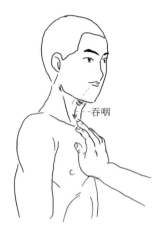

图 3-53 吞咽试验

（四）臂丛神经牵拉试验

患者坐位，头微屈，检查者立于患者被检查侧，一手推头部向对侧，同时另一手握该侧腕部作相对牵引，此时臂丛神经受牵拉，若患肢出现放射痛、麻木，则为阳性（图3-54）。多见于神经根型颈椎病患者。

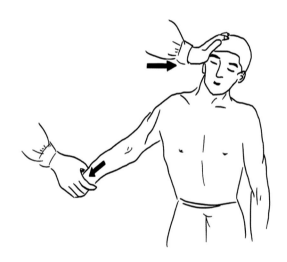

图 3-54 臂丛神经牵拉试验

（五）Wright 超外展检查（又叫胸小肌试验）

患者直立，肘关节屈曲 90°，检查者触及桡动脉脉搏，并缓慢将患者上臂外展和屈曲到 130° 以上；或可使用听诊器听桡动脉脉搏（图 3-55）。触诊到的脉搏消失，上臂或前臂麻木，或听到血管杂音则为胸椎出口综合征，其原因是在肋骨和锁骨之间压迫大血管（脉搏改变或出现血管杂音），或压迫臂丛神经（麻木）。

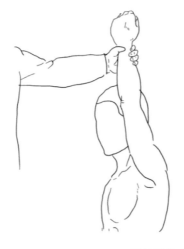

图 3-55　Wright 超外展检查

### 三、胸部检查

胸部检查主要是胸廓挤压试验：检查者两手分别置于被检查者胸骨和胸椎处，前后挤压胸廓，再将两手分别放置在胸廓两侧，向中间挤压，可引起被检查者骨折处剧烈疼痛，称胸廓挤压试验阳性（图 3-56）。

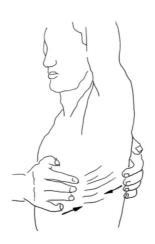

图 3-56　胸廓挤压试验

## 四、腰部检查

### （一）俯卧背伸试验

患儿俯卧，双下肢并拢，医者双手提起双足，使腰部过伸，正常脊柱呈弧形后伸状态。如有病变则大腿和骨盆与腹壁同时离开床面，脊柱呈强直状态（图3-57）。此用于检查婴幼儿脊柱病变。

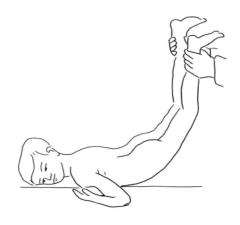

图3-57 俯卧背伸试验

### （二）屈膝屈髋试验

患者仰卧位，双腿靠拢，嘱其尽量屈曲髋、膝关节，检查者也可两手推膝使髋、膝关节尽量屈曲，使臀部离开床面，腰部被动前屈，若腰骶部发生疼痛，即为阳性（图3-58）。若行单侧髋、膝屈曲试验，患者一侧下肢伸直，检查者用同样方法，使另侧髋、膝关节尽量屈曲，则腰骶关节和骶髂关节可随之运动，若有疼痛即为阳性，表示有闪筋扭腰、劳损，或者有腰椎椎间关节、腰骶关节或者骶髂关节等病变。但腰椎间盘突出症患者该试验也可为阴性。

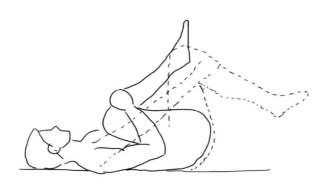

图3-58 屈膝屈髋试验

（三）直腿抬高试验

患者仰卧位，两下肢伸直靠拢，检查者用一手握患者踝部，一手扶膝保持下肢伸直，逐渐抬高患者下肢，正常者可以抬高70°～90°而无任何不适感觉；若小于以上角度即感该下肢有传导性疼痛或麻木者为阳性（图3-59）。将患者下肢下到疼痛消失的角度后，向下压迫足尖，疼痛重新出现即为直腿抬高加强试验阳性，多见于坐骨神经痛和腰椎间盘突出症患者。

在直腿抬高过程中若患者出现腰部或下肢的疼痛，此时将患肢降低5°～10°，直至疼痛减轻或消失，突然将足背伸，患者腰部疼痛及下肢放射痛再度出现即为直腿抬高加强试验阳性（图3-59），多见于单纯性坐骨神经卡压。

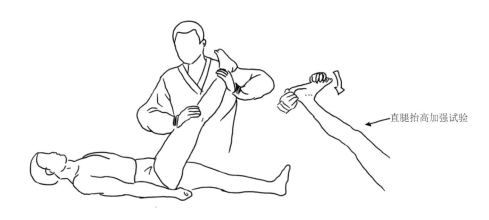

直腿抬高加强试验

图3-59 直腿抬高试验

（四）仰卧挺腹试验

通过增加椎管内压力，刺激神经根产生疼痛，以诊断椎间盘突出症。具体操作分4个步骤：第1步，患者仰卧，双手放在腹部或身体两侧，以头枕部和双足跟为着力点，将腹部及骨盆用力向上挺起，若患者感觉腰痛及患侧传导性腿痛即为阳性。若传导性腿痛不明显，则进行下一步检查。第2步，患者保持挺腹姿势，先深吸气后暂停呼吸，用力鼓气，直至脸面潮红约30秒钟，若有传导性腿痛即为阳性。第3步，在仰卧挺腹姿势下，用力咳嗽，若有传导性腿痛即为阳性。第4步，在仰卧挺腹姿势下，检查者用手轻压双侧颈内静脉，若出现患侧传导痛即为阳性（图3-60）。

（五）股神经牵拉试验

对高位腰椎间盘突出症有意义。患者俯卧，患侧膝关节屈曲，上提小腿，使髋关节处于过伸位，出现大腿前方痛即为阳性。在第2、3腰椎和第3、4椎间盘突出为阳性，而第4、5腰椎和第5腰椎、第1骶椎此试验为阴性（图3-61）。

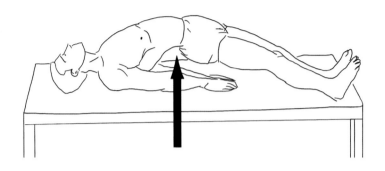

图 3-60 仰卧挺腹试验

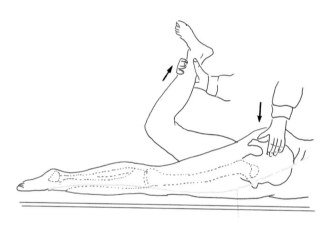

图 3-61 股神经牵拉试验

## 五、骨盆部特殊检查

### （一）骨盆挤压与分离试验

患者仰卧位，医生用两手分别压在骨盆的两侧髂前上棘，向内相对挤压为挤压试验（图 3-62）；两手分别压在骨盆的两侧髂嵴内侧，向外下方做分离按压称为分离

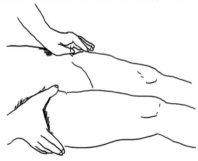

图 3-62 骨盆挤压试验

试验（图 3-63）。若引起损伤部位疼痛加剧则为阳性，常见于骨盆环的骨折。

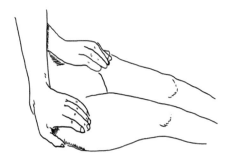

图 3-63 骨盆分离试验

（二）床边试验

床边试验又称盖氏兰（Gaensien）征。患者仰卧位，患者靠床边，臀部稍突出床沿，大腿下垂。健侧下肢屈膝屈髋，贴近腹壁，患者双手抱膝以固定腰椎。医生一手扶住髂骨棘以固定骨盆，另一手用力下压于床边的大腿，使髋关节尽量后伸（图 3-64）。若骶髂关节发生疼痛则为阳性，说明骶髂关节病变。

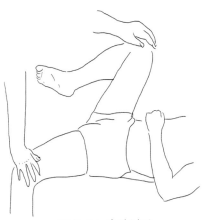

图 3-64 床边试验

（三）单髋后伸试验

患者俯卧，两下肢并拢伸直，医者一手按住骶骨中央部，另一手肘部托住患侧大腿下部，用力向上抬起患肢，使之过度后伸，如骶髂关节疼痛为阳性（图 3-65）。此试验用于检查骶髂关节有否病变。

（四）髋外展外旋试验

髋外展外旋试验又称"4"字试验。患者仰卧位，被检查一侧下肢膝关节屈曲，髋关节屈曲、外展、外旋，将足架在另一侧膝关节上，使双下肢呈"4"字形。检查者一手放在屈曲的膝关节内侧，另一手放在对侧髂前上棘前面，然后两手向下按压，如被检查侧骶髂关节处出现疼痛即为阳性，说明骶髂关节有病变（图3-66）。

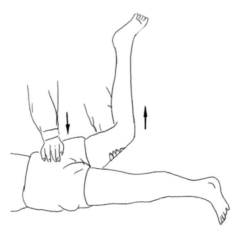

图3-65 单髋后伸试验

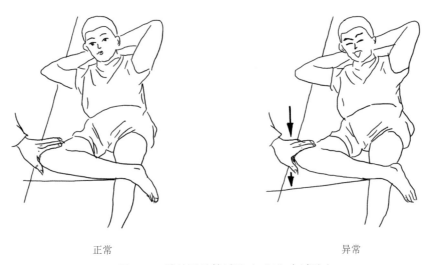

正常　　　　　　　　　　　　　　　　异常

图3-66 髋外展外旋试验（"4"字试验）

（五）并腿屈髋试验

患者仰卧，医生握踝部，使双下肢并拢，并被动作直腿屈髋动作，若小于60°者为阳性。此试验用于检查臀肌挛缩症。

## 六、髋部特殊检查

### （一）髋关节屈曲挛缩试验

髋关节屈曲挛缩试验又称托马斯(Thomas)征。患者仰卧，将健侧髋膝关节尽量屈曲，大腿贴近腹壁，使腰部接触床面，以消除腰前凸增加的代偿作用。再让其伸直患侧下肢，若患肢随之跷起而不能伸直平放于床面，即为阳性，说明该髋关节有屈曲挛缩畸形，并记录其屈曲畸形角度（图3-67）。

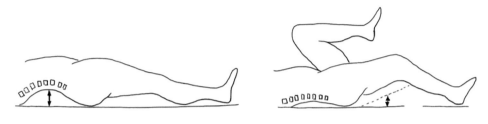

图 3-67 髋关节屈曲挛缩试验

### （二）髋关节过伸试验

髋关节过伸试验又称腰大肌挛缩试验。患者俯卧位，患侧膝关节屈曲90°，医生一手握其踝部将下肢提起，使髋关节过伸（图3-68）。若骨盆亦随之抬起，即为阳性，说明髋关节不能过伸。腰大肌脓肿及早期髋关节结核可有此体征。

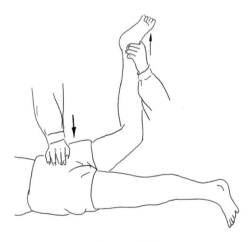

图 3-68 髋关节过伸试验

### （三）下肢短缩试验

下肢短缩试验又称艾利斯（Allis）征。患者仰卧，双侧髋、膝关节屈曲，足跟平放于床面上，正常两侧膝顶点等高，若一侧较另一侧低即为阳性，表明股骨或胫腓骨短缩或髋关节脱位（图3-69）。

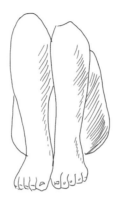

图 3-69 下肢短缩试验

## 第八节  脊柱常见疾病影像学诊断

脊柱退变性病变是椎体、椎间盘及韧带退变的统称。需注意的是，椎间盘和颈椎钩椎关节是软骨关节；关节突关节和肋椎关节是滑膜关节，具有关节囊；另外，脊柱还有附属韧带和纤维关节。它们的退变影像学表现是不同的。影像学检查技术应根据实际需要有目的地选择。X线片能很好地反映骨的变化，包括增生、滑脱、侧弯等，有利于对脊柱的整体观察，但不能直接显示椎间盘、关节囊、软骨和韧带的改变；CT由于是断层成像，密度分辨率高，可以很好地显示骨、椎间盘、韧带和椎小关节改变；MRI多序列、多平面成像能显示椎间盘、韧带和脊髓等改变，能清晰显示退变对脊髓、神经根的压迫。三种方法结合可全面反映脊柱退变性病变的病理改变。

同时，脊柱常见疾病的影像学检查也可以作为中医"望闻问切"四诊合参的有益补充，在传统正骨推拿"手摸心会"的基础上，应尽可能借助X线、CT和MRI等影像学检查排除正骨手法禁忌症、指导正骨手法操作，杜绝手法意外风险。

（一）寰枢关节脱位

寰枢关节是高位脊髓及生命中枢所在处，严重的寰枢关节半脱位可导致高位截瘫、呼吸肌麻痹甚至危及生命。

寰枢关节包括正中的寰齿关节及两侧的关节突关节。外伤、齿状突先天畸形、感染、结核或肿瘤等都可以造成寰枢关节不稳或脱位，导致寰枢关节上下、左右、前后及旋转移位。临床上主要表现为特发性斜颈、头颈僵直、旋转受限与疼痛等。非暴力导致的疼痛、颈肌保护性痉挛使寰枢椎旋转性固定，因为不存在寰枢椎骨性和软组织解剖结构异常，可保守治疗。因外力使骨组织、韧带、关节囊损伤或松弛导致的寰枢关节半脱位，部分患者经正确及时的保守治疗也可以恢复正常解剖结构。但如果脱位导致的临床症状与体征持续存在，关节囊、韧带、肌肉、关节软骨产生变性、挛缩和骨性病理改变者，关节错位不能复位，则需要手术治疗。

然而，临床上常出现由于病理因素造成寰枢骨性结构对合超出正常范围，但尚未达到脱位，而且少伴有神经症状体征，特别是损伤后导致的寰枢关节脱位与半脱位是临床医师重视和着力解决的难题。影像诊断时通过 X 线颈椎张口正位片观察寰齿侧块间隙（图 3-70）及枢椎棘突偏歪情况（图 3-71），当寰齿前间隙差值大于 3mm 时对寰枢关节半脱位的诊断有重要意义，但非诊断本病的唯一依据。

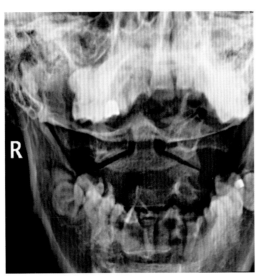 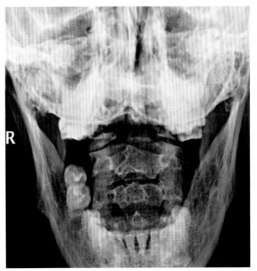

图 3-70 寰枢关节半脱位、寰齿侧间隙左右不对称　图 3-71 枢椎棘突顶点与齿状突轴线不共线者

（二）齿状突骨折

枢椎齿状突骨折在临床上并非少见，在成人颈椎骨折脱位中约占 10% ～ 15%，枕部和颈后疼痛是最常见的临床症状，并常有枕大神经分布区域的放射痛。颈部僵硬呈强迫体位，典型的体征是患者用手扶持头部以缓解疼痛。约有 15% ～ 33% 的患者伴有神经系统的症状，其中以轻度截瘫和神经痛最为常见。症状的轻重视骨折移位压

迫脊髓的程度和部位而定，严重者可发生呼吸骤停，多见于老年人。齿状突陈旧性骨折的临床表现较为隐匿，临床上容易误诊与漏诊。

X线检查是诊断齿状突骨折的主要依据和手段（图3-72）。当诊断不明确时，可加摄颈椎椎体三维重建检查，MRI检查可提供脊髓损伤的情况，亦可排除有无合并颈枕部其他部位的畸形和骨折。

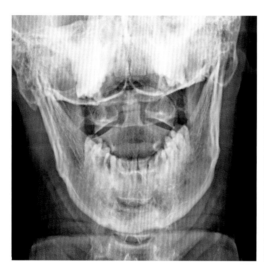

图3-72 齿状突骨折　　　　　　　图3-73 齿状突发育畸形

（三）齿状突发育畸形

颈椎齿状突畸形是由于胚胎时期齿状突骨化异常、发育障碍所致的一种先天性疾病，其中包括齿状突骨化不全、齿状突缺如及齿状突和枢椎分离，是颅颈区较常见的畸形（图3-73）。

患者由于齿状突的正常解剖功能降低或丧失，使寰椎处于潜在的失稳状态，工作和生活中长时间低头姿势，头部屈伸和旋转，使颈髓处于长时间的挤压状态，成为慢性进行性颈脊髓病的重要致病原因。在头颈部轻微外伤的情况下可发生寰枢椎脱位，脱位后出现高颈段脊髓损伤的一系列临床症状。急性脱位严重者可引起四肢瘫痪，甚至死亡。

颈椎正侧位X线片可以诊断，常表现为齿状突缺如、游离，未发育型齿状突在颈椎张口位片上表现为上关节突间的轻微凹陷，齿状突骨化不全表现为短小的骨性残迹。而游离的齿状突表现为枢椎椎体间的间隙，注意与齿状突基底部骨折相鉴别。

CT断层扫描和CT三维重建可提供较X线检查更准确的骨性结构，对判断齿状突畸形、寰枢不稳定、寰椎前后弓的完整性都具有很大的价值，可以更进一步的判断髓腔大小情况，评价脊髓受压程度。颈椎MRI是目前观察脊髓及其周围软组织较好的影像学检查，有利于进一步明确流离齿状突与寰椎关系。

### （四）融合椎畸形

颈椎发育畸形可为两个颈椎或几个颈椎融合，也可为椎体、椎板、椎弓和棘突的局部融合。研究认为先天性颈椎融合与遗传变异有关。颈椎融合畸形通常有三大临床特点，即颈部短粗、后发际低平、颈部活动受限。

颈椎正侧位 X 线片均可发现颈椎先天发育性融合畸形的部位与形态，其中以双椎体融合者为多见，而三节以上者甚少（图 3-74）。临床上根据病情需要，还可加摄左、右斜位片以全面观察椎体的畸形范围及椎体间的稳定性。

### （五）移行椎

移行椎系脊柱先天性发育变异，各段脊柱交界处互有移行现象，出现部分或全部具有邻近脊椎骨的形态结构，整个脊椎骨的总数不变，而各段脊椎骨的数目互有增减，也称之为"过渡脊椎"，多发生于腰骶段（图 3-75）。

移行椎一般不引起症状，但可影响脊柱的稳定进而逐渐产生症状。移行椎较正常椎体更易出现椎体失稳，由于负重及运动不平衡而引起腰痛；另外，由于发育不完全，对外力抵抗力低，经常小的损伤即可使其劳损而发生损伤性关节炎。

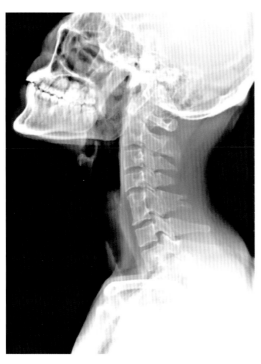 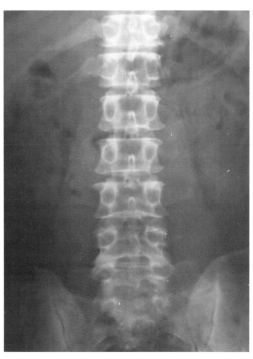

图 3-74 融合椎畸形　　　　　　　图 3-75 腰椎骶化不全

（六）椎间盘变性

椎间盘由中心的髓核和其周围的纤维环构成，10岁前含水量较高。随着年龄增长，纤维环首先出现退变，失去原有的层次和弹性，并出现裂隙或薄弱点；髓核退变出现较晚，一般在30岁以后，髓核糖蛋白含量减少，胶原含量增加致亲水性下降，出现皱缩；至50岁以后，髓核逐渐被纤维软骨取代，纤维环与髓核分界不能区分。加之椎间盘容积变小，内部压力增高，其弹性及缓解压力的能力大大削弱。椎间盘特别是腰椎间盘的退行性改变为进行性的，可贯穿终生。

1. X线及CT表现

早期可无任何阳性表现。随着病变进展，可出现脊柱侧弯或旋转，表现为棘突、上下关节突、椎弓根不在同一上下轴线上，椎间隙左右不等宽。脊柱生理曲度变直或反屈，椎间隙均匀或不均匀变窄，椎体边缘骨质增生，可伴连接上下椎体的骨桥（图3-76 a、b）；许莫氏结节为髓核通过终板在压力作用下进入椎体引起，表现为椎体上下缘类圆形透光影，边缘可伴有硬化"真空征"，即在椎间隙内出现气体透亮影（图3-76 c）；椎间盘钙化，为椎间隙内点状或条形高密度影（图3-76 d）。

2. MRI表现

可敏感显示椎间盘退变时的信号变化，髓核信号降低，以T2WI明显，与低信号的纤维环之间界限消失（图3-76 e）。椎间盘变薄，纤维环内有时可见到横行或辐射状高信号影，为退变的椎间盘裂隙中的液体；"真空征"在T1和T2加权像上表现为椎间隙中呈条形或片状低信号影；软骨终板通常变薄、边缘毛糙不连续，终板邻近椎体内的骨髓信号根据其病理机制而发生不同改变。椎间盘退变不一定伴有椎间盘突出，但椎间盘突出大多伴有退变。

（七）椎间盘膨出、突出和脱出

由于椎间盘变性，髓核体积缩小，纤维环失去弹性，变得扁而松弛，加之椎间隙变窄，在压力作用下，纤维环便向周边膨出，超出椎体的边缘；随着椎间盘退变程度加重，内纤维环部分断裂，髓核自破裂处向外局部突出于椎间盘轮廓之外，由于外环完整，突出的髓核与椎间盘内髓核相连；当外环破裂时，髓核可以游离于椎间盘的边缘，形成脱出，但影像学有时难以鉴别纤维环断裂程度到底是突出还是脱出。这种病变多见于腰椎，颈椎次之，胸椎最少见。颈椎间盘突出大部在中线区；胸椎多发生在下胸段中线部位；腰椎因为前纵韧带和后纵韧带较发达，椎间盘突出一般在中线旁或侧方，容易压迫神经根，引起症状。

1. X线表现

不能直接发现椎间盘影像，只能通过一些间接征象判断可能存在的椎间盘病变，

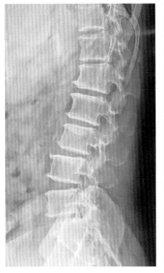
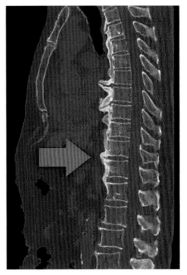

a. 腰椎退行性变

b. 骨桥形成

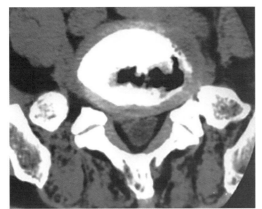
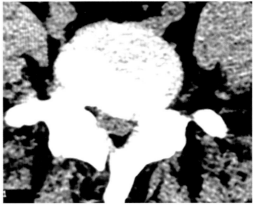

c. 真空征

d. 椎间盘突出伴钙化

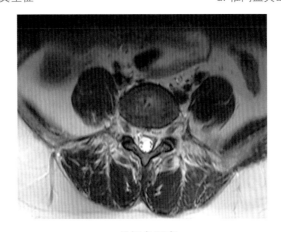

e. 椎间盘退变

图 3-76 椎间盘变性

但平片检查必不可少，主要用于排除骨病变和骨质退变。间接征象主要包括：脊柱生理弯曲消失或反曲、侧弯；椎间隙变窄、出现真空征；椎体边缘骨质增生；退变性滑脱至椎体不稳；许莫氏结节等。

2. CT 表现（图 3-77）

（1）椎间盘膨出：表现为椎间盘边缘均匀一致地超出相邻椎体的边缘，超出的部分和未超出的部分 CT 值一致，有时也可以不均匀超出，表现为外缘不对称或与相邻椎体后缘形态一致。

（2）椎间盘突出或脱出：好发于下腰椎，分为椎管内型和椎管外型，其影像学表现可分为直接和间接征象。

直接征象：椎管内型突出主要表现为椎体正后方、侧后方与椎弓根之间、椎间孔内舌样或小丘状突起影，边缘多光整，与椎间盘相连。脱出则表现为椎管内分叶状、泪滴状软组织影；可以在相应椎间盘平面以上、以下或两侧，横断面易漏诊或误诊。突出或脱出时间较短的，其密度可与椎间盘密度一致或略高；超过半年者则往往密度增高，有时周边可有钙化。椎管外型表现为椎体外侧、前侧或椎体内局限性软组织影，症状较轻。

间接征象：椎间盘突出时神经根受压，硬脊膜外脂肪及硬脊膜囊受压、移位变形或消失。脱出则根据脱出物的大小、形态，而导致硬膜囊或硬膜外脂肪出现相应的形态改变，有时需要做 CT 以确定病变是脱出碎片还是占位性病变。由于椎间盘变性，髓核体积缩小，纤维环失去弹性，变得扁而松弛，加之椎间隙变窄，在压力作用下，纤维环便向周边膨出，超出椎体的边缘；随着椎间盘退变程度加重，内纤维环部分断

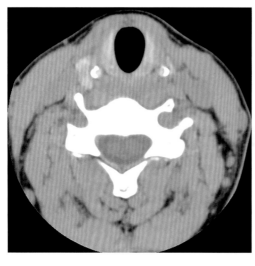

椎间盘膨出

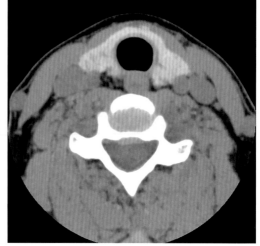

椎间盘突出

图 3-77 椎间盘膨出、突出 CT 表现

裂，髓核自破裂处向外局部突出于椎间盘轮廓之外，由于外环完整，突出的髓核与椎间盘内髓核相连；当外环破裂时，髓核可以游离于椎间盘的边缘，形成脱出，但影像学有时难以鉴别纤维环断裂程度以及是突出还是脱出。

3. MRI 表现（图 3-78）

（1）椎间盘膨出：椎间盘膨出往往同时伴有椎间盘变性，所以，椎间盘膨出时 MRI 能清晰显示椎间盘变性的信号特点，纤维环因失去弹性而松弛，其外轮突出于软骨终板的边缘，轴位像显示椎间盘边缘光整，均匀地超出椎体边缘，并无局限性隆突，也不伴对神经根及硬膜囊的压迫；同时，髓核膨大变形，但仍在纤维环轮廓之内，矢状位显示椎间盘后方纤维环及韧带形成的条形低信号向后呈弧形隆突，但完整。

（2）椎间盘突出：髓核突出多发生在后外侧，但也可发生在后方正中、侧方的神经孔内和椎间孔外，呈局限性突出；其突出部分仍与髓核母体相连，可呈扁平形、卵圆形或不规则形，突出物压迫外层纤维环、后纵韧带和硬脊膜；T1 加权像上突出的髓核呈中等信号，在 T2 加权像上呈高信号或低信号，其周围有黑线样边缘，提示外纤维环和后纵韧带无撕裂；T2 加权像由于脑脊液形成高信号，轴位像和矢状位能更准确地显示硬脊膜和神经根鞘的受压及椎间孔内硬脊膜外静脉丛和脂肪的移位。

（3）椎间盘脱出：当髓核穿破外纤维环和后纵韧带时，便形成椎间盘脱出。脱出的髓核可与髓核母体有一"狭颈"相连或呈圆形、卵圆形的完全分离，分离后游离碎片可在椎间隙水平，也可向尾侧或头侧移行，此征在矢状位上观察最佳。矢状位能清晰显示脱出的髓核，可对脊髓、马尾神经、神经根形成压迫以及纤维环、后纵韧带的撕裂；轴位像可观察椎间孔内脂肪及背侧神经节的受压情况。在 T2 加权像上和质子加权像上，游离髓核碎片通常呈偏低信号；部分表现为高信号的硬脊膜外缺损，周围包绕弧形低信号影。

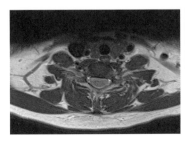
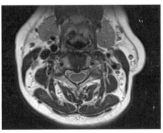
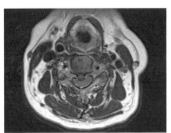

椎间盘膨出　　　　　　　　椎间盘突出　　　　　　　　椎间盘脱出

图 3-78　椎间盘膨出、突出、脱出 MRI 表现

（八）韧带肥厚、钙化和骨化

椎体小关节和椎间盘退行性变常导致椎管内韧带，尤其是黄韧带和后纵韧带受力增加，进而发生韧带退行性变。早期韧带纤维增生硬化、肥厚，后期可发生钙化、骨化，导致椎管狭窄，压迫硬膜囊和神经根，引起相应临床症状。

1.黄韧带肥厚、钙化和骨化

（1）X线表现

该病可发生于一侧或双侧黄韧带，X线片诊断价值有限。正常黄韧带厚度在2～4mm，颈、胸椎较薄，腰椎较厚（图3-79）。

（2）CT表现

CT上发现黄韧带厚度大于5mm时，即可确诊，部分病例可增厚至10mm以上。肥厚多较匀称，表现为椎板内侧梭形密度增高影，突入椎管内，硬膜囊受压前移（图3-80）。后期可发生钙化与骨化，一般由韧带前方向后方发展。

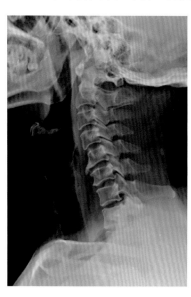

图3-79 黄韧带肥厚、钙化X线表现

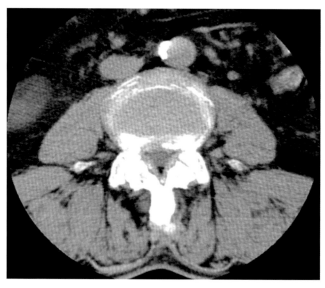

图3-80 黄韧带肥厚、钙化CT表现

（3）MRI表现

MRI在T1加权像上呈低信号，与脑脊液不易区分，但可显示肥厚的韧带对脊髓的压迫；T2加权像上韧带呈低信号，与高信号的脑脊液形成显著对比，可清楚显示肥厚的韧带向椎管内突入的程度和范围（图3-81）。MRI在区分韧带肥厚和钙化方面不如CT。

2.后纵韧带肥厚、钙化和骨化

后纵韧带肥厚、钙化和骨化可发生在一个节段，也可出现在连续或不连续的多个节段。第 3 ~ 5 颈椎、第 4 ~ 7 胸椎常见，严重时全颈椎至上胸椎呈整条带状增厚、骨化，增厚的韧带可超过椎管整个容积的 60%。颈椎后纵韧带肥厚、骨化的临床症状与颈椎管狭窄症、颈椎病非常相似，既可有脊髓压迫症状，也可有神经根受压症状。表现为四肢肌力明显减退、行走困难，甚至瘫痪，多有明显的锥体束征，但影像学表现与临床症状非绝对平行。

（1）X 线表现

X 线检查不能发现韧带肥厚。钙化、骨化在侧位片显示椎体后缘、椎管前壁条状和斑块状高密度影（图 3-82）。

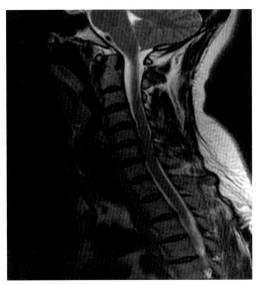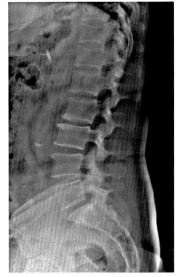

图 3-81 黄韧带肥厚、钙化 MRI 表现　　　图 3-82 后纵韧带肥厚、钙化 X 线表现

（2）CT 表现

CT 检查是诊断后纵韧带肥厚、骨化的重要方法，横断面上可清晰显示韧带病变及其与脊髓的关系。表现为椎管前壁正中或偏一侧的带状、类圆形突出或钙化影，骨块和椎体后缘间可有间隙或相连（图 3-83）。矢状位或三维重建能清晰显示病变范围、厚度及形状，有助于多角度观察病变，从而指导手术。

（3）MRI 表现

后纵韧带骨化的 MR 信号强度与其病理改变有关，由于慢性劳损、创伤、炎症等，后纵韧带逐渐发生肿胀、硬化、钙化和骨化，致其 MRI 信号不均匀。MRI 显示病变对硬膜囊、神经根的压迫以及脊髓水肿、变性、坏死和囊变等最佳（图 3-84）。

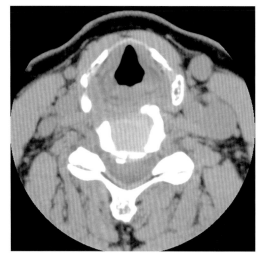

图 3-83 后纵韧带肥厚、钙化 CT 表现

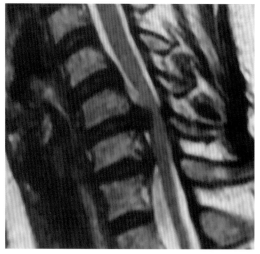

图 3-84 后纵韧带骨化 MRI 表现

（九）脊柱裂

脊柱裂是一种相对常见的先天畸形，是在胚胎发育过程中，椎管闭合不全而引起，可从较小的畸形如棘突缺如或和椎板闭合不全，发展到严重的畸形。造成脊柱裂畸形的病因尚不明确。一般隐性脊柱裂较显性脊柱裂多见，80% 以上病例临床可无任何主诉，也无阳性体征，多在体检时偶然发现，隐形脊柱裂（图 3-85）只有椎管的缺损而无椎管内容物的膨出，无需特殊治疗。某些类型（如浮棘）因腰骶部结构发育不良，容易出现腰肌劳损等慢性腰痛症状，压迫局部可有痛感或下肢神经放射症状，尤以腰椎过度前屈或后伸时最为突出。确诊需依据正位 X 线片或 CT 检查。

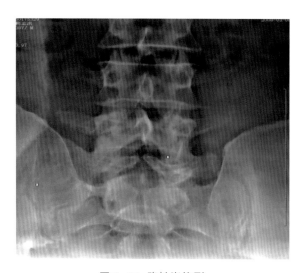

图 3-85 隐性脊柱裂

（十）脊椎峡部不连

脊椎上下关节突之间较为狭小的部分称为椎弓根峡部，一侧或两侧峡部出现裂隙，称为脊椎峡部不连。正常站立时，第 5 腰椎与骶椎之间向前成角，有向前移的倾向，但受到椎间关节的阻挡，以及完整的椎弓、椎间盘、周围韧带的制约而保持原位。当峡部不连时，椎弓根断裂时，椎体向前滑脱。

单纯脊椎峡部不连早期常无症状，一般在 20 ~ 30 岁后逐渐出现腰痛，多为间歇性钝痛，久站、行走过多、活动过度、弯腰负重时加重，卧床休息时好转。继发椎体滑脱者，会引起椎管内的脊髓受压，从而引起脊髓传导性减弱，会出现腰部的疼痛及臀部和腿部放射性疼痛的症状。

1. X 线表现

在腰椎斜位片上，椎后附件的影像如"狗"形，峡部断裂发生在"狗"颈部，断裂后骨折线呈线性或带状透亮影，宛如"狗戴项圈"。在前后位像上，将 X 线管球向头侧转 30°，有时可见椎弓根下方出现透亮线（图 3-86）。

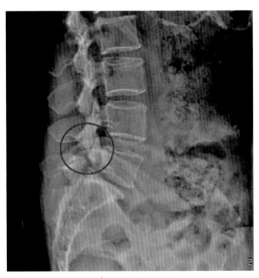
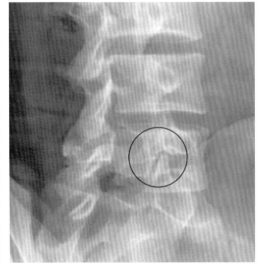

侧位　　　　　　　　　　　　　　斜位

图 3-86　椎弓根断裂 X 线表现

2. CT 表现

腰椎 CT 不但可显示峡部不连的程度，还可显示相应椎间盘膨出与硬膜囊受压情况（图 3-87）。峡部不连在 CT 上呈裂隙状骨缺损，伴锥体滑脱时，椎管前后径增加，膨出的椎间盘后缘可看到下一椎体终板的后缘，似双椎管，而非椎间盘的纤维环的钙化。侧隐窝常见受累狭窄。单侧峡部裂可见裂的对侧椎弓根代偿性增粗，棘突向健侧偏移。不全性峡部裂愈合期 CT 可见关节突间骨痂形成。

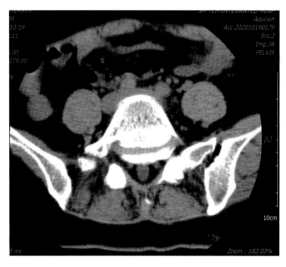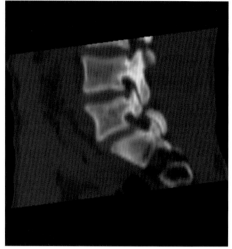

椎弓根断裂　　　　　　　　　　　　关节间骨痂形成

图 3-87　椎弓根断裂 CT 表现

3. MRI 表现

腰椎 MRI 矢状面成像可显示上、下椎体滑脱的程度及硬脊膜囊和脊髓受压的情况（图 3-88）。中线旁矢状面像上可显示神经根在椎间孔内受压的程度。横断面成像可显示椎小关节排列失常和峡部的异常，但单纯观察骨缺损不如 CT 显示清晰，约 1/3MRI 可漏诊。

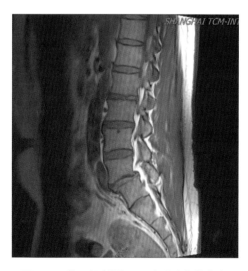

图 3-88　椎弓根断裂 MRI 表现（矢状位）

（十一）退变性脊椎滑脱

脊柱退变性滑脱是椎间关节、椎间盘及其周围保护组织韧带等的退行性变所导致单个或多个椎体连同椎弓的松动或移位。患者以老年女性多见，往往伴有神经根及马尾压迫症状。背部可触及因棘突前移而造成的"阶梯感"，直腿抬高试验阳性。

脊椎以颈椎和腰椎活动度最大，以腰椎承受的力最多，正常情况下脊椎靠椎体、椎间盘及后部附件结构，以及椎体周围软组织（肌肉、韧带）来承受这些合力并维持其稳定性，其中任何一种因素的异常，都可能会导致脊椎的失稳，但脊椎后部结构的异常，尤其是关节突关节的异常是引发退变性脊椎滑脱的主要因素。滑脱可分为前滑脱（占82.8%）和后滑脱（占17.2%），侧方脱位少见。退变性滑脱时椎骨移位均较轻，一般不超过10mm，但可造成明显的椎管、椎间孔及侧隐窝的狭窄，引起神经压迫症状，退变性骨赘对滑脱有一定抑制作用。

1. X线表现

一般拍摄正、侧位及左、右双斜位片，必要时加摄过伸过屈侧位片，以显示脊椎滑脱的程度（图3-89）。

前滑脱多发生在第4腰椎水平，第5腰椎、第3腰椎次之，其他水平少见；后滑脱多发生于第4腰椎及其以上水平，以第3腰椎、第4腰椎水平最多见。

椎间小关节以斜位片显示清晰，尤其对椎弓峡部的骨结构观察效果最佳，有利于排除因峡部裂所造成的真性滑脱。侧位片用于观察滑脱的程度，前滑脱一般不超过10mm，后滑脱者一般为5~8mm。动力片可观察到常规侧位片上无异常改变的轻微椎体滑脱。

2. CT表现

单纯观察椎体滑脱或判断真、假性滑脱，一般X线平片便可解决，但对椎间关节的骨性关节炎及其他伴随改变的情况则还是CT扫描显示得全面而清晰（图3-90）。滑脱水平多伴有椎间盘膨出（突出少见）、黄韧带肥厚或钙化、椎体骨质增生、边缘骨刺形成、侧隐窝及椎管狭窄等一系列退行性变征象。当扫描线同时切割到相邻两个椎体终板的后缘时便可出现双终板征。当扫描线恰切其滑移层面的纤维环时，便可在椎体的后/前缘呈现宛如"伸舌"样软组织密度影，即谓假性间盘突出征。关节突增生、肥大、变形，骨赘形成；椎小关间隙增宽（后滑脱）变窄（前滑脱）或两侧宽窄不等（椎体旋转或侧移位）；关节面硬化，软骨下骨糜烂，可呈穿凿样或锯齿状改变；关节间隙内"真空征"；关节囊或滑膜增厚钙化，可在关节间隙内或其两端出现点条状或指压迹样高密度影。

3. MRI表现

矢状位显示滑脱椎体多前移，相邻两个椎体后缘连线失去连贯性（图3-91）。约40%滑脱椎体的终板软骨下骨质可出现受损表现，多呈短T1等或长T2信号。关节突关节退变使关节面覆盖软骨变薄或缺损，关节囊松弛，偶见关节间隙内积液。骨

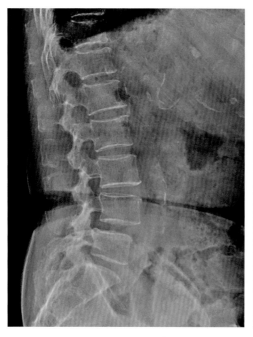

图 3-89 腰椎滑脱 X 线表现

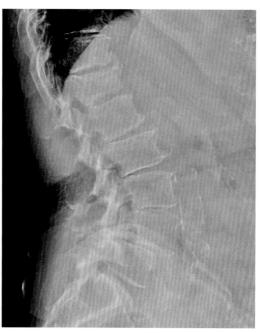

图 3-90 腰椎滑脱 CT 表现

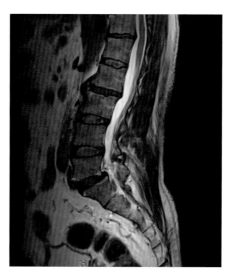

图 3-91 腰椎滑脱 MRI 表现

性关节间隙不对称或关节半脱位，关节面边缘骨赘形成多较明显。

虽然 MRI 对骨质增生和钙化的显示不及 CT，但对椎间盘、脊膜脊髓、关节突关节、椎管和椎间孔等的改变均可得到清楚显示，同时还可在矢状位上更精确地测量滑脱的程度。

（十二）强直性脊柱炎

强直性脊柱炎是以四肢大关节、椎间盘纤维环及其附近结缔组织纤维化和骨化，以及关节强直为病变特点的慢性炎性疾病。强直性脊柱炎是以脊柱为主要病变部位的慢性病，累及骶髂关节，引起脊柱强直和纤维化，造成不同程度眼、肺、肌肉、骨骼病变，属自身免疫性疾病。

1. X 线表现

X 线检查对强直性脊柱炎的诊断具有极为重要的意义，98% ~ 100% 病例早期即有骶髂关节的 X 线改变，是本病诊断的重要依据。早期 X 线表现为骶髂关节炎，病变一般在骶髂关节的中下部开始，为两侧性，疾病初始多侵犯髂骨侧，进而侵犯骶骨侧，可见斑点状或块状，髂骨侧明显，继而可侵犯整个关节，边缘呈锯齿状，软骨下有骨硬化、骨质增生、关节间隙变窄，最后关节间隙消失，发生骨性强直（图3-92）。

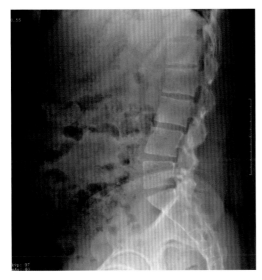 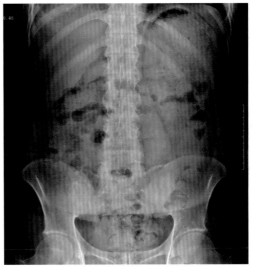

侧位　　　　　　　　　　　　　　　正位

图 3-92 强直性脊柱炎 X 线表现

脊柱病变的 X 线表现，早期为普遍性骨质疏松，椎小关节及椎体骨小梁稀疏，椎体呈"方形椎"，腰椎的生理弧度消失而变直，可引起一个或多个椎体压缩性骨折。病变发展至胸椎和颈椎椎间小关节，椎间盘间隙发生钙化，纤维环和前纵韧带钙化、骨化、韧带骨赘形成，使相邻椎体连合，形成椎体间骨桥，呈最有特征的"竹节样脊柱"。

2. CT 表现

对于临床怀疑而 X 线不能确诊者，可以行 CT 检查，它能清晰显示骶髂关节间隙，对于测定关节间隙有无增宽、狭窄、强直或部分强直有独到之处（图3-93）。

3. MRI表现

MRI检查在强直性脊柱炎早期诊断中有其独特的价值（图3-94）。除了能显示骶髂关节骨侵蚀和骨硬化，还可发现早期病理改变，如骨髓水肿、关节积液及囊性改变，而且通过显示关节水肿和对比剂动态强化，诊断X线、CT不能发现的0级骶髂关节炎，这种表现最多见的是骨髓水肿。MR检查对强直性脊柱炎髋关节早期病变，也有着类似结果，只是关节积液多于骨髓水肿。对骨突关节滑膜、骨突棘突骨髓及周围韧带炎症显示敏感。

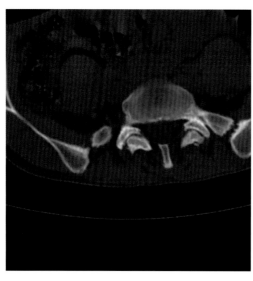

图3-93 强直性脊柱炎CT表现

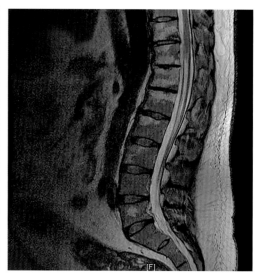

图3-94 强直性脊柱炎MRI表现

（十三）脊柱侧弯

脊柱侧弯是一种脊柱在冠状位、矢状位和轴位上的序列异常。正常人的脊柱从后面看应该是一条直线，并且躯干两侧对称。如果从正面看有双肩不等高或后面看到有后背左右不平，就应怀疑脊柱侧弯。轻度的脊柱侧弯通常没有明显的不适，外观上也看不到明显的躯体畸形。较重的脊柱侧凸会影响婴幼儿及青少年的生长发育，使身体变形，严重者可以影响心肺功能、甚至累及脊髓，造成瘫痪。轻度的脊柱侧凸可以观察，严重者需要手术治疗，关键在于早发现、早治疗。

脊柱侧弯的影像学检查，全脊柱X线片最为重要。常规的X线片应包括站立位的脊柱全长正侧位摄片，上端包括下颈椎，下端包括双侧腰骶关节和髂骨翼（图3-95）。一般借助X线片就可以明确脊柱侧弯的原因、分类以及程度、部位、旋转、骨龄、代偿度等；CT检查可以很好的显示骨性畸形，尤其是脊柱三维重建CT可以很好显示先天椎体畸形，进一步指导手术治疗。MRI 是一种无创性检查，它的软组织分辨率高，可以很好的显示脊髓病变。

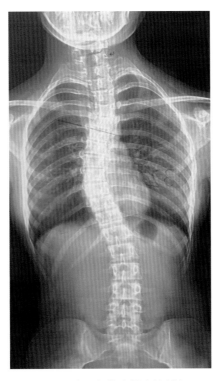

图 3-95 青少年特发性脊柱侧弯

# 第四章 | 三部正骨法的诊断方法

　　三部正骨法的诊疗体系非常重视诊断的重要性，并确立"以诊为先"的学术思想，认为正确治疗疾病和推测预后，必须对疾病的本质有足够的认识，正确的诊断是治疗、预后和预防疾病的前提。道医源于精、气、神之理，五行生克之义，重视人与自然界的整体辩证法。辨证必求本因、内因、外因，施治也同样是本因、内因、外因整体性地调治；道医诊病有 7 个步骤，俗称道医七诊，即手诊、脚诊、面诊、舌诊、闻诊、询诊和触诊，其独特的诊疗方法是经过历代道医临床积累，逐步形成和发展起来的。道医七诊从各个角度诊察疾病、搜集病情资料，各有独特的作用和局限性，不能互相取代，也不可片面强调某一诊法的重要性而忽视其他诊法。三部正骨法运用道医七诊以诊察病情、判断疾病、辨识证候。通过七诊合参，对所搜集的病情资料相互印证、分析鉴别，则是识别假象、去伪存真的重要措施。

　　三部正骨法诊疗体系中认为人是一个有机的整体，而且人与外在环境息息相关，其沟通的媒介就是无处不在的气。"天人合一"的观念在三部正骨法中表现为整体审察：从患者走入诊室，医者就通过患者的"言谈举止"感受其全身的气机进行诊疗，如望诊，古语有云"望而知之谓之神"，患者坐到医生面前时，医生不只是可以获得视觉上的信息，还能够感受患者的四肢和整体的身体状态；如询诊，不光是开口询问，其中还包含着医生在全神贯注患者时所动用自己全身感知器官的共同参与；如触诊时不光是"手摸"，还包含着类似于太极推手中的"问劲"（即手搭上对方身体时，用手代替嘴"问"出对方用劲的大小和抗劲的方向），感知对方的反应，所以往往不用患者开口就对其病情有了一定的了解，达到"一会即觉"的目的。道医的许多技术以气为本，医生如果不修习功法，则难以体悟、掌握和运用，三部正骨法中有许多提高医者观察力的锻炼方法，会在"功法"章节进行详细论述。

# 第一节 面诊

面诊在中医里称望诊，它是凭医生的视觉来观察患者的体外形态、精神，以及全身各部位的一切可见征象及排出物，以了解健康或疾病状态。望头面脸上各部位以定五行的强弱，可判断正气的盛衰。如正气充实时，精神不疲、目光有神、语音明朗、神思不乱；正气衰弱时，精神萎靡、目光黯淡、语言低怯、神思不定、呼吸气促。五脏是生命形体的根本。人身肺金、肝木、肾水、心火、脾土，各有所对应的属性，五脏外窍于五官，鼻、眼、耳、舌、口五官是五脏的外苗。面部五官气色的显现，都是五行生机变化的结果。通过望形分析五脏六腑的盛衰，了解患者的整体情况；通过望气色的生灭、散聚、深浅、浓淡变化，诊断疾病的生成与转归；即欲知健康和疾病，就要掌握五行变化之机；欲识疾病的吉凶，就要了解五行生克变化的机理。三部正骨法要求医者理论上整体掌握，细微处辨证分析，通过不断的练习养成敏锐的观察力，灵活应用五行理论，才能见微知著、全面掌握望诊的技术。

## 一、望头面

头为精明之府，元神所居之处，肾之华在发，发为血之余；头又为诸阳之会，手足三阳经及督脉等皆上行于头面，足厥阴肝经及任脉等阴经亦上达于头。全身脏腑气血皆上注于头面而荣养之。故望头面的情况，可以诊察全身脏腑精气的盛衰。三部正骨法中望头面主要包括望面部色泽、头形头发及五官三个方面。

### （一）望面

三部正骨法在望面部色泽，先分部位，后观气色。按道医之法首先要明白面部各部位在五行归属上的划分，额主心属火，中心为鼻，称之为明堂，主脾胃。左颊主肝，右颊主肺，下颌主肾（图4-1、图4-2）。

望面色主要是观察患者面部的颜色与光泽。颜色是色调的变化，光泽是明度的变化。

#### 1.望颜色

面部的颜色可以反映血液的盛衰和运行情况。在病理状态下，则可反映疾病的不同性质和不同脏腑的疾病。颜色有青、赤、黄、白、黑5种，故临证望色又称"五色诊"。《灵枢·五色》有"青黑为痛，黄赤为热，白为寒，是谓五官"之说，根据五行学说中五色与五脏相应的理论而提出五色分属于五脏，其对应关系是"青为肝，赤为心，白为

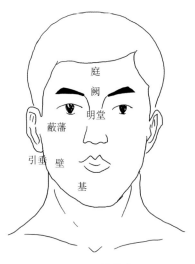
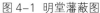

图 4-1 明堂藩蔽图

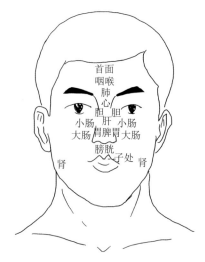

图 4-2 面部脏腑分属图

肺，黄为脾，黑为肾"，"赤欲如白裹朱，不欲如赭；白欲如鹅羽，不欲如盐；青欲如苍璧之泽，不欲如蓝；黄欲如罗裹雄黄，不欲如黄土；黑欲如重漆色，不欲如地苍。五色精微象见矣，其寿不久也。"故面色的变化在一定程度上可反映不同脏腑的疾病。

（1）白色主虚证、寒证、脱证。患者面色发白，多由气虚血少，或阳衰寒盛，气血不能上荣于面部所致。

（2）黄色主脾虚、湿证。患者面色发黄，多由脾气亏虚，机体失养；或湿邪内蕴，脾失健运所致。

（3）赤色主热证、戴阳证。人面见赤（红）色，多因热盛而面部脉络充盈所致；亦可见于阴寒极盛，虚阳上越的重证。

（4）青色主寒证、痛证、气滞血瘀、惊风。患者面见青色，多由寒凝气滞，或痛则不通，或瘀血内阻，或筋脉拘急，使面部脉络血行瘀阻。

（5）黑色主肾虚、寒证、水饮、血瘀。患者面色发黑，多因肾阳虚衰，阴寒内盛，或血失温养，脉络拘急，从而使水色外露。

2.望光泽

面部的光泽是脏腑精气外荣的表现。可反映脏腑精气的盛衰，对判断病情的轻重和预后有重要意义。一般言之，面色荣润光洋者，为脏腑精气未衰之征，见于无病或病轻者；反之，面色晦暗枯槁无泽者，则为脏腑精气已衰，见于病重之人。《望诊遵经·相气十法提纲》中正式提出，曰："大凡望诊，先分部位，后观气色，欲视五色之精微，当知十法之纲领。十法者，浮沉清浊微甚抟散泽夭是也。"

（1）浮沉：浮是指色显露于皮肤之表，一般出现在疾病初起，提示病在表、在腑；沉是指色隐约于皮肤之内，提示病在里、在脏。病色初浮而后沉，为病从表入里，由浅入深；反之，病色由沉而转浮，提示病情好转，或病邪欲解。如果久病、重病反见两颧浮红，是虚阳浮越的表现，提示病情危重。

（2）清浊：清是指面色明亮，病属阳证；浊是指色泽晦暗混浊，病属阴证。病色由清转浊，为阳证转阴证；由浊转清，为病由阴出阳。

（3）微甚：微是指色浅淡，多见于正气虚或病邪轻；甚是指色深浓，多见于邪气盛（实证）或病势重。病色由微转甚，是病因虚致实，或病邪由轻转重；由甚转微，是病由实转虚，或病势由重转轻。

（4）散抟：散是指病色疏离，如去彻散，为病程比较短暂，邪未积聚的表现；抟是指病色壅滞、团聚，为病久不解，病情深重。病色由散变抟，为病情加重；由抟面散，为病情减轻或病邪欲解。

（5）泽夭：泽是指肤色明润有光彩，提示虽病面气血未衰，病有生机；夭是指肤色枯槁，提示精气受损。先泽后夭，多为病趋严重，病情恶化；先夭后泽，多为正气渐复，病有转机。

总之，十法是辨其色之气，而气乃色之变化，故可从总体上辨表里、阴阳、虚实、久近、成败，这就是十法的临床意义。在望诊时，需要十法与五色合参，才谈得上望气色诊。

望诊也应当注意整体观和综合观，五色各有内脏所主，腑也在其中。脏在里而腑在外，脏腑在面部的分布格局也是如此，脏居中而腑挟其两侧。望诊色要脏腑通观，当色从腑区向脏区，由外部向内部发展时，所反映的是疾病由外向内发展，由表及里，由腑向脏深入，辨标本则是外为本而内是标，治疗原则应当是先治其外而后治其内，如果先治内后治外，就属于误治；病色从内走外，由脏区向腑区发展时，说明疾病从里走向外部，由里出表，从脏向腑转化，辨标本则是内为本而外为标，治疗应当先治内后治外才合法度。

面部所出现的观察到的五种气色，都各有它应出现的正常位置。如果出现的部位异常，必然反应内部五脏六腑生理功能的异常。如果相应部位的骨骼偏斜、塌陷，则说明内应的脏腑先天生理功能不足，机能不全，抵抗力弱，必然邪气易于乘袭。掌握各部位应该出现的正常气色，并灵活地运用五行生克之理进行辨色诊断。

## （二）望头

### 1.望头形

望头形多用于儿科诊察头型的大小异常和畸形，多见于正值颅骨发育期的婴幼儿。头颅的大小以头围（头部通过眉间和枕骨粗隆的横向周长）来衡量：一般新生儿约34cm，6个月时约42cm，1周岁时约45cm，2周岁时约48.5cm。明显超出此范围者为头形过大，反之为头形过小。无论过大或过小，均当属于病态。

（1）过大：小儿头颅均匀增大，颅缝开裂，面部较小，伴智力低下者，多属先天不足、肾精亏损、水液停聚于脑所致。

（2）狭小：小儿头颅狭小，头形尖圆，颅缝早合，伴智力低下者，其多因肾精不足，颅骨发育不良所致。

（3）方形：小儿前额左右突出，头顶平坦，颅呈方形者，亦是肾精不足或脾胃虚弱，颅骨发育不良所致，常见于佝偻病、胎传梅毒等。

2. 望囟门

囟门是婴幼儿颅骨结合不紧所形成的骨间隙，有前囟、后囟之分。后囟呈三角形，在出生后 2 ～ 4 个月时间闭合。前囟呈菱形，在出生后 12 ～ 18 个月时闭合，是临床观察小儿生长发育状况的主要部位。

（1）囟门突起（囟填）多属实证。常为温病火邪上攻，或脑髓有病，或颅内水液停聚所致。但小儿哭泣时囟门暂时突起者乃属正常，不作病论。

（2）囟门凹陷（囟陷）多属虚证。多因吐泻伤津，气血不足和先天精气亏虚，脑髓失充所致。但 6 个月以内的婴儿囟门微陷属正常范围。

（3）囟门迟闭（解颅）即后囟出生 4 个月后、前囟 18 个月后骨缝仍未闭合者，即为囟门迟闭。是肾气不足、发育不良的表现。多见于佝偻病患儿，常兼有"五软"（头软、项软、手足软、肌肉软、口软）、"五迟"（立迟、行迟、发迟、齿迟、语迟）等。

（三）望发

望发主要是观察头发的色泽、形态、疏密等变化来诊断疾病。中医学素来就重视望发的临床应用，巢元方《诸病源候论·毛发病诸候》说："足少阴肾之经也，肾主骨髓，其华在发。若血气盛，则肾气强，肾气强则骨髓充满，故发润而黑；若血气虚，则肾气弱，肾气弱，则骨髓枯竭，故发变白也。足少阴之经血，外养于发，血气盛，发则润黑；虚竭者，不能荣发，故令发黄。"说明头发的正常生长或色泽的改变，都与肾之精血有关。故观察头发的改变，可知气血的盛衰。

人的头发在胎儿 4 个月左右开始生长，至 6 个月左右可长成形。其生长期为 2 ～ 6 年，每日生长速度为 0.3 ～ 0.4 毫米。正常人头发浓密，有头发 10 ～ 12 万根，与头皮呈 40° ～ 50° 斜插入内。亚洲人的正常头发多黑而润泽。临床上望发主要观察头发的色泽改变、异常形态和生长障碍等方面。

1. 望头发色泽

（1）黄色：部分健康而皮肤皙白的黄种人，头发可略带棕黄色，但发荣润而有光泽。若头发枯黄,形似柴草,多为肾气不足,精血亏损,或久病失养;发直色黄干枯,系气竭液涸。

(2)灰色头发呈灰黄或灰白色,常见于颞部出现成片灰色发,而后逐日增多,称为灰发病,多因先天不足或后天失养,精血不能上华于发。此外,灰发还可见于早老、老年性白斑、白驳风、油风脱发等病。

(3)红发:少数正常的黄种人,其头发可略带棕黄色。若砷、铅中毒时,头发常呈红色或红褐色。

2.望头发形态

(1)枯萎发:头发枯萎无泽,易于折断分裂,形似乱草蓬蒿,常因禀赋不足、久病失养、阴虚血燥所致发失荣润。

(2)穗状发:小儿发结如穗,枯萎不泽,常伴有面黄肌瘦、脘腹膨胀、大便溏薄或干结,多见于脾胃失调的疳积病。

(3)头发迟生:称为发迟,小儿五迟之一,指头发稀疏萎黄、日久不长,因先天不足、禀赋素弱所致。

(4)束状发:头发紧缩成束,排列形似毛笔,发根头皮处堆有银白或污黄鳞屑,常见于白疕、发蛀脱发及黄癣。

(5)脆裂发:头发干燥变脆,易于断裂,尤其是长发末端,易纵裂成丝,状如羽毛。此见于脆发病和毛发纵裂症,除因天气干燥、洗涤过勤外,常因阴虚血燥而成。

(6)打结发:指头发干枯,发梢变细,分裂成丝,弯曲如钩,发干打结扭曲成环。若发干出现不全横断的小结节,其间为似断非断的细丝,梳理时易折,则称结节性脆发病。此两者常同时发生,多由脾胃不和、后天失养而成。

(7)念珠发、扭曲发:发干粗细不匀,扭曲稀少,状若佛珠,易于折断,称念珠状毛发;头发干燥扭曲,发硬变脆,易于折断,称扭曲发。此两者皆由禀赋不足、精血亏虚所致。

(8)断发:头发易干折断而参差不齐,或出皮即断。除前述各种伴有断发的疾病外,还可见于黄癣、白癣、黑点癣等。

(9)头发直立:指头发直立而干枯,称为发竖。多为正气衰败所致。

(四)望目

目为肝之窍,心之使,五脏六腑之精气皆上注于目,故目与五脏六腑皆有联系,面与心、肝、肾的关系更为密切,可反映脏腑精气的盛衰。因此,望目不仅是望神的重点,而且在诊察全身或局部病证方面也有重要的意义。

古人将目之不同的部位分属五脏,称为"五轮学说"。此说最早源于《灵枢·大

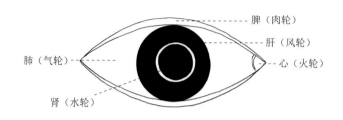

图 4-3 五轮学说

感论》："精之窠为眼，骨之精为瞳子，筋之精为黑眼，血之精为络，其窠气之精为白眼，肌肉之精为约束……"后世医家据此归纳为：瞳仁属肾，称为"水轮"；黑睛属肝，称为"风轮"；两眦血络属心，称为"血轮"；白睛属肺，称为"气轮"；眼睑属脾，称为"肉轮"。并认为观察目的不同部位的形色变化，可以诊察相应脏腑的病变（图4-3）。"五轮学说"对眼科临床和内科疾病的诊断具有指导意义。

望目主要指望目的神、色、形、态。

（1）目神：人之两目有无神气，是望神的重点。凡视物清楚，精彩内含，神光充沛者，是眼有神；若白睛混浊，黑睛晦滞，失却精彩，浮光暴露，是眼无神。

（2）目色：如目眦赤，为心火；白睛赤为肺火；白睛现红络，为阴虚火旺；眼胞皮红肿湿烂为脾火；全目赤肿，迎风流泪，为肝经风热。如目眵淡白是血亏。白睛变黄，是黄疸之征。目眶周围见黑色，为肾虚水泛之水饮病，或寒湿下注的带下病。

（3）目形：目窠凹陷，多因剧烈吐泻、伤津脱液或久病脏腑精气虚衰所致；眼睑浮肿如卧蚕状，伴面部浮肿，多为水肿病；老年人下脸浮肿，多为肾气虚衰。眼球空起而喘，为肺胀；眼突而颈肿，多是瘿瘤。

（4）目态：两目上视、斜视，多见于肝风内动；两目直视，不能转动，目睛正圆，多属脏腑精气衰竭的重证；目睛微定，多为痰热内闭；睡眼露睛，多属脾胃虚弱。

（五）望鼻

鼻为肺之窍，又为脾之所应，胃经之所过。故诊察鼻的异常变化，以了解肺和脾胃的一些变化，两眼当中鼻梁部分道医称为山根。

望鼻主要是审察鼻之颜色、外形及其分泌物等变化。

（1）鼻之色泽：鼻色明润，是胃气未伤或病后胃气来复的表现。鼻头色赤，是肺热之征；色白是气虚血少之征；色黄是里有湿热；色青多为腹中痛；色微黑是有水气内停。鼻尖削，气色枯黑，易为肠、胃之疾。鼻头枯槁，是脾胃虚衰，胃气不能上荣之候。鼻孔干燥，为阴虚内热，或燥邪犯肺；若鼻燥衄血，多因阳亢于上所致。

（2）鼻之形态：鼻头或鼻同色红，生有丘疹者，多为酒糟鼻。因胃火熏肺，血壅肺络所致。鼻孔内赘生小肉，撑塞鼻孔，气息难通，称为鼻痔，多由肺经风热凝滞而成。鼻翼煽动频繁呼吸喘促者，称为"鼻煽"。如久病鼻煽，是肺肾精气虚衰之危证；新病鼻煽，多为肺热。鼻肿胀为湿气盛，多患脾、胃之症。

（3）鼻之分泌物：鼻流清涕，为外感风寒；鼻流浊涕，为外感风热；鼻流浊涕而腥臭，是鼻渊，多因外感风热或胆经蕴热所致。


（六）望口唇

脾开窍于口，其华在唇，与胃互为表里，脾胃为气血生化之源。所以，诊察口与唇，可以了解脾胃的功能和全身气血的病变。望口与唇，主要诊察口唇的色泽、润燥和形态。

（1）察唇：唇部色诊的临床意义与望面色同。唇以红而鲜润为正常。若唇色深红，属实、属热；唇色淡红多虚、多寒；唇色深红而干焦者，为热极伤津；唇色嫩红为阴虚火旺；唇色淡白，多属气血两虚；唇色青紫者常为阳气虚衰，血行郁滞的表现。嘴唇干枯皲裂，是津液已伤，唇失滋润。唇口糜烂，多由脾胃积热，热邪灼伤。唇内溃烂，其色淡红，为虚火上炎。唇边生疮，红肿疼痛，为心脾积热。

（2）望口：望口须注意口之形态；口噤：口闭而难张。如口闭不语，兼四肢抽搐，多为痉病或惊风；如兼半身不遂者，为中风入脏之重证。口撮：上下口唇紧聚之形。常见于小儿脐风或成人破伤风。口僻：口角或左或右㖞斜之状，为中风证。口张：口开而不闭。如口张而气但出不返者，是肺气将绝之候。


（七）望耳

耳为肾之窍，又为宗脉所聚，手足少阳经行耳之前后，手足太阳和阳明经脉也布于耳，耳赖经络与机体各部分密切联系，故许多脏腑病变都可从耳反映出来；但一般通过耳的望诊，主要了解肾精的盛衰和胆的病变。望耳应注意耳的色泽、形态及耳内的情况。

（1）耳郭诸部位候脏腑：耳郭上的一些特定部位与全身各部有一定的联系，其分布大致像一个在子宫内倒置的胎儿，头颅在下，臀足在上。当身体的某部有了病变时，在耳郭的某些相应部位，就可能出现充血、变色、丘疹、水泡、脱屑、糜烂或明显的压痛等病理改变，可供诊断时参考。

（2）耳之色泽：正常耳部色泽微黄而红润。全耳色白多属寒证；色青而黑多主痛证；耳轮焦黑干枯，是肾精亏极，精不上荣所致；耳背有红络，耳根发凉，多是麻疹先兆。耳部色泽总以红润为佳，如见黄、白、青、黑色，都属病象。

（3）耳之形态：正常人耳部肉厚而润泽，是先天肾气充足之象。若耳郭厚大，是形盛；耳郭薄小，乃形亏。耳肿大是邪气实；耳瘦削为正气虚。耳薄而红或黑，属肾精亏损。耳轮焦干多见于下消证。耳轮表面甲错多见于久病血瘀。耳轮萎缩是肾气竭绝之危候。

耳郭部位产生形态改变，有一结节状隆起或见点状凹陷、圆圈形凹陷、条索样隆起及纵横交错的线条等形状，常见于肝胆病、肺痨、症瘕、积聚等疾病。耳郭部位出现高于周围皮肤的点状隆起，或有水泡样丘疹，常见于胃肠疾病。耳轮出现粗糙不平的棘突状结构，常见于项痹、腰痹等疾病。耳垂上有一条自前上至后下的明显皱褶的斜线纹，常见于眩晕、头痛、怔忡、心痹患者。耳垂肉薄呈咖啡色，常见于消渴病及肾病。

（4）耳内病变：耳内流脓，是为脓耳。由肝胆湿热，蕴结日久所致。耳内长出小肉，其形如羊奶头者，称为"耳痔"；或如枣核、胬出耳外、触之疼痛者，是为"耳挺"。皆因肝经郁火，或肾经相火，胃火郁结而成。

（八）望齿与龈

望齿龈应注意其色泽、形态和润燥的变化。

（1）望齿：牙齿不润泽，是津液已伤；牙齿干燥，是胃津受伤；齿燥如石，是胃肠热极，津液大伤；齿燥如枯骨为肾精枯竭，不能上荣于齿的表现；牙齿松动稀疏，齿根外露，多属肾虚或虚火上炎；病中咬牙切齿是肝风内动之征；睡中磨齿，多为胃热或虫积；牙齿有洞腐臭，多为龋齿，俗称"虫牙"。

（2）察龈：龈红而润泽是为正常。如龈色淡白，是血虚不荣；红肿或兼出血多属胃火上炎；龈微红，微肿而不痛，或兼齿缝出血者，多属肾阴不足，虚火上炎；龈色淡白而不肿痛，齿缝出血者，为脾虚不能摄血；牙龈腐烂，流腐臭血水者，是牙疳病。

（九）望咽喉

咽喉疾患的症状较多，如咽喉红肿而痛，多属肺胃积热；红肿而溃烂，有黄白腐点是热毒深极；若鲜红娇嫩，肿痛不甚者，是阴虚火旺。

如咽部两侧红肿突起如乳突，称乳蛾，是肺胃热盛，外感风邪凝结而成。如咽间有灰白色假膜，擦之不去，重擦出血，随即复生者，是白喉，因其有传染性，故又称"疫喉"。

## 二、望形体

望形体包括望人体的外貌、身体的强弱胖瘦、体形特征、躯干四肢、皮肉筋骨等。人的形体组织内合五脏，故望形体可以测知内脏精气的盛衰。内盛则外强，内衰则外弱。

人的形体有壮、弱、肥、瘦之分。凡形体强壮者，多表现为骨骼粗大，胸廓宽厚、肌肉强健、皮肤润泽，反映出脏腑精气充实，虽然有病，但正气尚充，预后多佳。

凡形体衰弱者，多表现为骨骼细小，胸廓狭窄、肌肉消瘦，皮肤干涩，反映出脏腑精气不足，体弱易病，若病则预后较差。

肥而食少为形盛气虚，多肤白无华，少气乏力，精神不振。这类患者还常因阳虚水湿不化而聚湿生痰，故有"肥人多痰湿"之说。

如瘦而食少为脾胃虚弱。形体消瘦、皮肤干燥不荣，并常伴有两颧发红、潮热盗汗、五心烦热等症者，多属阴血不足、内有虚火之证，故又有"瘦人多火"之说。其严重者，消瘦若达到"大肉脱失"的程度，卧床不起，则是脏腑精气衰竭的危象。

### （一）望颈项

颈项是联接头部和躯干的部分，其前部称为颈，后部称为项。颈项部的望诊，应注意外形和动态变化。

（1）外形变化：颈前颌下结喉之处，有肿物和瘤，可随吞咽移动，皮色不变也不疼痛，缠绵难消，且不溃破，为颈瘿，俗称"大脖子"。颈侧颌下，肿块如垒，累累如串珠，皮色不变，初觉疼痛，谓之瘰疬。

（2）动态变化：如颈项软弱无力，谓之项软。后项强直，前俯及左右转动困难者，称为项强。如睡醒之后，项强不便，称为落枕。颈项强直、角弓反张，多为肝风内动。

### （二）望胸

膈膜以上，锁骨以下的躯干部谓之胸。望胸部要注意外形变化。

正常人胸部外形两侧对称，呼吸时活动自如。如小儿胸廓向前向外突起，变成畸形，称为鸡胸，多因先天不足、后天失调，骨骼失于充养。若胸似桶状，咳喘、羸弱者，是风邪痰热、壅滞肺气所致。患者肋间饱胀，咳则引痛，常见于饮停胸胁之悬饮证。如肋部硬块突起，连如串珠，是佝偻病，因肾精不足，骨质不坚，骨软变形。乳房局部红肿，甚至溃破流脓的，是乳痈，多因肝失疏泄、乳汁不畅、乳络壅滞而成。

（三）望腹部

膈膜以下，骨盆以上的躯干是腹部。腹部望诊主要诊察腹部形态变化。

如腹皮绷急，胀大如鼓者，称为膨胀。其中，立、卧位腹部均高起，按之不坚者为气臌。

若立位腹部膨胀，卧位则平坦，摊向身侧的，属水臌。患者腹部凹陷如舟者，称腹凹，多见于久病之人，脾胃元气大亏，或新病阴津耗损，不充形体。婴幼儿脐中有包块突出，皮色光亮者谓之脐突，又称脐疝。

（四）望腰背部

背以脊柱为主干，由项至腰的躯干后部称为背，为胸中之府；腰为身体运动之枢纽，季肋以下，髂嵴以上的躯干后部谓之腰，为肾之府。督脉贯脊行于正中，足太阳膀胱经分行挟于腰背两侧，其上有五脏六腑腧穴，带脉横行环绕腰腹，总束阴阳诸经，皆与腰背关系密切。故望腰背部的异常表现，可以诊察有关脏腑经络的病变。

正常人腰背部两侧对称，俯仰转侧自如，直立时脊柱居中，颈、腰段稍向前弯曲，胸、骶段稍向后弯曲，但无左右侧弯。其异常改变主要有：

（1）脊柱过度后弯：多发生在胸椎部分，致使前胸塌陷，称为"驼背"或"龟背"。多由肾气亏虚、发育异常，或久病咳喘，或脊柱疾患所致。亦可见于老年人。

（2）脊柱侧弯：即脊柱离开正中线向左或右偏曲，多由小儿发育期坐姿不良所致，亦可见于先天不足、肾精亏损、发育不良的患儿和一侧胸部有病的患者。

（3）脊疳：即患者极度消瘦，以致脊骨突出似锯，为脏腑精气亏损之象，见于慢性重病患者。

（4）角弓反张：即脊背后弯，反折如弓，兼见颈项强直，四肢抽搐。为肝风内动，筋脉拘急之象。

（5）腰部拘急：如腰部疼痛，转侧不利者，称为腰部拘急，可因寒湿外侵，经气不畅，或外伤闪挫，血脉凝滞所致。

（6）火丹：腰部皮肤生有水疱，如带状簇生，累累如珠的，叫缠腰火丹。

（7）充背：脊骨后突，背部凸起的称为充背，常因小儿时期，先天不足，后天失养，筋骨失充，脊柱畸变所致。

（8）患者病中头项强直，腰背向前弯曲，反折如弓状者，称为角弓反张，常见于破伤风或痉病。

（9）痈、疽、疮、毒，生于脊背部位的统称发背，多因火毒凝滞肌腠而成。

## 三、望四肢

四肢包括上肢的肩、臂、肘、腕、掌、指和下肢的股、膝、胫、踝、跖、趾等部位组织。就其与脏腑的关系而言，因肺主皮毛，心主血脉，肝主筋，肾主骨，脾主肌肉四肢，故四肢与五脏均有关，而脾与四肢的关系尤为密切。故望四肢主要可以诊察五脏病变以及循行于四肢经脉的病变。

1. 形态异常

（1）肌肉萎缩：即四肢或某一肢体肌肉消瘦、萎缩、松软无力，多因气血亏虚（尤其是脾气虚）或经络闭阻，肢体失养所致。

（2）四肢肿胀：每以下肢浮肿为主，多见于水肿病。常因肺、脾、肾功能失调，水饮内停所致。

（3）膝部肿大：膝部红肿热痛，屈伸不利，见于热痹，为风湿热郁滞关节所致。若膝部肿大而股胫消瘦，形如鹤膝，称为"鹤膝风"，多因寒湿内侵，络脉血瘀所致。

（4）下肢畸形：直立时两踝并拢而两膝分离，称为"膝内翻"（又称"O"型腿或；罗圈腿）；两膝并拢而两踝分离，称"足外翻"。皆因先天不足或后天失养、肾气不充而使发育不良。

（5）青筋暴露：即小腿青筋怒张，形似蚯蚓。多因寒湿内侵、或久站久立、络脉血瘀所致。

（6）手指变形：指关节呈梭形畸形，活动受限者，多由风湿久蕴、筋脉拘挛所致。指（趾）末节膨大如杵者，称为"杵状指"，多因久病心肺气虚、血瘀痰阻而致。

2. 动态异常

（1）肢体痿废：肢体肌肉萎缩，筋脉弛缓，痿废不用者，见于痿病，多因精气亏虚或湿热浸淫、筋脉失养所致。单侧下肢痿废不用者，称为"半身不遂"，见于中风喑痱，多因风痰阻闭经络所致。双下肢痿废不用者，多见于截瘫患者，多由腰脊外伤或瘀血阻络所致。

（2）四肢抽搐：四肢筋脉拘急与弛缓间作，舒缩交替，动而不止。多因热极生风或肝阳化风、肝风内动、筋脉拘急所致。

（3）手足拘急：即手足筋肉挛急不舒。如在手可表现为腕部屈曲、手指强直，拇指内收贴近掌心与小指相对；在足可表现为踝关节后弯，足趾挺直而稍向足心。多因寒邪凝滞或气血亏虚、筋脉失养所致。

（4）手足颤动：即手或下肢颤抖或振摇不定，不能自主。多由血虚筋脉失养或饮酒过度所致，亦可为动风先兆。

（5）手足蠕动：即手足掣动迟缓，类似虫行。多为气血不足、筋脉失养、虚风内动。

（6）循衣摸床、撮空理线：即重病昏迷患者伸手抚摸衣被、床沿，或伸手向空，手指时分时合，皆为重病失神之危候。

## 四、望皮肤

皮肤为一身之表，内合于肺，卫气循行其间，有保护机体的作用。脏腑气血亦通过经络而外荣于皮肤。凡感受外邪或内脏有病，皆可引起皮肤发生异常改变而反映于外。因此，观察皮肤色泽形态的异常变化和表现于皮肤的病证，可以诊察脏腑的虚实、气血的盛衰，以及邪气的性质等。

临证望诊时注意观察皮肤色泽形态的变化和表现于皮肤的病证，如痘、疹、斑、瘤、痈、疽、疔、疖等。

1. 色泽

（1）皮肤发赤：皮肤忽然变红，如染脂涂丹，名曰"丹毒"。可发于全身任何部位，初起鲜红如云片，往往游走不定，甚者遍身。发于头面者称"抱头火丹"，发于躯干者称"丹毒"，发于胫踝者称"流火"。因部位、色泽、原因不同而有多种名称，但诸丹总属心火偏旺，又遇风热恶毒所致。

（2）皮肤发黄：皮肤、面目、爪甲皆黄，是黄疸病。分阳黄、阴黄二大类。阳黄，黄色鲜明如橘子色，多因脾胃或肝胆湿热所致；阴黄，黄色晦暗如烟熏，多因脾胃为寒湿所困。

2. 形态

（1）皮肤虚浮肿胀：按有压痕，多属水湿泛滥。皮肤干瘪枯燥，多为津液耗伤或精血亏损；皮肤干燥粗糙，状如鳞甲称肌肤甲错，多因瘀血阻滞、肌失所养而致。

（2）痘疮：皮肤起疱，形似豆粒，故名。常伴有外感证候，包括天花水痘等病。

（3）斑疹：斑和疹都是皮肤上的病变，是疾病过程中的一个症状。斑色红，点大成片，平摊于皮肤下，摸不应手。因病机不同有阳斑与阴斑之别。疹形如粟粒，色红而高起，摸之碍手，由于病因不同可分为麻疹、风疹、隐疹等。

（4）白㾦与水泡：白㾦与水泡都是高出皮肤的病疹，疱内为水液，白㾦是细小的丘疱疹，而水泡则泛指大小不一的一类疱疹。

## 五、望姿态

正常的姿态是舒适自然，运动自如，反应灵敏，行住坐卧各随所愿，皆得其中。

在疾病中，由于阴阳气血的盛衰，姿态也随之出现异常变化，不同的疾病产生不同的病态。望姿态，主要是观察患者的动静姿态、异常动作及与疾病有关的体位变化。例如患者睑、面、唇、指（趾）不时颤动，在外感病中，多是发痉的预兆；在内伤杂病中，多是血虚阴亏，经脉失养。

四肢抽搐或拘挛，项背强直，角弓反张，属于痉病，常见于肝风内动之热极生风、小儿高热惊厥、温病热入营血、也常见于气血不足筋脉失养。手足软弱无力，行动不灵而无痛，是为痿证。关节肿大或痛，以致肢体行动困难，是为痹证。四肢不用，麻木不仁，或拘挛，或痿软，皆为瘫痪。若猝然昏倒，而呼吸自续，多为厥证。

痛证也有特殊姿态。以手护腹，行则前倾，弯腰屈背，多为腹痛；以手护腰，腰背板直，转动艰难，不得俯仰，多为腰腿痛；行走之际，突然停步，以手护心，不敢行动，多为真心痛；蹙额捧头，多为头痛。

如患者畏缩多衣，必恶寒喜暖，非表寒即里寒；患者常欲揭衣被，则知其恶热喜冷，非表热即里热。伏首畏光，多为目疾；仰首喜光，多为热病；阳证多欲寒，欲得见人；阴证则欲得温，欲闭户独处，恶闻人声。

从坐形来看，坐而喜伏，多为肺虚少气；坐而喜仰，多属肺实气逆；但坐不得卧，卧则气逆，多为咳喘肺胀，或为水饮停于胸腹。但卧不耐坐，坐则神疲或昏眩，多为气血双虚或脱血夺气。坐而不欲起者，多为阳气虚。坐卧不安是烦躁之征，或腹满胀痛之故。

从卧式来看，卧时常向外，身轻能自转侧，为阳证、热证、实证；反之，卧时喜向里，身重不能转侧，多为阴证、寒证、虚证；若病重至不能自己翻身转侧时，多是气血衰败已极，预后不良。蜷卧成团者，多为阳虚畏寒，或有剧痛；反之，仰面伸足而卧，则为阳证热盛而恶热。

## 第二节　舌诊

舌诊，又称望舌，是观察舌体与舌苔的变化，以测知病情变化的诊察方法；舌与脏腑经络关系密切。舌为心之苗，手少阴心经之别系舌本；舌为脾之外候，足太阴脾经连舌本、散舌下；肾藏精，足少阴肾经挟舌本；肝藏血，主筋，其经脉络于舌本；肺系上达咽喉，与舌根相连。舌苔是由胃气蒸化谷气上承于舌而成。舌体有赖于气血的濡养和津液的滋润。舌体的形质和舌色，与气血的盈亏和运行状态有关；舌苔、舌体的润燥，与津液多寡及其输布状况有关；故人体脏腑的虚实、气血阴阳的盈亏、邪

朱炯伟正骨学术经验集
三部正骨法

正的消长、病情的顺逆等，都可借舌象变化反映，诊察舌象则可测知体内的病变。

## 一、望舌的方法

望舌时，应让患者取坐位或仰卧位，面向光源，自然伸舌于口外，舌体平展，舌尖略向下，尽量张口使舌体充分暴露，时间不宜过长。

望舌的顺序，先看舌尖，再看舌中、舌侧，最后看舌根部，先看舌体，后看舌苔。应力求全面而迅速。望舌时须注意排除各种因素造成的假象，如光线的影响、饮食或药品形成的"染苔"等。

望舌主要诊察舌体与舌苔两方面的变化。舌体是全舌的肌肉脉络组织，舌苔是舌面上附着的苔状物。前人有舌面分部内应脏腑之说，舌面分候脏腑理论具有一定的临床参考价值，但需结合舌体、舌苔变化综合判断，不可过于拘泥。

舌尖部：多反映上焦心、肺的病变；舌中部：多反映中焦脾、胃的病变；舌根部：多反映下焦肾的病变；舌两边：多反映中焦肝、胆的病变（图4-4）。

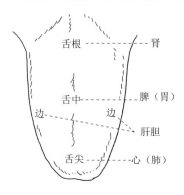

图4-4 舌诊脏腑部位分属图

## 二、正常的舌象

人体在健康状况下表现的舌象，为正常舌象。正常舌象的特征是舌体柔软，活动自如，舌色淡红而荣润；舌苔薄白均匀，不干不燥，不滑不腻，紧贴舌面，中、根部较多，边、尖部较少；常描写为"淡红舌，薄白苔"；提示脏腑功能正常，气血津液充盈，胃气旺盛。

## 三、望舌体

舌体通过经络与脏腑气血密切联系。因此，通过诊察舌体，可了解脏腑的虚实、气血的盛衰，望舌体主要诊察舌色、舌的形质和动态。

1. 舌色

舌体颜色的变化有四种。

（1）淡红舌：舌体颜色淡红而润泽，称为淡红舌。

（2）淡白舌：舌色较正常舌浅淡，白多红少，甚至全无血色，称为淡白舌，主气血亏虚或阳气虚弱。

（2）红、绛舌：较正常舌色红，舌呈鲜红色，称为红舌。较红舌色深或略带暗红色，称为绛舌。红、绛舌均主热证，舌色愈红提示热势愈甚。

（4）青紫舌：舌见青、紫色，称为青紫舌。可表现为全舌青或紫，或青紫相间，或舌上见紫色斑点，均主气血运行不畅。青紫舌或因阴寒内盛、血脉瘀滞或因热邪炽盛、血脉壅滞；或因阳气虚弱、运血无力、血行缓滞；或因肝失疏泄、气滞血淤而形成。

2. 舌形

（1）苍老舌与娇嫩舌：诊察舌质的苍老与娇嫩，可概括得知病证虚实。

（2）胖大舌：舌体较正常舌胖大，称为胖大舌；多主水湿、痰饮内停。胖大舌多因气虚或阳虚，无以温化水液，水湿停滞，或湿聚成痰饮，阻滞舌络而形成。

（3）肿胀舌：舌体肿胀，甚则盈口满嘴，称为肿胀舌，主实证。肿胀舌或因心脾热盛，或因温热病邪挟酒毒上攻；或因中毒，致气血壅滞于舌络而成。

（4）瘦薄舌：舌体较正常舌瘦小而薄，称为瘦薄舌，主气血亏虚，或阴液亏损，舌失濡润充养，致舌体瘦薄。

（5）裂纹舌：舌面上出现各种形状的裂纹，称为裂纹舌，裂纹可深浅不一，多少不等，主阴津或精血亏虚。阴津耗损，或精血亏虚，致舌体失养，则舌有裂纹。此外，少数正常人可出现先天性裂纹舌，其裂纹较细，且有舌苔覆盖，此无辨证意义。

（6）芒刺舌：舌体上有红色凸起如刺，抚之棘手，称芒刺舌，主邪热亢盛。脏腑热盛，热入营血，充斥舌络，则致舌生芒刺。根据芒刺所生部位，可分辨邪热所在部位。芒刺愈多、颜色愈深，提示邪热愈盛。

（7）齿痕舌：舌体边缘有牙齿压迫的痕迹，称为齿痕舌，主气虚或阳虚、水湿内停。脾主运化，脾气或脾阳虚衰，运化失职，水湿内停，阻滞于舌，致舌体胖大，受齿缘挤压而形成齿痕舌，故齿痕舌常与胖嫩舌同见。

3. 舌态

主要诊察舌体活动的变化。正常舌态表现为舌体柔软，活动灵便，伸缩自如，提示气血充盛，经脉通调，脏腑功能健旺。常见的舌态变化有以下几种。

（1）强硬舌：舌体失其柔和，卷伸不利，甚或僵硬强直，不能活动，称为强硬舌。见于外感病，多属热盛伤津，或热入心包，或痰浊蒙蔽心窍；见于内伤杂病，则属风痰阻络。

（2）颤动舌：舌体不自主颤动，称为颤动舌，是肝风内动的表现之一。血液或阴液亏虚，筋脉失养或邪热亢盛，燔灼肝经，热极生风；或肝阳化风，均可致舌体颤动不宁。

（3）歪斜舌：舌体不正，伸舌时舌体歪向一侧，称为歪斜舌，是中风或中风先兆，由肝风挟痰或挟淤阻滞舌体经络而致。

（4）痿软舌：舌体软弱，伸缩无力，称为痿软舌，主阴液虚极，或气血虚衰，舌体筋脉失养，则致痿软。

（5）短缩舌：舌体卷缩、紧缩，不能伸出口外，严重者伸舌不能抵齿，称为短缩舌，多为病情危重的征象，其证候性质有寒热之分。短缩舌，可因寒邪侵袭，或阳虚生寒，凝滞筋脉，致舌脉挛缩或因热盛伤津，致筋脉拘急；或因肝风挟痰，阻滞舌脉而形成。此外，先天性舌下系带过短，亦可影响舌体伸出口外，这无辨证意义。

（6）吐弄舌：舌伸出口外，不能缩回者，称为吐舌；舌时时稍微伸出口外，立即缩回，或舐唇上下、口角左右，反复转弄者，称为弄舌。两者均属心脾有热。但在病情危重时，吐舌提示疫毒攻心或正气将绝。弄舌多为动风之兆，亦可见于小儿智力发育不良。

### 四、舌苔

正常舌苔由胃气上熏、胃津上潮而生，病苔则是胃气挟邪气上泛而成。通过诊察舌苔，可了解病位的浅深、病邪的性质及邪正的消长。望舌苔主要诊察苔质和苔色。

1.苔质

即舌苔的形质。望苔质主要诊察舌苔的薄厚、润燥、腻腐、剥落及有根与无根等变化。

（1）薄厚：苔质的薄厚以"见底"和"不见底"为标准，即透过舌苔能隐隐见到舌体的为薄苔，不能见到舌体的为厚苔。苔的厚薄，反映病邪的深浅、多少及病情的进退。

（2）润燥：根据苔的润燥，反映津液的盈亏和输布情况。

（3）腻腐：苔质颗粒细腻致密，边薄中厚，紧贴舌面，刮之不易脱落，称腻苔；苔质颗粒较大而疏松，边中皆厚，刮之易脱，称为腐苔。苔的腻腐，反映阳气与湿浊的消长。

（4）剥落：舌面本有苔，病程中舌苔部分或全部剥落，称剥落苔。部分舌苔剥落者，根据部位可分为前剥苔、中剥苔和花剥苔；若全部剥落，舌面光洁如镜，称镜面舌。

剥落苔均因胃气匮乏，不能上熏于舌，或胃阴枯涸，不能上潮于舌而形成。因此，苔的剥落反映胃气、胃阴的存亡，可据此推测疾病的预后。

（5）有根苔与无根苔：舌苔坚敛着实，紧贴舌面，刮之不易脱去，即有根苔，又称真苔；苔不着实，似浮涂于舌上，刮之易去，即无根苔，又称假苔。诊察舌苔有根与无根，对辨别胃气之有无、邪正之盛衰有重要意义，可知病情之轻重、预后之善恶。

2.苔色

常见的苔色有白苔、黄苔、灰黑苔，可单见也可相兼出现。诊察苔色变化，需结合苔质和舌色、舌的形质等综合分析。

（1）白苔：苔见白色，称为白苔。除正常舌苔外，一般多见于表证、寒证，但不限于表证和寒证。薄白苔，多见于外感病初起和内伤病而无热者。外感病初起，病邪犯表，尚未入里，舌苔未有明显变化，故薄白苔多主表证。

（2）黄苔：苔见黄色，称为黄苔，多主里证、热证。疾病过程中，白苔转黄，提示邪已化热入里；一般来说，苔色愈黄，提示邪热愈甚淡黄为热轻，深黄为热重，焦黄为热极，故黄苔常与红、绛舌同见。

（3）灰黑苔：苔见灰黑，称灰黑苔，主里热或里寒证的重证，其苔质润燥是辨别寒热性质的依据。灰苔为浅黑苔，故与灰黑苔为同类。苔色浅深与疾病程度相应，即苔色愈深，提示病情愈重。

# 第三节　手诊

手诊是道医诊病的独特手段，它包括掌诊与甲诊两个部位的诊断，既可分别单独诊断，亦可结合进行。手掌有六条经络运行，而这六条经络与内脏器官有密切关系，因此内脏一有异常，通过这些经络会由手掌各部呈现出来。因此对疾病的早期诊断，观察手部征象的变化，是最简单又实际的方法之一。

一、掌诊

掌诊是道医以《易经》中的后天八卦方位图为基础而创造的，它包含着道家的天人合一、大宇宙和小宇宙相合的理论，"其大无外，其小无内"。认为在后天八卦中的各个方位，卦象与疾病是有着对应的关系的，如离位的变化反映说明在外为头部、眼目；在内为心脏，为火，为热病，或充血现象。如坤位的变化反映在外为人体的肌肤、右肩右耳、一般为疮病的现象；在内为人体的腹部、脾胃、胀等病（图4-5）。各个卦象都有它的表现特点。

1. 望位置

乾卦：头部疾病、胸部疾病、骨病、寒痛。

坤卦：腹部疾病、（肠病、胃病）浮肿、湿热证、肌肤病、晕症、气虚、癥瘕、腹胀。

震卦：脏燥病、神志病、肝病、痛症等证。

巽卦：外感风寒风热、肩痹病、抽搐等。

坎卦：消渴病、腰背疾痛等。

离卦：鼻病、耳病、眼病、热病等。

艮卦：鼻病、口病、手病、足病、痹证、肿证、胃病等。

兑卦：肛门疾患等。

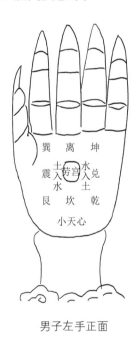
男子左手正面

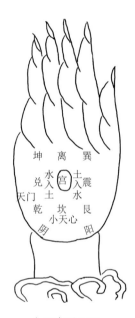
女子右手正面

图 4-5 掌心八卦图

2. 望色泽

每个人的手掌都有五种不同的颜色，根据掌心八卦图的卦位区域观其五色来判断五脏的病灶。

（1）赤色：主热证，亦可见于真寒假热证。赤色乃血液充盈皮肤脉络所致，血得热则行，且热性升散，致脉络舒张而充盈，因此掌呈赤色。

（2）白色：主虚证、寒证。白为气血不荣之候。阳气虚衰，无力运血上荣于面；或气血亏虚，不能充盈血脉；或寒凝经脉，气血运行不畅，皆可致掌部气血不充而呈白色。

（3）黄色：主虚证、湿证。黄色为脾虚、湿蕴的征象。脾虚失运，气血不充，肌肤失养；或湿邪内蕴，皆可致掌呈黄色。

（4）青色：主寒证、痛证、血瘀证和惊风。青色是气血运行不畅，经脉瘀阻的征象。寒邪侵袭，寒性收引凝滞，致经脉拘急，气血凝滞；或阳气亏虚，无力温运血脉，血行缓滞；或气滞血瘀，脉络阻滞或邪热炽盛，血脉壅滞，均可致面色发青。同时由于气血瘀滞，经脉不利，不通则痛，故临床多伴有痛证。

（5）黑色：主肾虚证、寒证、血瘀证和水饮证。黑色为肾虚、阴寒水盛或气血瘀滞的征象。肾为水火之脏，阳气之根。肾阳虚衰，水饮不化，则水寒内盛，血失温养，经脉拘急，血行不畅；或肾精久耗，虚火灼阴，精气不能上荣于面；或瘀血久留体内，瘀浊外露，皆可致掌呈黑色。

3. 手掌触诊

当双方握手时，能迅速地感受到对方的手掌的温度和质地。手掌触诊的感受可以对患者的生理病理状态有一个迅速的了解。细心对比体验，千人千态。

手感温暖润泽，主五脏调和，身体健康。

手掌软且厚而有力，主五脏调和，气血充实。

手掌厚而无力，主气血不足，疲倦乏力。

手掌细软且薄而无力，主脾肾不足。

手掌硬直而瘦者，主脾胃虚弱。

手感凉，主脾肾阳虚，体弱怕冷，水谷运化吸收能力差。

手感热，主心肾阴虚，烦躁、上火、失眠、多梦、紧张。

手感湿，主心脾两虚，容易疲倦乏力。

手掌多汗者，多为脾胃积热，心火盛，心搏无力，精神紧张。

手感干，主肺脾两虚，皮肤干燥，容易感冒。

手感黏，主阴阳失调，特别是内分泌紊乱的患者多见。

二、甲诊

指甲（图4-6）又称爪甲，中医学认为指甲是筋之余，为肝胆的外候。肝藏血而主疏泄，因此望指甲可以测知体内脏腑气血盛衰以及循环血运情况。甲诊，是道医的宝贵遗产，道医尊崇"天人合一"的理论，人体的手指就是一个与整个人体乃至自然

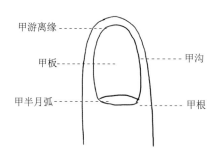

图 4-6 指甲结构图

相应的系统，每一个指甲也代表一个系统。甲诊是以经络穴位、阴阳、气血流注、时辰为依据，结合人体气血周流灌注的情况，创造的一种古老、特殊的望指甲诊病的方法。

西晋医学家王叔和《脉经》云："病人爪甲青者死""爪甲白者不治""手足爪甲下肉黑者八日死"。清代林之翰《四诊抉微》："爪甲鲜赤，气虚有火也。白而夭然不泽，爪甲色淡，肺胃虚寒也，白而微青，气不能统血也。若是爪甲色青，则为虚寒之证矣。"说明甲诊经历了数千年的实践考验，证明是行之有效的诊病方法，可称为道医诊病的一门绝活。

1.指甲的形态和对应与分区

指甲的形态是指甲整体形态变化包括长短、宽窄、大小等，同时也包括甲板面发生的凹凸、沟纹以及甲半月弧的形态变化。

当手指握拳时，手部对应如同一倒置婴儿胚胎（图 4-7）。拇指指甲多反映头部、颈部病变；示指指甲反映头部以下膈肌以上的病变（包括上焦、胸、心肺等）；中指指甲反映膈以下至脐以上的病变（中焦、肝、胆、脾、胃等脏腑疾病）；环指指甲反映脐以下至二阴之上区间的病变（下焦、肾、膀胱、肠道等疾病）；小指指甲反映二阴以下以及下肢的病变（下焦、二阴、两下肢等）。

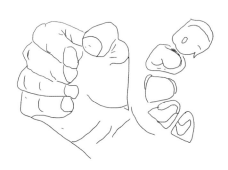

图 4-7 指甲全息图

2. 指甲与经脉、天干、阴阳的关系

天为阳、地为阴；日为阳、月为阴；其相合于人，故腰以上为天、腰以下为地；足在腰下，足的十二经脉对应地支以合十二月；手在腰以上，其手的十指所主经脉以应天干而合日。因此，天的十干对应手的十指，应以一天应一指、一月以30天计正好3个10天为一个循环。

甲为初一，感应左手第四指，属络于左手少阳三焦经脉，在外经的病症为目痛、咽喉肿痛、耳聋、肩臂外侧痛，病症主要表现在右侧；内部病状如小便不利、水肿、腹胀。

乙为初二，感应左手第五指的外侧，属络于手太阳小肠经脉。

丙为初三，感应左手第二指，属络于左手阴明大肠经脉。

丁为初四，感应右手第二指，属络于右手阳明大肠经脉。若大肠经脉运转不佳时，口干舌燥，发热、齿痛，或热，或寒，腹痛、便溏等病症出现。

戊为初五，感应右手小指外侧，属络于右手太阳小肠经脉、若经脉滞塞，会引起口舌糜烂，下颌疼痛，肩背外侧痛。

己为初六，感应右手第四指.属络于右手少阳三焦经脉。

庚为初七，感应右小指内侧，属络于右手少阴心经脉。

辛为初八，感应右手中指，属络于右手厥阴心包经脉。

壬为初九，感应左手中指，属络于左手厥阴心包经脉。

癸为初十，感应左手小指内侧。

3. 指甲与内脏系统的关系

（1）拇指：拇指为各指之首。拇指为君，其余各指为臣，拇指在脏腑五行中属脾土，拇指常预示胃肠疾患。

（2）示指：示指在脏腑五行中属肝木，示指常预示肝胆病。

（3）中指：中指在脏腑五行中属心火，中指常预示心病。

（4）环指：环指在脏腑五行中属肺金，环指常预示肺病。

（5）小指：小指在脏腑五行中属肾水。预示身体的先天之本。

4. 指甲的色泽

观察指甲的色泽是观甲诊病的重要内容之一。

正常指甲的甲板长宽大小比例适宜，表面呈微曲的弧形，厚薄适中而坚韧、光滑润泽、淡红含蓄，甲半月弧清晰，指甲轻按即变白，松开后很快恢复粉红色。这种情况表明指甲反映的身体状况是气血充足、经络通畅、脏腑调和、身体健康。指甲的色泽由两方面组成：一是指甲本身的颜色（半透明的弧形角质板）；二是指甲板下的血色.后者尤其可以准确地反映人体气血盛衰、经络畅滞、脏腑功能和身体强弱。

（1）白色：① 指甲白色为寒证，《望诊遵经·爪甲望法提纲》"爪甲白者寒证"。② 指甲苍白为血虚虚寒，为色不能荣，多因脾胃衰弱所引起。③ 指甲淡白为脏气虚寒或气血不足或元气亏损。④ 指甲软萎㿠白，压之白而无华，多为肝血不荣、元气亏损及脾虚证。⑤ 指甲㿠白无华如蜡色者，多为血虚已极，见于多种出血症，伴面色苍白者多为急性失血，伴面色萎黄者多为慢性失血症，前者为呕血、血崩等。后者如经常黑便、钩虫病或水肿。⑥ 指甲灰白，呈不均匀的极淡紫色斑者，多为肺痨、肺胀、心气衰竭。⑦ 指甲苍白、指肉消瘦者，多为脾胃虚寒证，见于慢性泄泻、痢疾等病。⑧ 小孩指甲灰白压之可见甲床血行者多为脾肺衰竭、疳积末期。

（2）红色：① 指甲色红主热证，一般为气分上的热证。② 指甲色深红或紫红，多为风热毒盛，邪犯心经或痹证。③ 指甲色鲜红表明血分有热或阴虚劳蒸。④ 指甲色紫主血瘀、绛紫色主心血瘀阻。⑤ 指甲发绀伴有口唇发绀者，主气滞血瘀、血行不畅心血瘀阻。⑥ 指甲绯红，压其指尖端，急放时可迅速恢复者为虚劳初期，一般偏于阴虚肺燥，脾虚及肠有虚热，多伴有轻度咳嗽，大便非燥结即溏泄，但无腹痛现象，也容易发生咯血。⑦ 指甲尖和指根绯红中间较淡者多见于虚劳而脾不能生血，或慢性胃病，多伴有脘腹疼痛，手掌热。⑧ 指甲尖和中部绯红而根部淡白者多为肾虚证，女性月经不调，特别是闭经中期较常见，男性多咽干口燥，头晕目眩。⑨ 指甲根部绯红，而尖、中部淡者多见于肺脾而虚，咯血证。

（3）黑色：① 指甲色黑或为局部外伤，或为血瘀作痛；或心血瘀阻之重症，《脉经·扁鹊华佗察声色要诀》认为：患者手足爪甲下肉黑者八日死。② 爪甲黑且肢厥，《望诊遵经·爪甲望法提纲》一书提到"爪甲黑者或因血瘀而痛，或因血凝而死，要之润则吉，枯则凶，爪色虽殊，其变皆决于此类。"

（4）青色：① 指甲色青多为寒证，多主重证，或痛证，或为血瘀。② 指甲青黑提示病情危重。③《形色外诊间摩·诊爪甲法》说"爪甲青者厥也"，《望诊遵经·爪甲望法提纲》也认为爪甲青者多凶。④ 青蓝色主实证，多为血瘀或为心血瘀阻或为肝经受刑，如果虚证见蓝色或青紫色指甲，或不紫不蓝突然出现，多属恶候。

（5）黄色：① 指甲色黄（除抽烟者外）为黄疸，为湿热薰蒸之故，颜色鲜明者属阳黄，黄而暗滞者多为恶候，一般认为是肝胆疾病所致。② 指甲色黄伴有皮肤发黄，两胁胀痛，多是肝胆疾病。

附 **甲诊歌诀**

望爪当分形与色，形色变化露病情；

白主气少肝血虚，亦主阳虚脾肾经；

黑主疼痛主瘀血，病重见此难回春；

红赤多热气或血，红紫热毒瘀可能；

黄色湿热重在疸，色黯者逆顺者明；

青色意义略同黑，亦主瘀血与疼痛；

甲形异常类不一，类型不一各有因；

血虚血瘀气郁闭，精少风毒或湿浸；

凡此穴种虚或湿，临床诸君多酌斟。

### 5.甲诊的观察方法

被检查者应洗净指甲（甲沟、甲面、甲前缘）的污垢，有染甲者要洗净染色，但不能刮除，也可用乙醇（酒精）棉球或新洁尔灭或盐水棉球擦拭。

观甲诊病最好在自然光条件下，令检查者的手自然放平或放在桌上，掌心朝下，五指甲面朝上，检查者的眼睛距离指甲 30cm 左右进行认真细致地观察。检查观察内容包括甲板、甲半月弧、甲床、甲沟褶等，注意指甲的色泽、厚薄、凹凸、斑块、线条等形态气色改变。

（1）甲板注意其透明与否，呈何种颜色、润泽情况、大小厚薄、扁平凹凸、软硬韧、光滑或粗糙等。

（2）甲半月弧观察其大小、色泽的变化。

（3）甲床以指按甲板，能透过甲质层，检查甲床的形态、斑纹、瘀点色泽及脉络等动态。

（4）甲沟褶（甲襞）观察皱褶的形态、色泽、络脉的动态以及甲板结合是否规整，有无缺陷等。

### 6.病态指甲分类（图 4-8）

（1）长形甲甲面占一节 3/5 以上，甲板光滑色稍淡红，甲半月弧正常。具有这种指甲者一般肺气不足，易感冒，情绪较抑郁，易伤感，一般妇女多见此甲型。

（2）短指甲甲面占末节 1/3 左右，甲色正常，甲半月较小常陷于甲皱沟内，具有这种指甲者，健康状况较好，多属体格健壮者，但易肝阳上亢；指甲短而方者，多属性情急躁尤其是半月弧很小或完全没有的人，易引发心系疾病。

（3）圆形指甲甲板面呈半月形，甲皱沟一般不整齐，甲色较正常，身体健康状况尚好，但易患头风。

（4）方指甲横径不及阔指甲，长宽度比例约为 3：4 或相等，甲面不及末节的 1/2，甲色正常，易心气不足；如甲板上出现红斑，甲板下甲床呈红紫相间，患病的可能性更大。

（5）狭长指甲长度与长形指甲相似，占末节的 3/5 以上，但横径小，两侧间距较窄，宽约为长的 1/3，指甲较为柔软脆弱，指甲硬度不够，这种人易患筋骨病。

（6）阔指甲甲面横径大，顶端更明显，甲根部凹下，半月弧相当扁长，甲色尚正常，易患瘿病。

（7）三角形指甲指甲前端大，甲根狭小，呈倒三角形，易患中风病。

（8）梯形指甲甲面呈梯形，前端横径小于根部，长度适中，甲色呈半月弧均正常，易患肺病等。

（9）橄榄形指甲两端小中间大，形于橄榄，易患心系疾病。

（10）贝壳形指甲指甲板前端较宽，而甲根相对较窄，甲板凸起明显，形如贝壳。

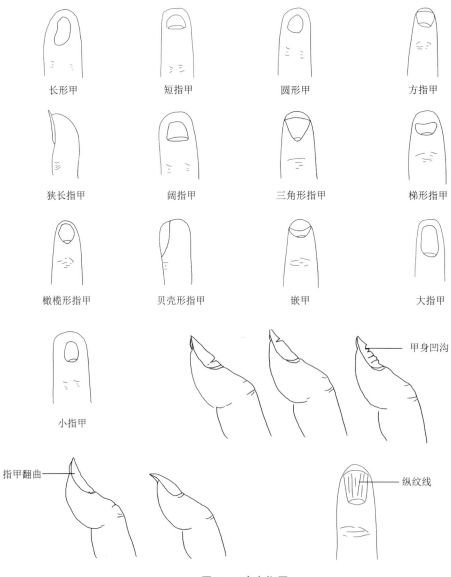

长形甲　　短指甲　　圆形甲　　方指甲

狭长指甲　　阔指甲　　三角形指甲　　梯形指甲

橄榄形指甲　　贝壳形指甲　　嵌甲　　大指甲

甲身凹沟

小指甲

指甲翻曲　　　　　　　　纵纹线

图 4-8 病态指甲

这提示气血不足，易患脊髓疾病。

（11）嵌甲（又称倒甲）甲板左右两侧陷入肉际中，形成镶嵌状，除了外伤挤压因素所致的嵌甲。嵌甲者易患血液疾病。

（12）大指甲指甲长度超过末节1/2，指甲大，手指细者，易罹患肺系病症。

（13）小指甲长度小于末端指节的1/2；指甲冰凉，小指瘦弱者为肾气不足。

（14）甲身凹沟：甲身当中有凹陷道称凹沟，可以推测患者大约在若干天以前曾罹患疾病，或情志失调；多痕凹沟者，多见于胃肠疾病；如凹沟发生在拇指，多为气血亏虚；如发生在示指上，其人易患皮肤疾患；如发生在中指上，多为肌肉无力；如发生在环指上易患眼疾、肺病等疾患；如发生在小指上易患梅核气及情志疾病等。

（15）指甲翻曲：指甲向上翻起，即指甲向着手背的方向翻起来，这种现象，往往见于中毒患者，风湿病亦常见。

若指甲向下翻曲，即指甲稍长即向内的方向弯曲，状如鹰嘴；或甲面凹凸不平，多出现于心病、气滞血瘀、行痹等疾患。

（16）甲身上有纵纹线，且中部非常薄弱，多因虫病。这种甲形之人多为心气虚衰；甲面纵纹较他指多者，提示饮食有偏嗜，易诱发疾病。

# 第四节　足诊

足诊也称足诊疗法，是指古代道医通过对足部特定区域的观察和按摩（图4-9），来预查某些疾病的方法，也就是俗称的"摸脚诊病""按脚治病"。道医认为人有四根：鼻为苗窍之根；乳为宗气之根；耳为神机之根；脚为精气之根。其中，足是人体之精元气（基础生命功能）汇聚之处，善加保护与调理，则可健身防病，益寿延年。足部按阴阳、时辰，相合于人体，按摩足部经络可协调脏腑、平衡阴阳、调整气血。《史记·扁鹊传》载："臣闻上古之时，医有俞跗，治病不以汤液、醴酒、针石、挢引、按抓、毒熨，一拨见病之应……"俞是表示治愈的意义，跗就是足背，泛指足部，意思即摸脚治病的医生，能做到"一拨见病之应"。

1. 足部形态望诊

观足形态最好在日光下进行。仔细观察足部骨骼的构造、组织形态、皮肤的形态及纹理。健康的脚形态正常，健壮有力、色泽光华。无畸形，趾甲无变形，皮肤结

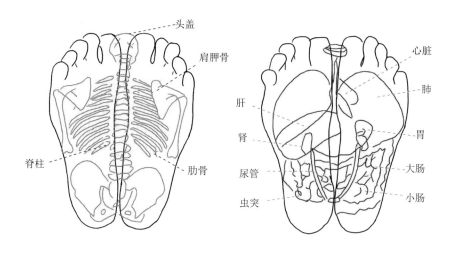

图 4-9 足部全息图

构无变化。无瘀斑，无鸡眼及胼胝，无瘢痕及窦道。无溃疡和湿疹，无静脉曲张和浮肿。

对足部经穴及穴区进行触切可发现异常压痛点、肿胀、条索物及结节等说明其相应器官有所病变。足部所行经络有足三阴、足三阳经及冲脉、阴跷脉、阳跷脉。胃经、膀胱经、胆经、肝经、脾经、冲脉均始于或止于足趾；阴跷脉、阳跷脉均起于足跟，而肾经是循行于脚底的唯一一条经。循着经络的循行路线进行触切，触及"痛点"可推断其属经络脏腑的病变。

2.一年十二月足部触诊

人体腰以上为阳，腰以下为阴；足在腰下，足的十二经脉对应地支以合十二个月。

子为十一月，感应左足大趾内侧，属络于左足太阴脾经脉，脾经功能失调时，易头重如裹，舌头屈伸不自如，四肢肌肉痿削；脾脏滞碍，纳谷欠馨，心下痞满，溏结不调，可有左股部至膝盖的内侧肿痛，痛连大趾。十一月伤为冬至之时，大地阳阴之气互异，但阴气仍胜于阳气。

丑为十二月，感应左足底，属络于左足少阴肾经脉。外感病如背脊疼痛，腰痛俯仰不利，两足发冷无力，口干咽痛，从股骨、腿后一直到足底皆痛，以左足为甚，面部会浮肿而面色如漆紫，大便困难或泄泻、腹胀。十二月伤，冬之盛，阴气仍盛于阳气，人体易被阴气所凌而阳虚。

寅为正月，感应在左足第四指，属络于左足少阳胆经脉，若人体经络气血功能失调时，容易口苦，善太息，左肋疼痛，转身困难，若因经脉运转功能失调容易造成左偏头痛，左目内眦痛痒，左侧趾骨关节不灵活，左足第四趾疼痛或有抽搐现象。

卯月为二月，感应左足小趾，属络于左足太阳膀胱经脉。膀胱经脉失调时，易致头颈项痛，左侧痛甚于右侧，腰酸背痛，小便不利，遗尿或不尿，左髋关节举足不灵活，左踝酸痛如扭，左膝筋紧难屈伸；如果经脉功能失调，容易目睛黄染、鼻衄、鼻塞、左半边的颈项、背、腰以至手足、小趾疼痛，活动不利。

辰为三月，感应左足第二、三趾，属络于左足阳明胃经脉。胃为五脏六腑之海，举凡水谷精微，莫不先贮于胃中。胃经功能失调时，容易惊吓，狂躁，有怕冷的感觉，或眼痛、喉痛、腿足发冷；内脏的病变会引发腹胀、水肿、消谷善饥，尿色发黄，左足二、三趾皆痛等症状。

巳为四月，感应右足第二、三趾，属络于右足阳明胃经脉，其症状如上，偏右身。

午为五月，感应右足小趾，属络于右足太阳膀胱经脉，易患的病症概同于卯月，而左右互异。

未为六月，感应在右足第四指，属络于足少阳胆经脉。此月内若病，其症状与寅月相同，但病痛偏人体右侧。

申为七月，感应右足底，属络于右足少阴肾经脉，外感病如背脊疼痛，腰痛俯仰不利，两足发冷无力，口干咽痛，从股骨，腿后一直到足底皆痛，以右足为甚，面部会浮肿而面色如漆紫，大便困难或泄泻、腹胀。

酉为八月，感应右足大趾内侧，属络于右足太阴脾经脉。脾经功能失调时，易使头重如裹，舌头屈伸不自如，四肢肌肉瘦削；脾脏滞碍，纳谷欠馨，心下痞满，溏结不调，股部至膝盖的内侧肿痛，痛连大趾。

戌为九月，感应右足大趾丛毛区，属络于右足厥阴肝经脉。肝经气血功能失调时，易致腰痛不可以侧仰。

亥为十月，感应左足大趾丛毛区，属络于左足厥阴肝经脉。肝经气血功能失调时，易致左足大趾无名肿痛，或丛毛区突长痘疹。

# 第五节　闻诊

闻诊包括听声音和嗅气味两个方面的内容，是医者通过听觉和嗅觉了解由病体发出的各种异常声音和气味，以诊察病情。闻诊也是一种不可缺少的诊察方法，是医者获得病患客观体征的一个重要途径。

## 一、听声音

听声音，主要是听患者言语气息的高低、强弱、清浊、缓急等变化，以及咳嗽、呕吐、呃逆、嗳气等声响的异常，以分辨病情的寒热虚实。

### （一）正常声音

健康的声音，虽有个体差异，但发声自然、音调和畅，刚柔相济，此为正常声音的共同特点。由于人们性别、年龄、身体等形质禀赋之不同，正常人的声音亦各不相同，男性多声低而浊，女性多声高而清，儿童则声音尖利清脆，老人则声音浑厚低沉。

### （二）病变声音

病变声音，指疾病反映于声音上的变化。一般来说，在正常生理变化范围之外以及个体差异以外的声音，均属病变声音。

**1.发声异常**

在患病时，若语声高亢宏亮，多言而躁动，多属实证、热证。若感受风、寒、湿诸邪，声音常兼重浊。若语声低微无力，少言而沉静，多属虚证、寒证或邪去正伤之证。

（1）音哑与失音：语声低而清楚称音哑，发音不出称失音。临床发病往往先见音哑，病情继续发展则见失音，故两者病因病机基本相同，当先辨虚实。新病多属实证，因外感风寒或风热袭肺，或因痰浊壅肺，肺失清肃所致。久病多属虚证，因精气内伤，肺肾阴虚，虚火灼金所致。

（2）呻吟、惊呼：呻吟是因痛苦而发出的声音。呻吟不止是身痛不适。由于出乎意料的刺激而突然发出喊叫声，称惊呼。骤发剧痛或惊恐常令人发出惊呼。小儿阵发惊呼，声尖惊恐，多是肝风内动，扰乱心神之惊风证。

**2.语言异常**

"言为心声"，故语言异常多属心的病变。一般来说，沉默寡言者多属虚证、寒证；烦躁多言者，多属实证、热证。语声低微，时断时续者，多属虚证；语声高亢有力者多属实证。

（1）狂言癫语：狂言癫语都是患者神志错乱、意识思维障碍所出现的语无伦次。狂言表现为骂詈歌笑无常、胡言乱语、喧扰妄动、烦躁不安等，主要见于狂证，俗称"武痴""发疯"。患者情绪处于极度兴奋状态，属阳证、热证。多因痰火扰心、肝胆郁火所致。癫语表现为语无伦次、自言自语或默默不语、哭笑无常、精神恍惚、不欲见人，主要见于癫证，俗称"文痴"，患者精神抑郁不振，属阴证，多因痰浊郁闭或心脾两虚所致。

（2）独语与错语：独语和错语是患者在神志清醒、意识思维迟钝时出现的语言异常，以老年人或久病之人多见，为心之气血亏虚、心神失养、思维迟钝所致，多见于虚证患者。

（3）谵语与郑声：谵语与郑声均是患者在神志昏迷或朦胧时出现的语言异常，为病情垂危、失神状态的表现。谵语多因邪气太盛，扰动心神所致；而郑声多是正气大伤，心神失养所致。

3.呼吸异常与咳嗽

呼吸异常与咳嗽是肺病常见的症状。肺主呼吸，肺功能正常则呼吸均匀，不出现咳嗽、咯痰等症状。当外邪侵袭或其他脏腑病变影响于肺，就会使肺气不利而出现呼吸异常和咳嗽。

（1）呼吸异常主要表现为喘、哮、上气、短气、气微、气粗等现象。

① 喘：是指呼吸急促困难，甚至张口抬肩、鼻翼煽动、端坐呼吸、不能平卧的现象。可见于多种急慢性肺脏疾病。喘在临床辨证时，要首先区分虚实。实喘的特点是发病急骤，呼吸困难，声高息涌气粗，唯以呼出为快，甚则仰首目突，脉数有力，多因外邪袭肺或痰浊阻肺所致。虚喘的特点是发病缓慢，呼吸短促，似不相接续，但得引一长息为快，活动后喘促更甚，气怯声低，形体虚弱，倦怠乏力，脉微弱，多因肺之气阴两虚、或肾不纳气所致。

② 哮：以呼吸急促、喉中痰鸣如哨为特征，多反复发作，不易痊愈。往往在季节转换、气候变动突然时复发，哮证要注意区别寒热。寒哮，又称"冷哮"，多在冬春季节，遇冷而作。因阳虚痰饮内停，或寒饮阻肺所致。热哮，则常在夏秋季节，气候燥热时发作。因阴虚火旺或热痰阻肺所致。

③ 上气：以呼吸气急、呼多吸少为特点，可兼有气息短促，面目浮肿，为肺气不利，气逆于喉间所致。有虚证和实证之分。实证以痰饮阻肺或外邪袭肺多见，虚证以阴虚火旺多见。

④ 短气：以呼吸短促、不相接续为特点，其症似虚喘而不抬肩，似呻吟而不无痛楚。多因肺气不足所致。此外，若胸中停饮也可见短气，为水饮阻滞胸中气机，肺气不利而致。

⑤ 少气：以呼吸微弱、语声低微无力为特点。患者多伴有倦怠懒言，面色不华，于谈话时自觉气不足以言，常深吸一口气后再继续说话，为全身阳气不足之象。

⑥ 气粗、气微：指患者呼吸时鼻中气息粗糙或微弱。气息粗糙多属实证，为外感六淫之邪或痰浊内盛、气机不利所致；气息微弱多属虚证，为肺肾气虚所致。

（2）咳嗽是肺病中最常见的症状，是肺失肃降，肺气上逆的表现。咳嗽一症，首当鉴别外感内伤。一般说来，外感咳嗽，起病较急、病程较短，必兼表证，多属实证；

内伤咳嗽，起病缓慢、病程较长或反复发作，以虚证居多。咳嗽之辨证，要注意咳声的特点，如咳声紧闷多属寒湿，咳声清脆多属燥热等，咳嗽昼甚夜轻者常为热为燥；夜甚昼轻者多为肺肾阴亏，若无力作咳、咳声低微者多属肺气虚。此外，对咳嗽的诊断，还须参考痰的色、量等不同表现和兼见症状以鉴别寒热虚实。

4.呕吐嗳气与呃逆

呕吐、嗳气与呃逆均属胃气上逆所致，因病邪影响的部位不同，而见呕吐、嗳气与呃逆等不同表现。

（1）呕吐：又可分呕吐、干呕，由于导致胃气上逆的原因不同，故呕吐的声响形态亦有区别，从而可辨病证的寒、热、虚、实。如吐势徐缓，声音微弱者，多属虚寒呕吐；而吐势较急，声音响亮者，多为实热呕吐。虚证呕吐多因脾胃阳虚和胃阴不足所致；实证呕吐多是邪气犯胃、浊气上逆所致，多见于食滞胃脘、外邪犯胃、痰饮内阻、肝气犯胃等证。

（2）嗳气：是气从胃中上逆出咽喉时发出的声音。饱食之后，偶有嗳气不属病态。嗳气亦当分虚实。虚证嗳气，其声多低弱无力，多因脾胃虚弱所致；实证嗳气，其声多高亢有力，嗳后腹满得减，多为食滞胃脘、肝气犯胃、寒邪客胃而致。

（3）呃逆：为胃气上进，横膈拘挛所致。呃逆临床需分虚、实、寒、热。一般呃声高亢，音响有力的多属实、属热；呃声低沉，气弱无力的多属虚、属寒。实证往往发病较急，多因寒邪直中脾胃或肝火犯胃所致。虚证多因脾肾阳衰或胃阴不足所致。正常人在刚进食后，或遇风寒，或进食过快均可见呃逆，往往是暂时的，大多能自愈。

5.叹息

又称"太息"，是指患者自觉胸中憋闷而长嘘气，嘘后胸中略舒的一种表现，多因气机不畅所致，以肝郁和气虚多见。

## 二、嗅气味

嗅气味，主要是嗅患者病体、排出物、病室等的异常气味。以了解病情，判断疾病的寒热虚实。

### （一）病体气味

1.口臭

患者张口时，口中发出臭秽之气。多见于口腔本身的病变或胃肠有热之人。口腔疾病致口臭的，可见于牙疳、龋齿或口腔不洁等。胃肠有热致口臭的，多见胃火上炎、宿食内停或脾胃湿热之证。

2. 汗气

因引起出汗的原因不同，汗液的气味也不同。外感六淫邪气，如风邪袭表，或卫阳不足，肌表不固，汗出多无气味。气分实热壅盛，或久病阴虚火旺之人，汗出量多而有酸腐之气。痹证若风湿之邪久羁肌表化热，也可汗出色黄而带有特殊的臭气。阴水患者若出汗伴有"尿臊气"则是病情转危的险候。

3. 鼻臭

鼻腔呼气时有臭秽气味。其因有三：一是鼻流黄浊黏稠腥臭之涕、缠绵难愈、反复发作，是鼻渊。二是鼻部溃烂，如梅毒、疠风或癌肿可致鼻部溃烂，而产生臭秽之气。三是内脏病变，如鼻呼出之气带有"烂苹果味"，是消渴病之重症。若呼气带有"尿臊气"，则多见于阴水患者，病情垂危的险症。

4. 身臭

身体有疮疡溃烂流脓水或有狐臭、漏液等均可致身臭。

（二）排出物气味

排出物的气味，患者也能自觉。因此，对于排出物如痰涎、大小便、妇人经带等的异常气味，通过问诊，可以得知。一般而言，湿热或热邪致病，其排出物多为混浊而有臭秽难闻的气味；寒邪或寒湿邪气致病，其排出物多清稀而无特殊气味。

呕吐物气味臭秽，多因胃热炽盛。若呕吐物气味酸腐，呈完谷不化之状，则为宿食内停。

呕吐物腥臭，夹有脓血，可见于胃痈。若呕吐物为清稀痰涎，无臭气或腥气为脾胃有寒。

嗳气酸腐，多因胃脘热盛或宿食停滞于胃而化热。嗳气无臭多因肝气犯胃或寒邪客胃所致。

小便臊臭，其色黄混浊，属实热证。若小便清长，微有腥臊或无特殊气味，属虚证、寒证。

大便恶臭，黄色稀便或赤白脓血，为大肠湿热内盛。小儿大便酸臭，伴有不消化食物，为食积内停。大便溏泻，其气腥者为脾胃虚寒。

矢气败卵味，多因暴饮暴食，食滞中焦或肠中有宿屎内停所致。矢气连连，声响不臭，多属肝郁气滞，腑气不畅。月经或产后恶露臭秽，因热邪侵袭胞宫。带下气臭秽，色黄，为湿热下注。带下气腥，色白，为寒湿下注。

（三）病室气味

病室的气味由病体本身及其排出物等发出，常有臭气触人，轻则盈于床帐，重则充满一室。室内有血腥味，多是失血证。室内有腐臭气味，多有浊腐疮疡。室内有尸臭气味，是脏腑败坏。室内有尿臊气，多见于水肿病晚期。室内有烂苹果气味，多见于消渴病。

# 第六节　询诊

询诊是医者通过询问患者或陪诊者，了解疾病的发生、发展、诊治经过、现在症状，及其他与疾病有关的情况，以诊察疾病的一种方法。疾病的发生、发展、诊治经过、现症状等情况，是诊断疾病的重要依据，通过询诊才能获得；故询诊是了解病史和患者自觉症状的主要方法，在七诊中占有十分重要的地位。

询问病情时，医者要善于围绕患者的主要病痛进行有目的、有步骤地询问，要突出重点又要全面了解，避免遗漏病情。此外，不可凭个人主观意愿去暗示和诱导患者，语言应通俗，切忌使用患者不懂的医学术语，避免所获病情资料的片面或失真，影响正确的诊断。医生在诊病时必须了解患者的生活习惯、精神状态、家族病史、个人病史等。询诊时要有一定的程序，道医张景岳曾作过《十问歌》："一问寒热二问汗，三问头身四问便，五问饮食六胸腹，七聋八渴俱当辨，九因脉色察阴阳，十从气味章神见。"

1. 寒热

凡有寒热者为表证，外感症；无寒热的多为里症，内伤杂症；发热恶寒的病在阳，无热恶寒的病在阴。寒热往来兼口苦咽干，头昏、目眩，头及全身疼痛，为少阳病。不发热但恶寒，手足常冷为虚寒证，手足心灼热的为虚热证。

2. 汗

汗与寒热有着密切的关系，如外感发热无汗是伤寒，有寒者是伤风，汗出后热减是病渐衰，汗后热反而增高是邪入里；阴虚出盗汗，汗后人感疲乏；阳虚自汗，汗后人感身冷。

3. 头

头、项痛属太阳，前额痛属阳明，两侧痛属少阳，顶头痛属厥阴，头胀痛觉热属肝火；眩晕怕光的属肝阳，痛时面色带青色者属肝寒。

4. 身

一身痛多为外感，汗出而减；不兼寒热，痛在关节，或游走四肢，为风寒湿痹，常与气候有关；手足麻木，或身体某一部分麻木延至肩、肘、臂的为中风先兆。多卧身痛，活动后减轻一般为气血不和。

### 5. 大便

大便闭塞又能进食者为阳结，不能进食者为阴结；腹胀痛为实证，腹满不胀痛为虚证；大便先干后溏为中气不足；大便常稀为脾虚；天将明泄泻为肾虚；泄泻腹痛秽臭为伤食；阵痛、阵泻，泻下黏秽赤白为痢疾；突然呕吐，水泻不止，肢麻，头汗为霍乱。久病、老人、产妇经常大便困难为血枯津燥。

### 6. 小便

小便清白为寒，黄赤为热，浑浊而爽利为湿热。次数过频为虚证，淋沥不断，茎中刺痛为淋症。凡泄泻患者小便必少，小便渐长泄泻将愈。

### 7. 饮食

胃主受纳，脾主运化。能食易化为胃强，食入难消为胃弱；喜吃冷食为胃热，喜吃温食为胃寒，吃下食物即吐为热证，朝食暮吐为寒证，孕妇见食呕吐为恶阻，乃生理现象。口苦为肝胆有火，口甘为脾有湿热，口酸为肝胃不和，口咸为肾虚水乏。

### 8. 胸腹

胸膈满闷多气滞；胸满痛为结胸；不痛而胀为痞气，胸痛彻背，背痛彻心，为胸痹证；脘痛属胃，肋痛属肝，暴痛在气，久痛入络。

### 9. 耳聋

暴聋多实，为肝胆之火上逆；久聋属虚，为肝肾阴虚。耳聋初期伴有耳鸣，如潮声、风声的为风热，如蝉声联鸣的为阴虚；有流脓作胀，似聋似鸣的为肝经湿热。

### 10. 口渴

口干能饮水者为真渴，胃中有火不能饮者或饮不多者是假渴；喜欢饮凉者为胃热，喜欢饮热者为内寒。

另外，在诊断中，睡眠的好坏也是必须询问的，如失眠多为虚弱证；眠短易醒为神不安；睡中多梦为火旺；梦中惊呼为胆气虚，胸膈气闷为痰湿内阻。此外，记忆力是否衰退、性欲是否正常、有无遗精现象，必要时亦应询问。

# 第七节　触诊

触诊包括切诊和触诊两部分，临诊时触、切结合来确定病情。

## 一、切诊（脉诊）

脉诊，是医者以指腹按一定部位的脉搏诊察脉象。通过诊脉，体察患者不同的脉象，以了解病情、诊断疾病；它是中医学一种独特的诊断疾病的方法。

### （一）诊脉的部位

诊脉的部位，有遍诊法、三部诊法和寸口诊法。遍诊法见于《素问·三部九候论》，切脉的部位有头、手、足三部。三部诊法见于汉代张仲景所著的《伤寒杂病论》，三部即人迎（颈侧动脉）、寸口、趺阳（足背动脉）。以上两种诊脉的部位，后世已少采用，自晋以来，普遍选用的切脉部位是寸口。寸口诊法始见于《黄帝内经》，主张独取寸口是《难经》，但当时这一主张未能普遍推行，直至晋代王叔和所著的《脉经》，才推广了独取寸口的诊脉方法。

寸口又称脉口、气口，其位置在腕后桡动脉搏动处，诊脉独取寸口的理论依据：寸口为手太阴肺经之动脉，肺朝百脉，为气血会聚之处，而五脏六腑十二经脉气血的运行皆起于肺而止于肺，故脏腑气血之病变可反映于寸口。此外，手太阴肺经起于中焦，与脾经同属太阴，与脾胃之气相通，而脾胃为后天之本，气血生化之源，故脏腑气血之盛衰都可反映于寸口，所以独取寸口可以诊察全身的病变。

寸口分寸、关、尺三部，以高骨（桡骨茎突）为标志，其稍内方的部位为关，关前（腕端）为寸，关后（肘端）为尺。两手各分寸、关、尺三部，共六部脉。寸、关、尺三部可分浮、中、沉三候，是寸口诊法的三部九候。

寸关尺分候脏腑，历代医家说法不一，目前多以下列为准：

左寸可候：心与膻中　右寸可候：肺与胸中。

左关可候：肝胆与膈　右关可候：脾与胃。

左尺可候：肾与小腹　右尺可候：肾与小腹。

### （二）正常脉象

正常脉象古称平脉，是健康无病之人的脉象。正常脉象的形态是三部有脉，一息四至，不浮不沉，不大不小，从容和缓，柔和有力，节律一致，尺脉沉取有一定力量，并随生理活动和气候环境的不同而有相应的正常变化。正常脉象有胃、神、根三个特点。

有胃：有胃气的脉象，不浮不沉，不快不慢，从容和缓，节律一致便是有胃气。即使是病脉，无论浮沉迟数，但有徐和之象者，便是有胃气。

脉有胃气，则为平脉，脉少胃气，则为病变，脉无胃气，则属真脏脉，或为难治或不治之征象，故脉有无胃气对判断疾病凶吉预后有重要的意义。

有神：有神的脉象形态，即脉来柔和。如见弦实之脉，弦实之中仍带有柔和之象；微弱之脉，微弱之中不至于完全无力者都叫有脉神。神之盛衰，对判断疾病的预后有一定的意义。但必须结合声、色、形三者，才能作出正确的结论。脉之有胃、有神，都是具有冲和之象。

有根：三部脉沉取有力，或尺脉沉取有力，就是有根的脉象形态。或病中肾气犹存，先天之本未绝，尺脉沉取尚可见，便是有生机。若脉浮大散乱，按之则无，则为无根之脉，为元气离散，标志病情危笃。

（三）病理性脉象

疾病反映于脉象的变化，叫作病脉。一般来说，除了正常生理变化范围以及个体生理特异之外的脉象，均属各病脉。不同的病理脉象，反映了不同的病症，我国最早的脉学专书《脉经》提出24种脉象，《景岳全书》提出16种，《濒湖脉学》提出27种，李中梓的《诊家正眼》又增加疾脉，故近代多从28病脉论述。

脉象是通过位、数、形、势等四方面来体察。位即脉之部位，是指在皮肤下的深度而言。

脉位分浮沉，浅显于皮下者浮脉，深沉于筋骨者为沉脉。数即至数，是指脉动的速率，脉数分迟数。一息不足四至为迟，一息五六至为数。形即形态，包括脉管的粗细及其特殊形象，指下予以辨形，如芤脉似葱管，动脉似豆等。势即脉动的气势或力量，以辨虚实。如脉来势大，有力为实，脉动势小，无力为虚等。

在28病脉中，有单一脉与复合脉之别。有的脉在位、数、形、势方面仅有单一的变化，如浮脉、沉脉表现为脉位的变化，迟脉、数脉表现为至数的变化。这种单方面变化而形成的脉象，称单一脉。许多脉象要从位数形势多方面综合体察，才能进行区别。如弱脉由虚、沉、小三脉合成，牢脉由沉、实、大、弦、长五脉合成，浮大有力势猛为洪脉等，这种由2个或2个以上方面的变化而形成的脉象，称复合脉。单一脉往往不能全面反映疾病的本质，而复合脉则可以从多方面反映疾病的情况，除了上述28病脉之外，还常出现数种脉象并见的相兼脉，如浮紧、浮缓、沉细、滑数等。

（四）脉象分类与主病

1.浮脉类

浮脉类的脉象，有浮、洪、濡、散、芤、革六脉。因其脉位浅，浮取即得，故归于一类。

（1）浮脉

【脉象】轻取即得，重按稍减而不空，举之泛泛而有余，如水上漂木。

【主病】表证、虚证。

【脉理】浮脉主表，反映病邪在经络肌表部位，邪袭肌腠，卫阳奋起抵抗，脉气鼓动于外，脉应指而浮，故浮而有力。内伤久病体虚，阳气不能潜藏而浮越于外，亦有见浮脉者，必浮大而无力。

（2）洪脉

【脉象】洪脉极大，状若波涛汹涌，来盛去衰。

【主病】里热证。

【脉理】洪脉的形成，由阳气有余、气壅火亢，内热充斥，致使脉道扩张，气盛血涌，故脉见洪象。若久病气虚或虚劳，失血，久泄等病证而出现洪脉，是正虚邪盛的危险证候或为阴液枯竭，孤阳独亢或虚阳亡脱。此时，浮取洪盛，沉取无力无神。

（3）濡脉

【脉象】浮而细软，如帛在水中。

【主病】虚证、湿证。

【脉理】濡脉在主诸虚，若为精血两伤，阴虚不能维阳，故脉浮软，精血不充，则脉细；若为气虚阳衰，虚阳不敛，脉也浮软，浮而细软，则为濡脉。若湿邪阻压脉道，亦见濡脉。

（4）散脉

【脉象】浮散无根，至数不齐，如杨花散漫之象。

【主病】元气离散。

【脉理】散脉主元气离散，脏腑之气将绝的危重证候。因心力衰竭，阴阳不敛，阳气离散，故脉来浮散而不紧，稍用重力则按不着，漫无根蒂；阴衰阳消，心气不能维系血液运行，故脉来时快时慢，至数不齐。

（5）芤脉

【脉象】浮大中空，如按葱管。

【主病】失血、伤阴。

【脉理】芤脉多见于失血伤阴之证，故芤脉的出现与阴血亡失，脉管失充有关，因突然失血过多，血量骤然减少，营血不足，无以充脉，或津液大伤，血不得充，血失阴伤则阳气无所附而浮越于外，因而形成浮大中空之芤脉。

（6）革脉

【脉象】浮而搏指，中空外坚，如按鼓皮。

【主病】亡血、失精、半产、漏下。

【脉理】革脉为弦芤相合之脉，由于精血内虚，气无所附而浮越于外，如之阴寒之气收束，因而成外强中空之象。

2. 沉脉类

沉脉类的脉象，有沉、伏、弱、牢四脉。脉位较深，重按乃得，故同归于一类。

（1）沉脉

【脉象】轻取不应，重按乃得，如石沉水底。

【主病】里证。亦可见于无病之正常人。

【脉理】病邪在里，正气相搏于内，气血内困，故脉沉而有力，为里实证；若脏腑虚弱，阳气衰微，气血不足，无力统运营气于表，则脉沉而无力，为里虚证。

（2）伏脉

【脉象】重手推筋按骨始得，甚则伏而不见。

【主病】邪闭、厥证、痛极。

【脉理】因邪气内伏，脉气不能宣通，脉道潜伏不显而出现伏脉；若阳气衰微欲绝，不能鼓动血脉亦见伏脉。前者多见实邪暴病，后者多见于久病正衰。

（3）弱脉

【脉象】极软而沉细。

【主病】气血阴阳俱虚证。

【脉理】阴血不足，不能充盈脉道，阳衰气少，无力鼓动，推动血行，故脉来沉而细软，而形成弱脉。

（4）牢脉

【脉象】沉按实大弦长，坚牢不移。

【主病】阴寒凝结，内实坚积。

【脉理】牢脉之形成，是由于病气牢固，阴寒内积，阳气沉潜于下，故脉来沉而实大弦长，坚牢不移。牢脉主实有气血之分，症、癥瘕有形肿块，是实在血分；无形痞结，是实在气分。若牢脉见于失血，阴虚等病证，是阴血暴亡之危候。

3. 迟脉类

迟脉类的脉象，有迟、缓、涩、结四脉。脉动较慢，一息不足四五至，故同归于一类。

（1）迟脉

【脉象】脉来迟慢，一息不足四至。

【主病】寒证。迟而有力为寒痛冷积，迟而无力为虚寒。久经锻炼的运动员，脉迟而有力，则不属病脉。

【脉理】迟脉主寒证，由于阳气不足，鼓动血行无力，故脉来一息不足四至。若阴寒冷积阻滞，阳失健运，血行不畅，脉迟而有力。因阳虚而寒者，脉多迟而无力。邪热结聚，阻滞气血运行，也见迟脉，但必迟而有力，按之必实，迟脉不可概认为寒证，当脉症合参。

（2）缓脉

【脉象】一息四至，来去怠缓。

【主病】湿证，脾胃虚弱。

【脉理】湿邪黏滞，气机为湿邪所困；脾胃虚弱，气血乏源，气血不足以充盈鼓动，故缓脉见怠缓；平缓之脉，是为气血充足，百脉通畅。若病中脉转缓和，是正气恢复之征。

（3）涩脉

【脉象】迟细而短，往来艰涩，极不流利，如轻刀刮竹。

【主病】精血亏少，气滞血瘀，挟痰，挟食。

【脉理】精伤血少津亏，不能濡养经脉，血行不畅，脉气往来艰涩，故脉涩而无力；气滞血瘀、痰、食胶固，气机不畅，血行受阻，则脉涩而有力。

（4）结脉

【脉象】脉来缓，时而一止，止无定数。

【主病】阴盛气结，寒痰血瘀，癥瘕积聚。

【脉理】阴盛气机郁结，阳气受阻，血行瘀滞，故脉来缓怠，脉气不相顺接，时一止，止后复来，止无定数，常见于寒痰血瘀所致的心脉瘀阻证。结脉见于虚证，多为久病虚劳，气血衰，脉气不继，故断而时一止，气血续则脉复来，止无定数。

4. 数脉类

数脉类的脉象，有数、疾、促、动四脉。脉动较快，一息超过五至，故同归一类。

（1）数脉

【脉象】一息脉来五至以上。

【主病】热证。有力为实热，无力为虚热。

【脉理】邪热内盛，气血运行加速，故见数脉。因邪热盛，正气不虚，正邪交争剧烈，故脉数而有力，主实热证。若久病耗伤阴粗，阴虚内热，则脉虽数而无力。若脉显浮数，重按无根，是虚阳外越之危候。

（2）疾脉

【脉象】脉来急疾，一息七八至。

【主病】阳极阴竭，元阳将脱。

【脉理】实热证阳亢无制，真阴垂危，故脉来急疾而按之益坚。若阴液枯竭，阳气外越欲脱，则脉疾而无力。

（3）促脉

【脉象】脉来数，时而一止，止无定数。

【主病】阳热亢盛，气血痰食郁滞。

【脉理】阳热盛极，或气血痰饮，宿食郁滞化热，正邪相搏，血行急速，故脉来急数。邪气阻滞，阴不和阳，脉气不续，故时一止，止后复来，指下有力，止无定数。促脉亦可见于虚证，若元阴亏损，则数中一止，止无定数，必促而无力，为虚脱之象。

（4）动脉

【脉象】脉形如豆，厥厥动摇，滑数有力。

【主病】痛证、惊证。妇女妊娠反应期可出现动脉，这对临床诊断早孕，有一定价值。

【脉理】动脉是阴阳相搏，升降失和，使其气血冲动，故脉道随气血冲动而呈动脉。痛则阴阳不和，气血不通，惊则气血紊乱，心突跳，故脉亦应之而突跳，故痛与惊可见动脉。

5.虚脉类

虚脉类的脉象，有虚、细、微、代、短五脉，脉动应指无力，故归于一类。

（1）虚脉

【脉象】三部脉会之无力，按之空虚。

【主病】虚证。

【脉理】气虚不足以运其血，故脉来无力，血虚不足充盈脉道，故按之空虚。由于气虚不敛而外张，血虚气无所附而外浮，脉道松弛，故脉形大而势软。

（2）细脉

【脉象】脉细如线，但应指明显。

【主病】气血两虚、诸虚劳损、湿证。

【脉理】细为气血两虚所致，营血亏虚不能充盈脉道，气不足则无力鼓动血液运行，故脉体细小而无力。湿邪阻压脉道，伤人阳气也见细脉。

（3）微脉

【脉象】极细极软，按之欲绝，似有若无。

【主病】阴阳气血诸虚，阳气衰微。

【脉理】阳气衰微，无力鼓动，血微则无以充脉道，故见微脉。浮以候阳，轻取之似无为阳气衰。沉以候阴，重取之似无是阴气竭。久病正气损失，气血被耗，正气殆尽，故久病脉微，为气将绝之兆；新病脉微，是阳气暴脱，亦可见于阳虚邪微者。

（4）代脉

【脉象】脉来时见一止，止有定数，良久方来。

【主病】脏气衰微、风证、痛证。

【脉理】脏气衰微，气血亏损，以致脉气不能衔接而歇止，不能自还，良久复动。

风证、痛证见代脉，因邪气所犯，阻于经脉，致脉气阻滞，不相衔接为实证。

代脉亦可见于妊娠初期的孕妇，因五脏精气聚于胞宫，以养胎元，脉气一时不相接续，故见代脉。然非妊娠必见之脉，仅见于母体素弱，脏气不充，更加恶阻，气血尽以养胎，脉气暂不接续所致。

（5）短脉

【脉象】首尾俱短，不能满部。

【主病】气病。有力为气滞；无力为气虚。

【脉理】气虚不足以帅血，则脉动不及尺寸本部，脉来短而无力。亦有因气郁血瘀或痰滞食积，阻碍脉道，以致脉气不伸而见短脉，但必短而有力，故短脉不可概作不足之脉，应注意其有力无力。

6. 实脉类

实脉类脉象，有实、滑、弦、紧、长等五脉，脉动应指有力，故归于一类。

（1）实脉

【脉象】三部脉举按均有力。

【主病】实证。

【脉理】邪气亢盛而正气不虚，邪正相搏，气血壅盛，脉道紧满，故脉来应指坚实有力。

平人亦可见实脉，这是正气充足，脏腑功能良好的表现。平人实脉应是静而和缓，与主病之实脉躁而坚硬不同。

（2）滑脉

【脉象】往来流利，如珠走盘，应指圆滑。

【主病】痰饮、食积、实热。

【脉理】邪气壅盛于内，正气不衰，气实血涌，故脉往来甚为流利，应指圆滑。若滑脉见于平人，必滑而和缓，总由气血充盛，气充则脉流畅，血盛则脉道充盈，故脉来滑而和缓。

妇女妊娠见滑脉，是气血充盛而调和的表现。

（3）弦脉

【脉象】端直以长，如按琴弦。

【主病】肝胆病、痰饮、痛证、疟疾。

【脉理】弦是脉气紧张的表现。肝主流泄，调物气机，以柔和为贵，若邪气滞肝，疏泄失常，气郁不利则见弦脉。诸痛、痰饮，气机阻滞，阴阳不和，脉气因而紧张，故脉弦。疟邪为病，伏于半表半里，少阳枢机不利而见弦脉。虚劳内伤，中气不足，肝病棐脾，亦觉见弦脉。若弦而细劲，如循刀刃，便是胃气全无，病多难治。

（4）紧脉

【脉象】脉来绷急，状若牵绳转索。

【主病】寒证、痛证。

【脉理】寒邪侵袭人体，与正气相搏，以致脉道紧张而拘急，故见紧脉。诸痛而见紧脉，也是寒邪积滞与正气激搏之缘故。

（5）长脉

【脉象】首尾端长，超过本位。

【主病】肝阳有余，火热邪毒等有余之症。

【脉理】健康人正气充足，百脉畅通无损，气机升降调畅，脉来长而和缓；若肝阳有余，阳盛内热，邪气方盛，充斥脉道，加上邪正相搏，脉来长而硬直，或有兼脉，为病脉。

（五）相兼脉与主病

相兼脉是指数种脉象并见的脉象。徐灵胎称之为合脉，有二合脉、三合脉、四合脉之分。

相兼脉象的主病，为各个脉所主病的总和，如浮为表，数为热，浮数主表热，以此类推。现将常见的相兼脉及主病列于下：

（1）相兼脉：浮紧。 主病：表寒，风痹。

（2）相兼脉：浮缓。 主病：伤寒表虚证。

（3）相兼脉：浮数。 主病：表热。

（4）相兼脉：浮滑。 主病：风痰，表证挟痰。

（5）相兼脉：沉迟。 主病：里寒。

（6）相兼脉：弦数。 主病：肝热，肝火。

（7）相兼脉：滑数。 主病：痰热，内热食积。

（8）相兼脉：洪数。 主病：气分热盛。

（9）相兼脉：沉弦。 主病：肝郁气滞，水饮内停。

（10）相兼脉：沉涩。 主病：血瘀。

（11）相兼脉：弦细。 主病：肝肾阴虚，肝郁脾虚。

（12）相兼脉：沉缓。 主病：脾虚，水湿停留。

（13）相兼脉：沉细。 主病：阴虚，血虚。

（14）相兼脉：弦滑数。 主病：肝火挟痰，痰火内蕴。

（15）相兼脉：沉细数。 主病：阴虚，血虚有热。

（16）相兼脉：弦紧。 主病：寒痛，寒滞肝脉。

## 二、触诊

随着科学技术的迅猛发展，新的诊疗技术和仪器设备层出不穷，但目前在推拿临床诊察中，触诊仍具有不可替代的重要作用，在一些疾病特别是软组织损伤的诊断上，触诊甚至是主要的诊断依据。三部正骨法中也特别重视触诊手法的应用，叶师临证时必先细致诊查而后予以治疗，触诊是诊治时必不可少的环节，与治疗手法互相衔接，起着重要的作用。笔者在跟随叶师出诊时，曾多次看到一些较轻的骨错缝筋出槽的患者，叶师在检查的同时就完成了治疗。

### （一）触诊目的

触诊的目的是提高手法治疗的安全性和有效性。

望、闻、问、切中的切诊（触诊）是中医推拿临床诊断评估的核心内容之一。早在唐代，蔺道人《仙授理伤续断秘方》就把"揣摸""拔伸""撙捺""捺正"中的"揣摸"作为治疗闭合骨折的四大手法之一。清代《医宗金鉴》中，也将"摸"法列为正骨八法之一。

脊柱病是困扰人类的常见病。30岁以后人类骨骼肌开始衰退，关节和肌肉平衡能力和活动能力下降，会出现骨关节疼痛等症状，且功能病理改变比结构病理改变所致的疼痛更为常见，脊柱病，病在筋骨，影像和超声的检查结果与患者的临床症状并非完全吻合。首先，规范的触诊检查可以确定病变的位置，敏锐得感知病变位置的状态，发现急性损伤、感染和肿瘤等情况，提高手法的安全性，防止手法加重损伤及引起炎症和肿瘤扩散。其次，触诊可以提高手法的有效性。叶师认为触诊是术者用双手去与患者病位"对话"的过程，过程中需全神贯注，细细体会指下乾坤，熟练者可做到诊治结合。《仙授理伤续断秘方》有"凡左右损处，只相度骨缝，仔细捻捺，忖度便见大概"的记载。

精确的触诊能提高手法治疗疾病的准确性和可靠性，是道医手法治疗疾病的优势，体现出对病变部位做到定性、定位、定向的准确判断，是手法的有的放矢的前提。

### （二）触诊手法的基本功

触诊手法的基本功是对人体解剖结构的熟悉，就像作战构建作战地图一样，如果不将人体的结构和经络的走向了然于心则无异于盲人摸象。中医谚语说："学医不明经络，开口动手便错"。三部正骨手法中，为了训练对结构的敏锐性，会进行针对性的训练，如提高敏锐性的"叠纸隐发丝"和"碎爪尽还原"等训练手法，是其中比较有特色的训练方式。叶师在生活中因材施教，对爱吃荤腥的徒弟常略施小惩，要求吃完鸡、鸭、鱼肉后将零碎的骨头拼凑成原来的样子，以锻炼敏锐的观察力。对于好胜喜欢玩耍的学生则让他们两人一组，将麻绳打结，然后泡入水中，将绳结泡紧，互相交换后比赛解绳结的速度。

触感的敏锐无疑是触诊成功的关键因素之一。要做到感知的准确，第一是对指下力度的把握，不同强度的劲力是对筋骨的不同层次进行触诊；第二是要遵循一定的套路，不能杂乱无章的触诊，要根据病情做到先后顺序及循行路线的把握。第三则是施术者要有扎实的基本功，如果基础不牢靠就会出现心中寥寥手下全无的情况。

### （三）触诊的核心内容

#### 1. 痛点

骨伤疾病和损伤的病理特点之一就是一个很小的"痛点"可以引起一大片肢体组织的剧烈疼痛，故推拿触诊的主要目的之一就是触摸痛点的位置。正常情况下，除了少数敏感的穴位外，人体健康组织对于适度的拇指按压是不会产生疼痛反应的。如人体某一点在触诊过程中产生明显的痛感，则多为病理现象，提示临床医生应注意其与疾病之间的关系。痛点可分为两类，一类痛点只引起局部痛，并不引发向远处传导的放射痛，为普通压痛点。另一类痛点按压其上不仅可引起局部疼痛，而且可以引发与疾病疼痛性质和路线分布相类似的放射痛，称"扳机点"。相对而言，"扳机点"对疾病的诊断意义更大。如腰椎棘突旁引出的向下肢坐骨神经通路放射的"扳机点"是腰椎间盘突出症的诊断依据之一。

#### 2. 力度

道医触诊手法，通过循按压揉等方法来控制力度。医生的手指按压应逐渐变动按压的力量，由轻而重或由重而轻，以探查病变组织的深浅及轻重，所谓"轻摸皮，重摸骨，不轻不重摸筋肌"。一般而言，轻压痛反映皮肤、皮下脂肪及浅筋膜病变、损伤，病情较轻；中等力压痛反映肌肉、骨关节病变、损伤，病情一般；重力压痛反映椎间盘、后关节病变、损伤，病情较重。

#### 3. 质地

正常的肌肤、骨骼、韧带均具有相似的质地和纹理，而病变组织的质地和纹理必然要发生相应的变化。《医宗金鉴》认为"（伤）虽在肉里，以手扪之，自悉其情"。尽管骨伤疾病发生在体内，但对于具有临床经验的推拿医生来说，是可以通过手指的触摸来感觉到。正常的皮肤具有良好的弹性且与皮下组织间有良好的游离活动度。如腰背肌筋膜炎的患者，因长期的非特异性炎症的结果，腰背部的皮肤可出现增厚而毛孔增粗，与皮下组织紧密粘连而游离活动度减少等。另外，还可以根据手下感觉对病情的性质进行判断，如医者的手掌触按患者的胸部、腹部、手、足诊察，病者胸部按之坚实、疼痛的多为结胸，按之濡软而不痛者多为痞气；若腹满怕按、或按之作痛的为实为热，按时不痛喜按的为虚为寒；若腹胀以手四指尖叩之如鼓响者为气胀，以手指尖按其手足后有凹陷而又不起来者为肿；以医者之手触患者手背，若发热者为外感，触其手心发热者为阴虚，手足温者病轻，手足冷者病重；皮肤瘙痒起红色小疹或斑点为风为湿等。

4．骨性标志

三部正骨法讲究以骨为本：一则骨为先天之相，二则骨为人体重要的定位标志，《医宗金鉴》强调熟知人体的解剖结构中的重要性："盖一身之骨体，既非一致，而十二经筋之罗列序属，又各不同。故必素知其体相，识其部位，一旦临证，机触于外，巧生于内，手随心转，法从手出。"触摸骨性解剖结构的目的既是为了诊断、定位，也是为了用于手法治疗。在骨伤推拿治疗中，脊柱的骨性解剖结构触摸更有重要的意义。

正常脊柱棘突呈垂直的水滴状排列，上下棘突排列成一条直线，棘突结构两侧对称。一旦脊柱某一节段出现错位，由于脊柱运动轨迹的缘故，必然呈现旋转、侧屈、后伸的三维空间改变的共轭运动，而棘突则出现斜向排列的改变，也就是通常患者口中所谓的"算盘珠歪了"。此时，在脊柱触诊中可感觉到病变节段上一椎棘突向某一侧凸起，故在脊柱触诊过程中应仔细体会每一节棘突左右两侧是否对称，脊柱生理弧度是否改变，脊柱整体有无侧凸、后凸畸形。

脊柱的错位，必然存在棘突或左或右的偏凸，但反过来，棘突的偏凸并不一定意味着脊柱错位的标志；棘突骨质可有发育上的变异，若棘突左右侧发育不对称，也会在触摸时感到棘突某一侧偏凸。由于颈椎棘突有分叉，这一现象在颈部更为普遍，这时除了触摸棘突外，须进一步触摸同椎体的左右横突。若同椎的横突也存在相应的后凸或前凹现象，才表明该椎骨存在错位的三维共轭运动，才能诊断为脊椎错位。如虽有棘突偏凸而无相应椎横突的后凸，则只能证实骨性结构发育上的异常。


（四）触诊基础方法

1．基础手型

"枪手"为道医常用诊断手型（图4-10），示指中指并拢，拇指微撑，环指、小指微曲，形成如手枪的手型。触诊时掌指间保证一定张力，以示指中指定位，以拇指指腹触诊。其发力可概括为捋、走、挤、按以触诊不同深度不同结构的组织。

2．脊柱静态触诊手法

脊柱静态触诊，是指患者保持体位静止的状态、施术者运用"手摸心会"的方法进行检查的技术。根据用力方式的不同可分为捋、走、挤、按四个操作手法。

（1）捋：用拇指或者示指、中指循骨骼排列或肌肉走形进行触诊，力度轻而柔和，速度均匀以获得整体的感觉进行基础的判断（图4-11）。

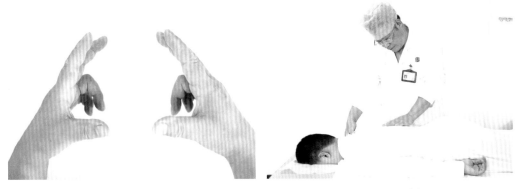

图4-10 枪手　　　　　　　　　　　图4-11 捋

（2）走：施术者用双手拇指交替按于一定部位上如同走动，适当用力做与肌纤线垂直方向来回拨动（图4-12）。手法要领为用拇指的桡侧面或拇、食、中指的指端，深触于肌腹之中，使患者有酸胀感并以能忍受为度。拨动的方向与肌纤维的走行成垂直，即纵行纤维做横向拨动，横行纤维做纵向拨动。拨动频率可快可慢，速度要均匀，用力要由轻到重，再由重到轻，刚中有柔。

（3）挤：施术者以双手拇指在治疗部位做挤压揉动，用力应先轻渐重，手要对称在操作部位上用力，对相应组织有一定压力，不能在皮肤表面摩擦或滑动（图4-13）。

（4）按：分为指按法和掌按法，分别指用手指螺纹面、指端或者掌根按压体表的手法（图4-14）。当单手指力不足时，可用另一手手指或手掌重叠辅以按压。按法亦可与其他手法结合，如果与拨法结合则为按拨法，与揉法结合，则为按揉法。手法要领为按压力的方向垂直于受力面向下，用力由轻到重，稳而持续，使刺激感觉充分达到机体较深部位组织，切忌用迅猛的暴力，按法结束时，不宜突然放松，

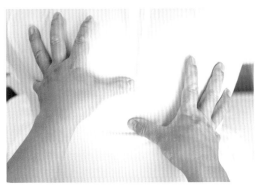

图4-12 走

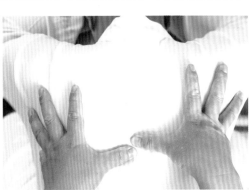

图4-13 挤

201

避免小关节滑膜嵌顿等，应逐渐递减
按压的力量。

3.脊柱动态触诊

动态触诊是针对某一运动单元的松
动度和终末感进行检查的一种诊断评估
技术。脊椎的运动单元是脊柱的最小功
能单元，包括两个相邻的椎体、椎间盘、
纵韧带和肌肉形成节段的前部，相应的
椎弓、椎间关节、横突、棘突及韧带和

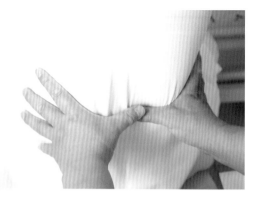

图 4-14 按

肌肉组成节段的后部，椎弓和椎体形成椎管作为中部以保护脊髓，完成脊柱的前屈、
后伸和旋转运动。松动度检查包括脊椎某一运动单元节段旋转、前后或侧方活动时的
松紧程度。终末感是指关节活动到极限位时检查者指下的感觉，运动终末出现抵触感
或伴疼痛。实施动态触诊时，松动度变大则终末感减弱，松动度变小则终末感增强。

（五）分部触诊

1.脊柱骨性标志定位（表 4-1，表 4-2，图 4-15，图 4-16）

**表 4-1 不同节段横突及棘突的定位**

| 脊柱节段 | 定位方法 |
|---|---|
| 第 1 颈椎横突 | 颞骨乳突下一横指 |
| 第 2 颈椎横突 | 胸锁乳突肌下缘，乳突下端垂线与下颌角连线交点 |
| 第 2 颈椎棘突 | 颈后部正中线上，枕骨下方摸到的第一个明显骨质突起（第 1 颈椎棘突触摸不明显），胸锁乳突肌后缘中点，平甲状软骨上缘。 |
| 第 4 颈椎横突 | 胸锁乳突肌后缘最明显突出的骨突，平环状软骨 |
| 第 7 颈椎横突 | 颈根部后正中线上最隆起的骨突，转动头部时，此棘突随之在皮下活动 |
| 第 3 胸椎棘突 | 两上肢下垂时，两侧肩胛冈连线中点 |
| 第 8 胸椎棘突 | 两上肢下垂时，两侧肩胛骨下角连线中点 |
| 第 11 胸椎棘突 | 沿两侧第 12 肋骨向背部中线触摸，终点交会处 |
| 第 2 腰椎棘突 | 平两侧第 10 肋骨最低点 |
| 第 2 腰椎横突 | 骶棘肌外缘与第 12 肋骨端会合处，深按有触及骨突感 |
| 第 4 腰椎横突 | 平两侧髂嵴最高点 |
| 髂后上棘 | 骶髂关节上部外缘，沿髂嵴向后内下方触摸至最明显的骨突 |
| 髂后下棘 | 骶髂关节下部外缘，从骶尾关节沿骶骨外缘向外上方触摸至最明显的骨突 |

表 4-2 不同阶段棘突横突的对应关系

| 第 1 ~ 7 颈椎 | 下位椎横突与该节段棘突间隙处于同一水平线 |
| | 下关节下缘与同椎棘突下缘位于同一水平线横突稍高于同椎棘突 |
| 第 1 胸椎 | 横突略高于同椎棘突 |
| 第 4 胸椎 | 第 5 胸椎横突与第 4 胸椎棘突相平 |
| 第 8 胸椎 | 第 9 ~ 10 胸椎横突间隙与第 8 胸椎棘突相平 |
| 第 10 胸椎 ~ 第 5 腰椎 | 棘突中点和同椎及下一椎横突间隙相平 |
| | 相邻棘突间隙与下一椎横突相平 |

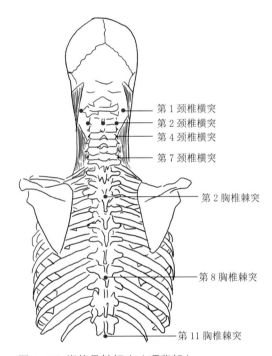

图 4-15 脊柱骨性标志（项背部）

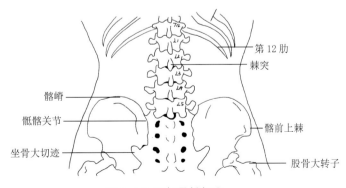

图 4-16 腰部骨性标志

2. 颈部触诊

（1）颈部静态触诊：嘱患者端坐椅上，肢体放松，露出颈部，医者站其身后，以示指、中指定位于颊车，拇指，轻度外展，保持一定的张力，成"枪手"型，用双手拇指指腹桡侧着力，在患者颈部自枕骨下，沿脊柱纵轴方向垂直，依次从上向下，往返挤压（图4-17）。骨关节可依次触诊、三条连线、横突连线、棘突连线、关节突连线，感受棘突是否共线，棘突间隙大小等变化。颈项部软组织触摸检查有无条索感及肌肉软硬程度。同时通过挤找寻患者的压痛点及筋结点。

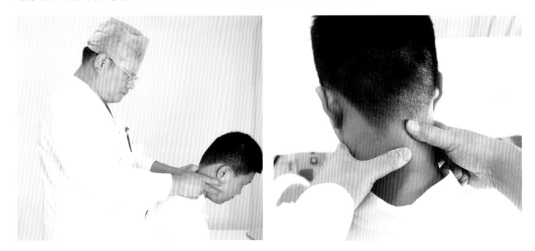

图4-17 颈部静态触诊

触诊颈椎前侧肌群时，手型可阴阳转换，以拇指定位，示指中指触诊颈部前侧肌群，感受其张力，是否对称，是否有僵硬挛缩，并通过挤压、寻找患者的压痛点与筋结点。

（2）颈部动态触诊：患者取坐位，上肢放松，一手扶住患者前额，医者站其身后、一手成"枪手"配合颈部屈伸以拇指触诊横突、棘突、关节突、以观察颈椎的活动度，感受关节活动的终末感（图4-18）。

（3）触诊寰枢关节：可以示中指定位于颊车，拇指放于枕下寰椎横突处。嘱患者张口感受两侧突起，感受两侧隆起时是否对称，初步判断寰枢关节是否存在偏歪、错缝（图4-19）。

（4）操作要领

1）触诊颈椎正中线应垂直于颈椎，均匀缓慢用力，不可用力过大，按时如果患者自觉疼痛，需仔组探查是否有肿胀、结节、条索状物、关节错位，并感受关节的终末感。

2）触诊颈椎棘突旁时，需贴住棘突间隙，向下、向内按压，感受肌腱紧张度、关节位置、结节和条索状物。

3）触诊关节突关节位置时，应斜向脊柱用力。

4）触诊横突关节时，应找到横突边缘后向前用力，不可直接顶住横突用力，以免损伤附着的肌肉。

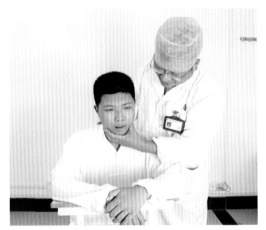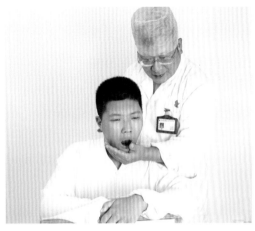

图 4–18 颈部动态触诊

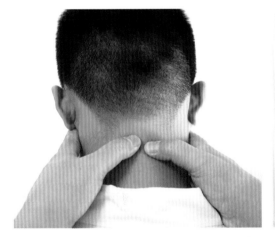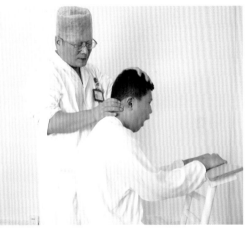

图 4–19 寰枢关节动态触诊

（5）临床意义

1）棘突、棘间隙和椎旁肌触诊：自第 7 颈椎棘突依次向上用拇指按压，下颈段以颈第 7 颈椎棘突最为突出，上颈段以第 1 颈椎横突和颈第 2 颈椎棘突最为明显。在乳突和下颌骨间可能触及部分寰椎横突，在枕骨下缘正中触及的骨性结构是第 2 颈椎棘突。颈椎项韧带骨化或钙化常可在棘突表面触及可推动硬性条状物。如触及两个棘突之间凹凸不平或凹陷表示该节段棘间韧带损伤或骨折脱位。在棘突骨折或椎板骨折患者可触及浮动棘突，对此类患者切不可用力按压，以免加重脊髓损伤。

2）颈椎后关节突的触诊：颈椎棘突两侧竖脊肌外缘可触及质地较肌肉坚硬的骨

性突出，为颈椎的后关节突。正常颈椎的上下后关节突应排列成平滑的弧线，当某活动节段的后关节出现退行性骨关节炎时，该关节突有明显压痛。当颈椎旋转错位时，与棘突偏歪侧相对侧的后关节突相应向后、向下方翘起，并有压痛。

3）颈椎横突触诊：沿气管两侧胸锁乳突肌覆盖处可触及硬质的骨性凸起，其外缘为各颈椎横突前结节。颈椎出现旋转错位后，相应的颈椎横突前结节（棘突偏歪侧的同侧）亦发生向前凸起的位移，并有压痛。颈椎相邻两横突前结节之间为颈神经出口处，然后各颈神经前支分别交叉连接组成颈丛和臂丛。按压出口处引起剧烈的放射性神经痛为颈神经根受压正处于激惹状态。

4）颈椎椎体前方触诊：用示指和中指在胸锁乳突肌和颈动脉鞘内侧将甲状腺、气管及食管推过中线，即可触及颈椎椎体和椎间盘前部。如有压痛在则提示可能存在该部位损伤或病变。

5）颈部肌肉状态和肿块检查：颈阔肌及颈肌群痉挛往往是继发于损伤的一种保护性反应。小儿先天性斜颈可触及胸锁乳突肌痉挛。椎体前方液性包块多见于损伤后血肿或颈椎结核伴发椎前脓肿。此外，还应注意颈部有无甲状腺或淋巴结肿大。

3. 胸背部静态触诊

（1）胸背部静态触诊：患者取坐位或卧位，医者双手成枪指，示指、中指辅助定位，先以拇指触诊背部棘突连线、横突连线、关节突连线，观察脊柱是否存在侧弯或曲度异常；再以拇指自己脊柱向肩胛两侧分推，感受背部的肌肉的张力。再以拇指自上而下、交替、向下触诊以寻找背部的条索点、压痛点、劳损点（图4-20）。

（2）胸背部静态触诊：在手法操作时，可以髌骨内侧缘触诊，嘱患者双手抱头，

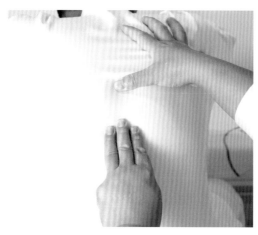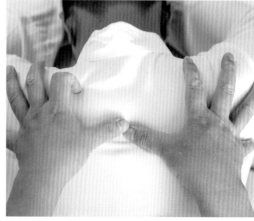

图 4-20 胸背部静态触诊

配合患者前俯后仰，以髌骨内侧缘抵住第12胸椎逐节上移触诊胸椎棘突；在触诊的同时可配合正骨顿提手法对偏歪之胸椎棘突进行复位（图4-21）。

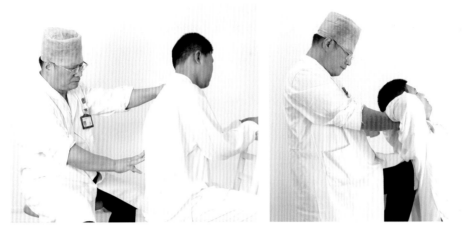

4-21 胸背部动态触诊

（3）操作要领

1）触诊胸椎应由上而下按压棘突、棘间韧带、脊肋角、关节突关节、椎旁肌、横突等。一般压痛部位即说明该处组织有病变。用力易由轻到重，以触诊不同组织层次的病例变化。

2）触诊胸椎棘突时应注意指下胸椎有无隆起、偏歪、棘突的上下间隙出现宽窄变化，如触及应注意左右上下对比，以确定病变部位的病理变化。

3）触诊胸背部肌群时时应注意体位摆放，注意患者体位必须舒适，否则会出现非病理性的肌肉紧张，触诊不同肌群时应注意用力方向不同。

4）触诊肩胛骨内侧缘时，需向下、向肩胛骨内侧用力，仔细体会损伤肌纤维的方向、位置及深浅。触诊肩胛骨外侧缘，应呈弧线斜向肩胛骨用力。触诊小圆肌出口，应横向贴住肩胛骨向内按压，此处有腋神经通过，不应反复或暴力按揉。触诊肩胛冈下窝，应向内、向下用力。

（4）临床意义：用拇指按棘突偏歪旁一侧疼痛明显多属急性发作，慢性者压痛较轻。某一胸椎棘突和棘间隙棘突低陷，与相邻椎棘突呈台阶状改变，提示存在胸椎滑脱的可能。而某一胸椎棘突高隆，棘突的上下间隙出现一侧变宽，一侧变窄的变化，则提示存在椎体的前倾失稳。而棘突的一侧偏凸且伴有棘突旁压痛，是胸椎旋转性错位的典型体征。

4.腰部触诊

（1）腰部静态触诊：患者取坐位或卧位，医者双手成"枪手"，示指、中指辅助定位，先以拇指触诊背部棘突连线、横突连线、关节突连线，观察脊柱是否存在侧弯或曲度异常；再以拇指自脊柱向骶部两侧分推，感受腰部的肌肉的张力。再以拇指自上而下、交替、向下触诊以寻找背部的条索点、压痛点、劳损点（图4-22）。

（2）腰部动态触诊：嘱患者坐于方凳上，一手固定患者肩膀，使患者前倾，一手成枪手，以拇指从上至下触诊患者棘突，观察患者棘突是否共线，当手下感觉到异样感时，可嘱患者抬脚，感受患者的脊柱活动是否对称，或者嘱患者咳嗽、咳嗽时腹压增大，可用双手感受此节段脊柱的对称感和终末感（图4-23）。如两侧不对称，则提示其存在关节错位或者椎间盘突出等腰部疾病，需结合影像进一步判断。

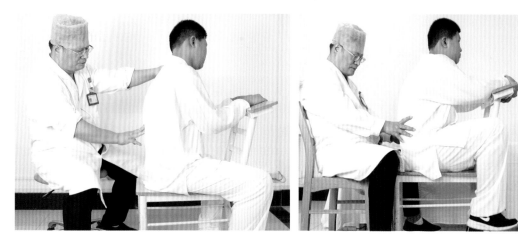

图4-22 腰部静态触诊　　　　　图4-23 腰部动态触诊

（3）操作要领

1）触诊脊柱正中线均匀缓慢垂直向下用力，不可用力过大，按压时患者自觉疼痛，需仔细探查是否有肿胀、结节、条索状物，并感受条索状物的长短、两端的位置。

2）触诊脊旁时，需沿着棘突间隙，向下按压到一定深度后，贴住棘突间隙向内按压，感受紧张度、关节位置、结节和条索状物，也可以膝部为着力点进行触诊。

3）触诊竖脊肌时，以45°倾斜角度向下按压，也可以掌根部为着力点进行触诊。

（4）临床意义

1）有压痛者嘱患者指出疼痛部位后，由上而下按压棘突、棘间韧带、腰骶关节、脊肋角、关节突关节、椎旁肌、横突等。一般来说，压痛明显说明该部位组织有病变。疼痛表浅者为棘上、棘间韧带或肌纤维的骨膜附着处撕裂伤；疼痛较深则意味着椎体有病变，如椎体结核；压痛且有放射痛者，则表示病变已挤压坐骨神经根。

2）某一腰椎棘突低陷、棘突和棘间隙与相邻椎棘突呈台阶状改变，提示存在腰椎滑脱的可能。而某一腰椎棘突高隆，棘突的上下间隙出现一侧变宽，一侧变窄的变化，则提示存在椎体的前倾失稳。而棘突的一侧偏凸且伴有棘突旁压痛，是腰椎旋转性错位的典型体征。

3）肌肉紧张痉挛可能因本身外伤所致，也可能是继发于他处病变的保护性表现。检查时除用手可以触到检查时痛点肌肉紧张外，与对侧比较时，可看到局部肌肉突出。注意患者体位必须舒适，肌力不平衡时，亦可出现非病理性肌肉紧张。

5.骶部触诊操作方法

患者俯卧位，触诊范围包括骶部的筋膜，骶骨的边缘和尾骨位置。施术者立于需要检查的骶部一侧，以右手拇指指腹着力，左手相指叠于右手拇指之上，从髂后上棘内侧开始，沿着髂嵴向下，在按的基础上结合拨揉的动作，沿着骶骨的边缘向下依次拨、揉，一直移动到尾骨的部位。然后一手定位于骶髂关节，一手扶助患者的腿部，在转动腿部感受关节的松动度和受限位（图4-24）。

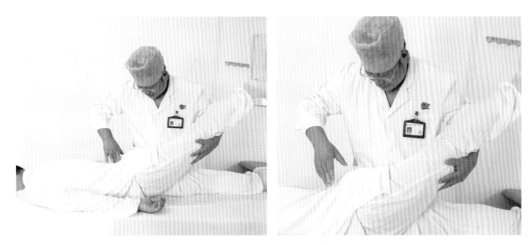

图4-24 骶髂关节触诊

（1）操作要领

1）触诊骶部韧带时，因为是一个平面，比较表浅，触诊的时候着力部位用大拇指的桡侧缘，双手重叠，轻轻拨揉，向下用力。因为髂后上棘内侧有多层筋膜，需仔细体会紧张感和方向。

2）触诊骶骨边缘是向下用力，沿骶骨弧度方向来回拨动，即八髎穴位置。

3）尾骨部位触诊为斜向内用力，按照尾骨弧度轻轻按压。

（2）临床意义

1）骨性标志位置变化：重要的骨性标志有髂嵴最高点、骶骨底部、髂后上棘、髂后下棘、髂前上棘、骶中棘、骶髂关节间隙。正常骨盆的骨性标志左右对称（高低、凹凸、离中线距离等），一旦骨盆紊乱，则出现左右对称性的差异。

2）压痛：正常骨盆无压痛点，骨盆紊乱或受腰椎疾病的影响，则骨盆区域出现压痛。主要压痛点：髂后上棘（骶髂关节上部错位）、髂后下棘（骶髂关节下部错位）、骶髂关节间隙（骶髂关节滑膜炎）、第2骶中棘（部分骶髂关节错位者）、髂嵴最高点（竖脊肌损伤）等。

# 第五章 | 三部正骨法的治疗手法

## 第一节 总论

手法是指医者用掌、指、腕、臂等部位，或结合器械应用于人体相应部位，通过刺激经络、穴位、经筋，达到祛病强身效果的一种治疗方法。作为一种治病手段，人类的双手是最方便、最现成的工具，手法是最先拥有的治病形式。因而，许多不同的古代文明，都不约而同地自发产生各自的手法医学。《医宗金鉴·手法总论》："夫手法者，谓以两手安置所伤之筋骨，使仍复于旧也……一旦临证，机触于外，巧生于内，手随心转，法从手出……法之所施，使患者不知其苦，方称为手法也……手法者，诚正骨之首务哉。"老子曰："人法地，地法天，天法道，道法自然。"天下之道，相互融通，正骨之道，亦是如此，"以骨为本，顺骨理筋，修旧如旧，筋柔骨正。以诊为先，以啬为用，卸劲去势，专气致柔"。大道至简，明心见性，验之临证，效如桴鼓，遵之为道，堪为正骨不传之心法。

道医是中华民族的本土医学，与中医诞生于同一个东方传统文化的土壤中，可谓同源异流。其哲学体系中对人体的健康问题尤为关注，其构建的医学体系以"气论""道论""太极阴阳"等哲学思想为理论基础，手法是道医重要的组成部分。晋代著名道医葛洪，其《肘后备急方》记载了颞颌关节脱位口内整复方法："令人两手牵其颐已，暂推之，急出大指，或咋伤也。"这是世界上最早的颞颌关节脱位整复方法，至今还在沿用。魏晋南北朝以降，唐代精于外科骨伤之道医莫过于蔺道人，有《蔺道人仙授理伤续断秘方》四卷传世，是我国现存最早的一部伤科专著。

三部正骨法源于浙江天台山桐柏宫历代道医口传心授，其动作细腻、技巧性强。临床上依据脊柱疾病之辨证及部位的特定性，演变出特定的复合手法，运用时稳准敏捷、用力均匀、刚柔并济、动作连贯，得之于心而应之于手，有"简便廉效"的特点，不拘于时、不拘于地随时操作，为病人解除痛苦；同时三部正骨法又有深厚的文化底蕴，将道家千年的哲学理念融于手法中，使其在操作中有独特的艺术美感。

朱焖伟医师作为三部正骨法第三代传人，在继承三部正骨法学术精华的基础上，通过长期临床实践和观察，将现代诊疗技术与三部正骨法结合，设计改良了针对不同节段、不同病理分型的颈椎、胸椎、腰椎及骶髂关节的正骨手法，其操作临床实践性极强。本章将从道医理筋手法、点穴手法、正骨手法三部分系统的介绍三部正骨法学术经验，以抛砖引玉，为广大手法爱好者提供学习思路和素材。

## 第二节　理筋手法

《素问·生气通天论》载："骨正筋柔，气血以流，腠理以密，如是则骨气以精，谨道如法，长有天命。"《老子》云："将欲翕之，必故张之"，此处也主要是指筋。三部正骨法在治疗疾病时认为筋柔方能骨正，通过卸劲去势等方法使筋复于柔和、归于本位，其理筋手法操作简约独到，常获立竿见影、手到病除之效。

### 一、拨草寻蛇

【操作方法】

患者取卧位，术者立于需要治疗的一侧，以大拇指的指腹按揉点拨，或以大拇指的桡侧缘着力，固定在治疗部位，然后手掌按在拇指上加力，术者以拇指垂直于经络循行的方向来回拨动或者拇指不动，其他四指和肌腱韧带垂直方向反复拨动，类似于拨动琴弦一样，拨络手法的力量和频率快慢，可视病情而定。术者也可立于需要治疗部位的同侧或对侧，以前臂尺侧面靠近肘部处着力拨揉；或以肘尖偏尺部位进行拨络。除用拇指拨络外，还有三指拨法和四指拨法，临床中以拇指拨络用得最多（图5-1）。

【操作要领】

（1）在施加一定按压力的基础上触摸到条索筋节等阳性反应点，再进行拨或揉的动作。

（2）拨法和揉法交替进行操作，各3～5下为一遍，每处重复3～5遍。

（3）如果有条索状阳性反应物，则顺着条索方向进行治疗，每个点各拨3～5下为1遍，往返3～5遍。

（4）拨揉的力度以患者感到酸、胀、痛、麻，能够耐受而不出现躲避动作为度。

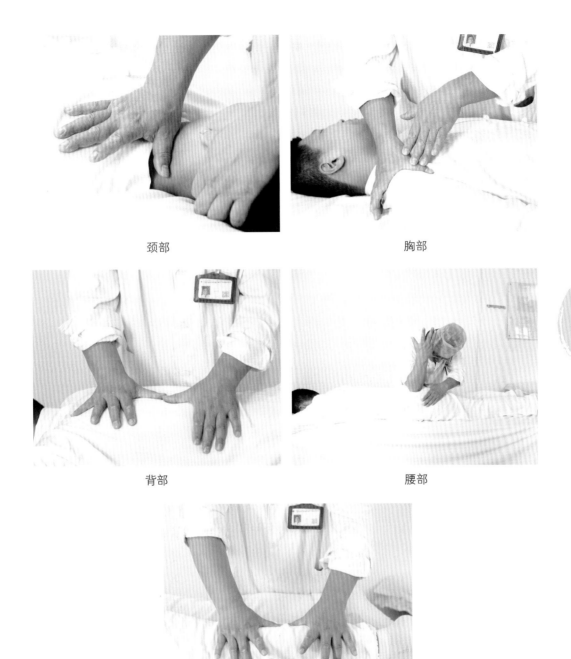

颈部

胸部

背部

腰部

腿部

图 5-1 拨草寻蛇

施拨时用力的大小及幅度应根据拨动的部位、方向、角度及肌筋的走行来决定，拨动时指下应有弹动感，手指不能在皮肤表面摩擦移动，防止皮肤损伤。

【临床应用】

本法刺激强度较大，应用于颈、肩、背、腰、臀、四肢等肌肉、肌腱、筋膜等肌肉丰厚的部位。

拨草寻蛇可以缓解肌肉痉挛、松解粘连，具活血化瘀、通络止痛的作用，可用于急慢性伤筋和肌肉痉挛或粘连点。

【医案】

程某，女，49 岁。右侧颈肩板滞 2 年余，近 3 个月症状加重，自觉胸背疼痛。

检查：肩关节运动范围正常，右肩上举到 75° 时出现弹响声，外展时受限。第 1 胸椎棘突异常高隆，第 7 颈椎至第 1 胸椎棘突间隙压痛。第 1 胸椎棘突左偏，棘旁压痛。右侧肩关节仰卧时明显处于内旋内收位，右侧胸锁关节压痛（+++）。

先于颈部、胸部、背部行拨络手法，拨络时嘱咐助手外旋内收患者上肢关节，松解相关肌群使出槽之筋复位，后予玉女穿梭手法调整肩锁关节，患者症状即刻减轻。嘱其右肩关节避免抬高、负重。1 周后随访，颈肩背痛基本缓解，肩关节活动时弹响声消失（图 5-2）。

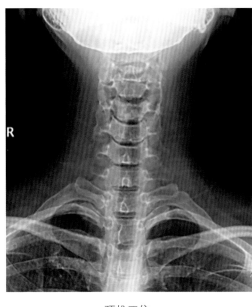
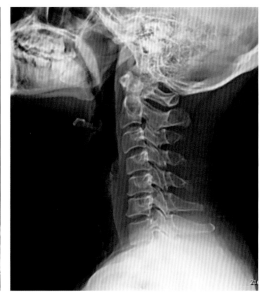

颈椎正位　　　　　　　　　　　　颈椎侧位

图 5-2 拨草寻蛇病案

【按语】

基于中医"不通则痛，通则不痛"的理论，肌肉劳损患者因各种内外因所致病邪作用于经络，不通而痛，运用拨络法治疗，通过弹拨垂直作用病变部位所在的经脉、经筋，使病变经筋筋肉松弛，在筋肉松弛后再予正骨手法，疗效往往立竿见影。

## 二、狮子滚球

【操作方法】

术者手腕，拇指、示指两指放松分开，其余三指轻握拳，依靠小臂的旋转和腕关节的伸屈动作来促使手掌背部在人体体表进行来回"滚动"的。滚法操作时，几乎有一半以上的掌背直接抵压于人体体表，再加上前臂的旋转，所以作用面积也较大，能够使其作用力深透到体表深层而直达病所（图5-3）。

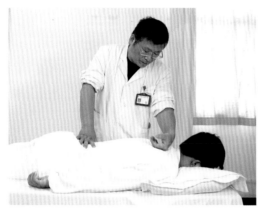
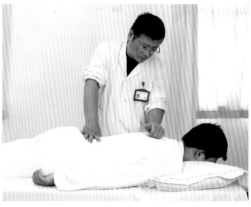
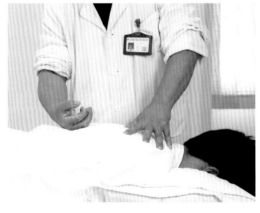
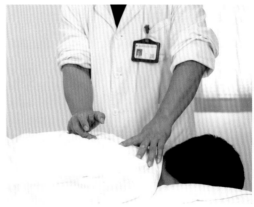

图5-3 狮子滚球

【操作要领】

（1）着力点必须紧贴体表，不可离开或摩擦。

（2）滚动幅度一般控制在90°左右，即拳在滚动时，前后摆动度均为45°左右。

（3）压力要均匀，腕关节摆动要灵活，每分钟速度120次左右。

（4）躯干要正直。不要弯腰屈背，不得晃动身体。

（5）肩关节自然下垂，上臂与胸壁保持 5 ~ 10cm 距离，上臂不要摆动。

（6）腕关节要放松才可指掌如模贴合治疗部位，在滚肩、膝关节时尤其重要；屈伸幅度要大，约 120°（屈腕约 80°，伸腕约 40°）。

（7）诸手指均需放松，任其自然，不要有意分开，也不要有意握紧。

【临床应用】

本法着力点面积较大，具有舒筋活络、滑利关节、缓解肌肉痉挛、活血化瘀、行气止痛等作用。临床上常用于治疗头痛、项背痛、偏瘫、骨节酸痛、腰椎间盘突出症、坐骨神经痛、肥大性脊柱炎、腰肌劳损、梨状肌综合征、筋伤等疾患。

【医案】

费某，女，28 岁。项背强痛 1 月余。1 月前参加会展工作，长时间背包后自觉项背强痛，屈伸不利，伴左上肢酸麻，休息后无缓解。外院 X 线片示颈椎退行性改变（影像具体未见）。经针灸治疗无明显缓解。近一周症状加重，自觉项背强痛，左上肢酸麻乏力，不能向左侧卧及仰卧。

检查：颈居中，呈前倾 25°，不能后仰，第 5 ~ 7 颈椎棘突较高，第 6、7 颈椎棘间压痛，并向左上肢放射，左颈臂丛神经牵拉试验阳性，颈椎间孔挤压试验阴性，肱二头肌、肱三头肌反射对称引出。苔薄，脉弦紧。本院颈椎摄片示颈椎曲度反弓，第 4 ~ 7 颈椎椎体呈明显骨质增生，椎间隙变窄。余皆阴性。

该患者为白领，常低头工作由于劳损日久，导致气血瘀滞、经络不通。治宜行气活血、滑利关节。在项背部施狮子滚球同时配合颈项屈伸、转侧等被动运动及昂首龙头手法调整错位关节。经 1 次治疗后，项背部疼痛减轻，头已能后仰。3 次治疗后，项背诸症基本消失，左上肢已无麻木感（图 5-4）。

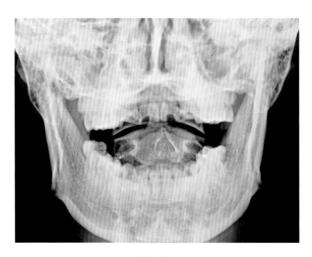

张口位

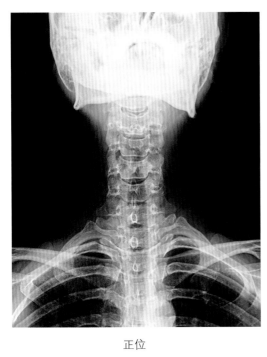
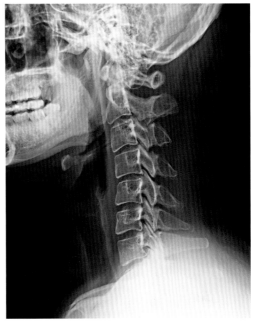

正位            侧位

图 5-4 狮子滚球病案

【按语】

颈椎病早期一般肌张力都会增高，导致颈部板滞，活动度受限。适当的松解有较好的疗效，而狮子滚绣球在颈项部位的操作有明显的优势，柔和的大面积松解配合颈部的屈伸有助于缓解颈椎关节的卡压。

三、夜叉探海

【操作方法】

患者取卧位，术者立于一侧，以示指、中指、环指的指腹成叉状，按于风池、风府穴，定位后嘱患者主动对抗抬头数次（图 5-5）。

【操作要领】

1.手法定位于枕下肌群。

2.患者需要配合术者，对抗用力。

【临床应用】

本法用于颈项部，可起到定风止眩、松解粘连、活血止痛的作用。此法操作需要与患者相互配合，操作要点需要在操作前嘱咐患者。定位后向下按压的力不可过大，要根据患者耐受的情况灵活调整。

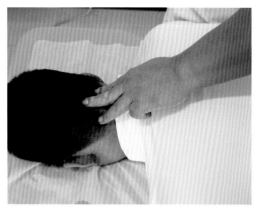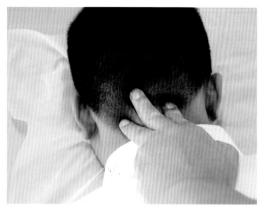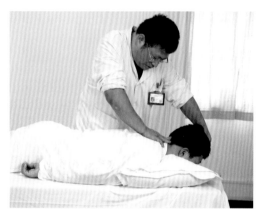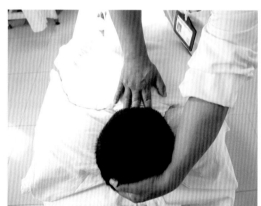

图 5-5 夜叉探海

【医案】

刘某，女，44 岁。神昏眩晕、肝阳上亢 5 年，血压始终在 150/98mmHg 左右波动，降压药物治疗不佳。鉴于患者合并颈椎症状，我院内科医生建议尝试推拿治疗。侧位片显示颈椎反曲，第 4 颈椎成为颈椎后凸顶点。

患者取卧位，颈部放松，头颈略前屈。医生先以夜叉探海手法松解枕后肌群后予三部复位法。经 3 次治疗后患者头晕明显减轻，血压恢复正常（图 5-6）。

【按语】

夜叉探海以 3 指按于治疗点，配合患者主动抗阻运动，通过按与动的结合迅速降低患者枕部过高的肌张力，松解枕后八条小肌肉，很多人手法结束后自觉眼睛一亮，可能与枕后 8 条小肌肉松弛后脑枕部供血改善有关。

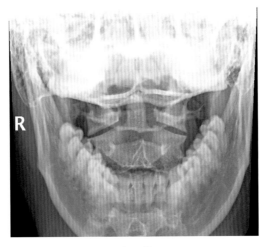

张口位

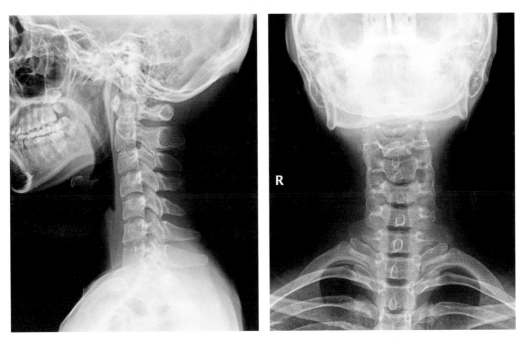

侧位　　　　　　　　　　　　　　　　　　　　正位

图 5-6　夜叉探海病案

四、掌心雷

【操作方法】

患者俯卧位，术者手指微撑，掌心含力，有节律地在腰骶部进行拍击。在掌心接触病患身体的同时，将含在掌心的力外吐，形成渗透的振动感（图 5-7）。

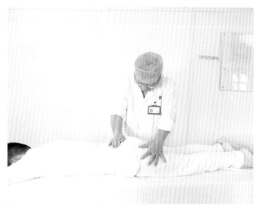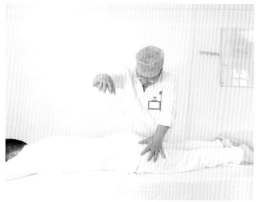
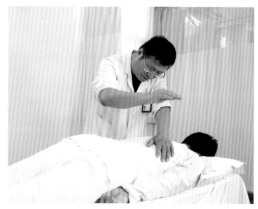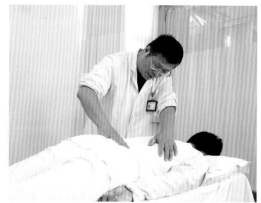

图 5-7 掌心雷

【操作要领】

（1）沉肩、坠肘，腕关节放松，力根于肾，合于肩肘，发于掌心，在骶部做移动拍击。拍击频率要均匀、节奏一致。

（2）拍击时力量要渗透有力，但切勿过于暴力。

【临床应用】

（1）背阔肌、骶棘肌、髂腰韧带、骶髂后韧带、骶棘韧带、骶结节韧带等部位慢性损伤，足太阳膀胱经、督脉的经筋损伤或经络阻滞证。

（2）腰骶部急性或慢性损伤、骶髂关节炎、非特异性腰腿痛等，出现以足太阳膀胱经循行部位为主的症状时，治疗上述部位的阳性反应处为主。

【医案】

乐某，女，51岁。腰部冷痛2月。患者自诉2个月前弯腰时不慎扭伤腰部，疼痛剧烈，休息2天后稍好转，后因睡觉受凉后腰部疼痛明显加重，并自觉麻木寒冷。前来就诊时患者神清，精神欠佳，表情痛苦。腰痛部冷痛，右臀强迫体位不能坐实，卧位亦不能缓解。

检查：腰椎生理曲度变直，脊柱腰段向右侧偏歪，第4腰椎棘突的右侧肌肉痉挛紧张，深压痛明显，叩击痛，并向右下肢放射，直腿抬高试验左侧75°，右侧45°，加强试验左侧阴性，右侧阳性，"4"字试验及床边分腿试验均阴性，舌淡红，苔薄白，脉沉涩。X线片示腰椎向右侧偏歪，第4、5腰椎椎间隙稍变窄，腰椎骨质增生。对腰骶部进行松解后以掌心雷拍击，患者自觉腰骶部发热，约2小时后麻木寒冷感明显减轻（图5-8）。

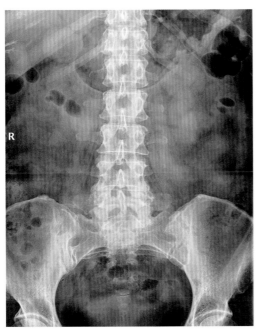
腰正位

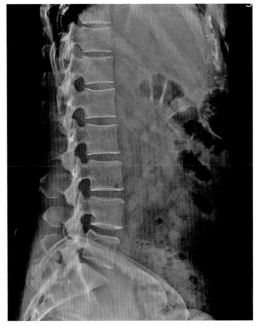
腰侧位

图5-8 掌心雷病案

【按语】

腰椎退行性脊柱炎亦称腰椎肥大性脊柱炎，或腰椎增生性脊柱炎。本病多见于中老年人、身体肥胖及体力劳动者，以慢性腰痛和腰部活动受限为主要症状。本病属中医学"骨痹"范畴。肾主骨，人过中年，肾气不足，正气渐亏，风寒湿邪乘袭，阻滞经络则发生痹痛；或劳损、外伤致气血瘀阻，骨失濡养，久之则发生痹痛。诚如《素问·痹论》说："故骨痹不已，复感于邪，内舍于肾。"掌心雷形成的振动渗透力强，操作时如春雷阵阵，鼓邪外出，可起到活血化瘀通痹的作用。此法可用于腰骶、肩背长时间的麻木不适。

### 五、倒拽六阳

【操作方法】

患者仰卧于治疗床。术者站于床头侧。将毛巾置于患者后枕部，先向上轻轻提拉，待头自然后仰时，给予柔和的力量向斜上水平牵拉，以手下感觉颈项拉开为度。牵拉时用力均匀持久。术者可以用毛巾在向上提拉时定位不同的颈椎节段，重复3遍操作步骤，以此拉伸各椎旁的肌肉组织（图5-9）。

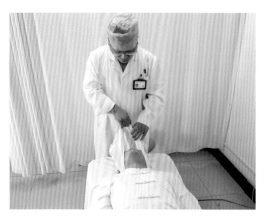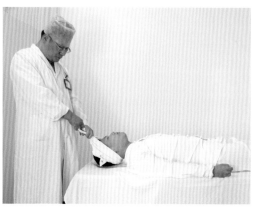
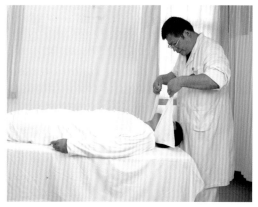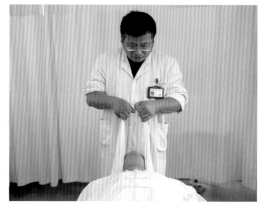

图5-9 倒拽六阳

【操作要领】

（1）拉伸时用力要均匀而持久。

（2）动作要缓和，切忌粗暴。

（3）用力大小宜根据患者年龄、体质强弱及其耐受程度灵活掌握。

【临床应用】

用于颈椎曲度变直反弓，关节嵌顿，寰枢关节骨错缝者。关节强直畸形、老年骨质疏松症、关节肿瘤、结核、脊椎压缩性骨折、脊椎滑脱等应慎用。

【医案】

黄某，女，42岁，教师。因长期伏案工作后颈项疼痛，转动、后伸困难2周，加重3天。

检查：颈肩部肌肉板滞僵硬，旋转右10°，左35°；前屈30°，后伸10°。第6颈椎棘突右侧偏凸、压痛（+++）。

患者颈椎呈反曲，第6颈椎为该病例的主要病变节段，症状、体征和颈椎影像学资料高度吻合。

患者仰卧位，按减痛体位仰卧于推拿治疗床上。术者站在其头端，予倒拽六阳手法后行三部复位法，经过3次治疗后患者症状明显缓解，颈部活动自如（图5-10）。

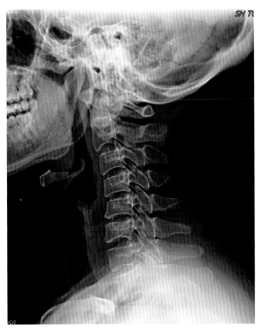
侧位

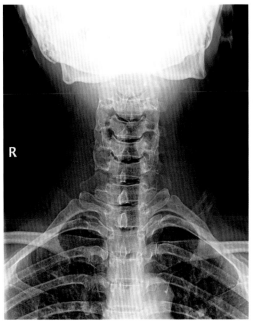
正位

图5-10 倒拽六阳病案

【按语】

倒拽六阳为仰卧位后伸牵引，是学术思想卸劲去势在手法中的具体应用，因为生活生产方式的改变，许多患者长期低头，躯体姿势所致的应力和微小创伤等都可能造成颈椎生理曲度的变直、消失甚至反张。颈椎曲度对脊柱的力学杠杆、震动吸收及保持脊髓完整性方面都起着非常重要的作用。

倒拽六阳通过牵拉释放日常积蓄在颈椎的暗劲，改善颈椎应力情况，以使肌肉、骨骼、韧带、神经达到平衡状态，达到"修旧如旧"的目的。

## 六、君亲棒

【操作方法】

术者手握桑枝棒尾端，用棒头平稳而有节奏地击打受术部位从而达到治病目的。治疗时，应先嘱患者排解大小便。棒击时因人辨证施术，对于老年人、肌肉菲薄处、病程较短者，叩击力要轻；而青壮年、肌肉丰厚处、病程较长者，叩击力要适当重些。局部如有急性炎症、疖肿、疮疡者不宜叩击，以免引起病灶扩散；局部热敷后也不要叩击，防止起泡破皮（图5-10）。

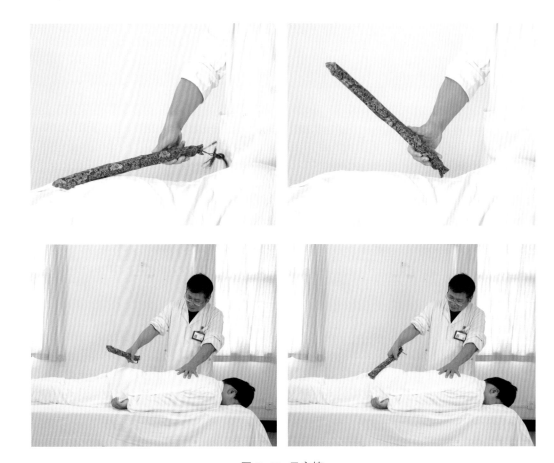

图 5-11 君亲棒

【操作要领】

（1）术者需夹紧腋下，以手指勾动发力，由轻到重地击打施术部位，在击打时棒与体表接触面积要大，使棒尖棒体的大部分平稳地击打治疗部位，也不可有拖抽动作。击打时棒身方向应与肌纤维方向平行（腰骶部除外）。

（2）发力需有弹性，动作要有节奏。棒击力量要由轻到重，适可而止，一般一个治疗部位连续击打 3 ~ 5 次即可，以患者感到叩击部位有发热、轻松为度。叩击过度易致患者疲劳，不足又会影响疗效。

（3）击打时需提前告知患者，引起患者注意，力度轻重交替。

【临床应用】

君亲棒操作时以手持棒击打，力量大，刺激较强，具有一定穿透性。本法适用于肢体麻木，浅表感觉减退，肌肉疲乏、软组织陈旧性损伤，可用于头顶部及肩、背、腰、四肢等肌肉丰厚部位，用于治疗软组织疼痛、肌肉紧张痉挛、风湿痹痛、头痛、头晕等病症。

【注意事项】

（1）对于身体壮实、病情迁延日久，对一般手法刺激不敏感的患者尤为适宜；后脑、肺区和肾区部位应慎用。

（2）击打时，声音爽朗而有节奏，患者精力集中，意气灌注有助于提高疗效。

（3）治疗前嘱患者排解大小便。

（4）击打时，要先有"信棒"（即指打击时要先轻轻击 2 下，以引起患者注意，使其意气汇集击打部位），不击冷棒。

（5）除在大椎、八髎等处用横棒外，其余部位都要用顺棒，就是说棒身和肢体要平行。

（6）棒击时医生手腕要灵活，患者呼吸要调匀，击头顶时要让患者闭口咬牙，以免上下牙齿闭合伤及舌头。

（7）棒击频率不宜过频，隔天治疗 1 次。

（8）小儿严禁使用。

【医案】

李某，女，38 岁，职员。腰痛伴右下肢无力 1 年。右下肢不能负重，不能仰卧，上下楼梯时症状加重，于外院常规推拿仍未见疼痛减轻，脊柱牵引时下肢痛更加剧，被迫终止。

检查：腰椎侧凸后凸畸形，见典型的第 5 腰椎神经根受压体征。手法操作时先以左右双摆矫正骨盆错位，再行金刚捣杵来实现神经根减压，操作后配合君亲棒敲打激活经气，经 3 次治疗后，患肢开始能负重，临床症状逐步减轻，能正常上下班通勤（图 5-12）。

【按语】

（1）叶氏医话：用棒如用剑，棒头为君，君王亲征御敌于国门之外，病寇无不望风而遁。

（2）《医宗金鉴》："振梃即木棒也，长半尺，圆如钱大。或面杖亦可。盖受伤之处气血凝结、疼痛肿硬，用此梃微微振击其上下四旁，使气血流通，得以四散，则疼痛渐减、肿硬渐消也。"

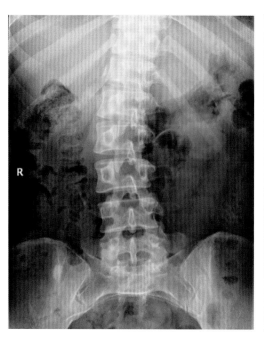

正位

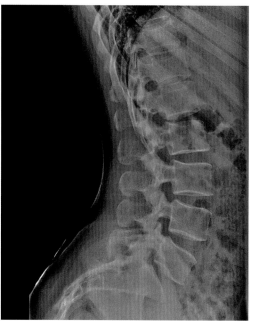

侧位

图 5-12 君亲棒病案

# 第三节 点穴术

点穴法，在道医里是一种医、武结合的治疗方法，它不同于推拿按摩，也不同于功法导引，但又与两者有不可分割的内在联系。医师根据不同病种和病情，运用道医点穴术，在相应的时辰里，在患者体表相应穴位或特定的刺激线上，用手进行点、按、拍、叩等不同手法的刺激，通过经络的作用，促进体内的气血畅通，使已经发生障碍的功能活动得以恢复，从而达到治疗疾病的目的。

道医点穴法是在阴阳五行学说、脏腑学说和经络学说的基础上，根据《周易》阴阳盛衰消长的原理、自然界客观规律对人身的反应，运用人体气血流注经脉循行的时间规律，指导武术点穴，擒拿及伤科诊疗的理论。以气血子午流注学说的理论来指导伤科临床诊疗的最早专著是明代异远真人的《跌损妙方》中的《血头行走穴道歌》，认为气在人体中的盛衰与昼夜日月运转相应，从而根据经气的周期盛衰开合进行取穴可事半功倍。武术在明代兴起点打封闭，至清时盛行，其后清代《救伤秘旨》《少林铜人簿秘方》等皆发展完善其学说。《救伤秘旨》中的《十二时气血流注歌》是以针灸学中子午流注学说的理论为依据，它和"十二经纳甲法"将五行与五脏六腑、十二经的五腧穴进行归类，以明时穴的开阖，便于运用迎随补泻的针法。

随着人体科学发展，现代时间生物医学的兴盛，针灸经络实质研究的进展，神秘不可测的伤科气血子午流注将会逐渐被认识并得到发掘。

道医点穴认为，人体由气血、筋脉、脏腑、骨髓等组成，各组成间相互联系影响，不可分割。而气为血之帅，气行则血行，气止则血止。筋为脉之使，筋动则脉急，筋静则脉缓。骨为髓之府，骨坚则髓实，骨软则髓虚。腑为脏之表，腑壮则脏盛，腑弱则脏衰。可见它们都是属表里阴阳的。其中起主导作用的为五脏六腑。五脏六腑配合着木、火、土、金、水，起着互相生克、制约，又互相维持其平衡作用。经络在人体中起着桥梁般的作用，五脏六腑、四肢百骸、皮肉筋脉依靠经络的密切联系，使全身脏腑、骨肉、关节等形成一个有机的整体。如果经络不通受阻，与病变有关的经脉区内的经穴就发生一定的反应变化，如麻木疼痛、红肿等，这些现象直接妨碍了营、卫、气血的正常循环，"不通则痛"，人体就会出现各种病痛。

自明代异远真人传下《跌损妙方》，创立十二大穴的治伤和解救的秘法，凡道家伤科医者，必熟练点穴秘技。经穴是营、卫、气、血，在人身循环必经之点。人体一旦发生病变，与病变有关经脉区内的经穴，就发生一定的反应变化，如麻木、疼痛、红肿等他觉和自觉的不同现象。点穴法通过刺激穴位疏通局部经络血脉，对营、卫、气、血起到调节作用。点穴法是三部正骨法的重要内容，与理筋法和正骨法互相配合，使三部正骨法疗效更加显著。

道医点穴对骨伤常见病，尤其对颈椎病、腰腿痛、面瘫、中风偏瘫、小儿脑瘫、脑外伤后遗症等难治病证有显著作用；对于包括咳嗽、哮喘、胃病、消化不良、便秘、月经不调在内的内科、妇科和儿科等多种疾病也同样有比较好的疗效。《素问·举痛论》曰："寒气客于背俞之脉，则脉泣，脉泣则血虚，血虚则痛，其俞注于心，故相引而痛，按之则热气至，热气至则痛止矣。"便很好地说明了点穴疗法的机理。

## 一、道医点穴手法

道医点穴疗法又叫"雀啄点穴法"，术者以示指、环指夹住中指，以中指指尖为着力点，指尖内收，使三指内锁，呈鸟喙状，击打时以身体合劲发力，力根于肾，合于肩肘，将一身之气力到达指端；以中指指尖与患者皮肤呈60°～90°，对穴位进行快速击打，力如雀啄。特点为速率快、气感大、透筋达骨、疏通经络、疗效可靠；要求术者立足整体，注重局部；分清"筋、骨"，意到气到；"气、力"结合，功到自然成。应用点穴法时需先练习辨形认穴，点击前不用手揣穴，以眼观之，直接击打，动作需干净利落。

点法，加在人体上的是一种冲击性的脉冲力，其力峻猛，瞬间的刺激反应较大，点法要求术者运气至指端，迅速有力地叩点穴位，随即作极迅速的弹性收回。掌握其技巧手法熟练后，患者不觉痛苦。轻点皮表，可见皮肤潮红；重透筋骨，可见全身颤动。穴在肌腹起止点时常见肢体抽动，肌肉收缩隆起；穴在神经血管时，常觉麻木电击，周身发热汗出。

点穴手法分为基本手法与辅助手法。基本五法为点法、单指点、三指点、五指点，根据病情需要刺激强度有小点、中点、大点之分。根据点穴的方式有点穴、切穴、擒穴、跪穴、隔衣打穴等，刺激量因部位而定，一般头面部穴位只需采用拇中二指夹定示指、运动腕关节的屈伸，发出较小的力量以示指顶端进行叩击即可，此为小点；而胸腹部的穴位常用示指、中指、环指的三指聚拢、运动肘关节叩击点穴，此为中点；腰臀四肢的穴位常采用五指聚拢内钩呈鸟喙状手势、以肩关节猛然下击点穴，此为大点。不论小点还是大点，都应是瞬间的刺激，要求手指快速点在穴上，随即作极其迅速的弹性收回，使手指接触病人的时间越短越好。这也就说明了术者加强手法练习，结合练好自身基本功的重要性。对于儿童、妇女及年老体弱者，或者青壮年及体格健壮者；对于虚证或者实证，对于穴位所在部位的肌肉的浅薄或者深厚等情况，应当仔细区别，以便选择适宜的手法进行施治，调节点穴刺激量。

点穴节律多为一虚二实、二虚二实、三虚二实、五虚二实；辅助手法主要有按法（单手单指按法、单手双指按法）；切法（以拇指内侧骨突进行点切）；拍法（包括指拍法、掌拍法）；叩法（指腹叩法、指尖叩法），还有啄法、抓拿法、拨法等多种。

## 二、十二时辰十二穴点穴法

十二时辰十二穴点穴法是源于明代异远真人《跌损妙方·血头行走穴道歌》。异远真人高度概括了十二经脉气血流注和任督二脉流注的关系，创立十二大穴的致伤和点穴解救的秘法，并通过自身练功心得进一步明确了十二个穴位在十二经流注和任督流注中的重要位置，十二个气血流注交会之所，在人体经脉气血流注中起着"关卡"的作用（图5-13）。

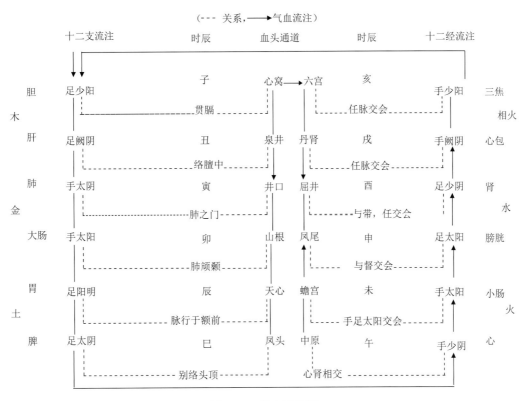

图 5-13 气血流注图

《血头行走穴道歌》原文：

> 周身之血有一头，日夜行走不停留；
> 迅时遇穴岩伤损，一七不治命要休；
> 子时走往心窝穴，丑时须向泉井求；
> 井口是寅山根卯，辰到天心巳凤头；
> 午时却与中原会，左右蟾宫分在未；
> 凤尾屈申屈井西，丹肾俱为戌时位。
> 六宫直等亥时来，不教乱缚斯为贵。

周身之血有一头：

子时（23 点～1 点）气血走到心窝穴，即鸠尾，位于剑突下，脐上 7 寸；

丑时（1 点～3 点）气血走到泉井穴，即膻中，位于前正中线，平第 4 肋间隙；

寅时（3 点～5 点）气血走到井口穴，即廉泉，位于舌骨体上缘之中点处；

卯时（5 点～7 点）气血走到山根穴，即王宫，位于印堂穴下 1 寸；

辰时（7 点～9 点）气血走到天心穴，即囟门，前囟位于头顶部额骨与两侧顶骨之间，后囟位于头枕部两侧顶骨与枕骨之间；

巳时（9 点～11 点）气血走到凤头穴，即风府，位于枕外隆突之下后发际正中直上 1 寸；

午时（11 点～13 点）气血走到中原穴，即命门，位于第 2、3 腰椎棘突之间；

未时（13 点～15 点）走气血到蟾宫穴，即肾俞，位于第 2 腰椎棘突下左右两指宽处；

申时（15 点～17 点）气血走到凤尾穴，即会阴，位于两阴之间；

酉时（17 点～19 点）气血走到屈井穴，即神阙，位于脐孔中央；

戌时（19 点～21 点）气血走到丹肾穴，即关元，位于脐下 3 寸处；

亥时（21 点～23 点）气血走到六宫穴，即曲骨，位于耻骨联合处。

其理论就手足三阳经和足少阴经皆会于督脉，足三阴和手少阳、手太阳、足阳明皆会于任脉，十二血头（除蟾宫外）按时辰流注于任、督，任督为十二经气血交会的总枢纽。十二时辰气血流注十二宫记载了气血在不同时辰与脏腑经络的关系：寅时气血注于肺，卯时大肠辰时胃，巳脾午心未小肠，膀胱申注酉肾注，戌时包络亥三焦，子胆丑肝各定位。每日 24 小时，1 个时辰 2 小时，气血流注于经络在时辰头、中、未的 3 个穴位，即气血日行三十六穴。异远真人总结的这十二个穴道是他高度总结十二经流注和任督流注的关系，并通过道家练习大小周天功的心得进行肯定。由于十二穴道往往处在解剖生理学的重要位置，必须引起医者在处理此类损伤时给予重视（图 5-14）。

武当祖师张三丰著有《武当穴谱》一书，书中详细记载了十二经脉于十二时辰中的十二循经流注大穴，集中体现了桐柏道医点穴术的学术思想，是为先认穴而后点穴之必熟知者。

点穴术既可闭塞人体之气血、点穴伤人，亦可解疏气血之停涩，使气血归复畅通，其医疗效果作用明显；所以修炼功法有成又熟知点穴门道者，出手以救人为本，万不可恃强凌弱，从古至今，以德待人，其理在兹。

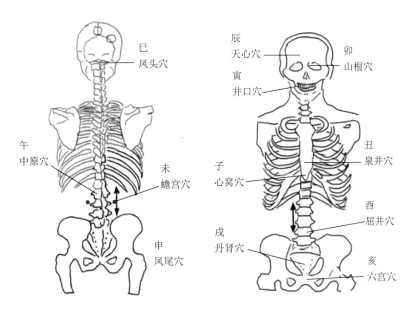

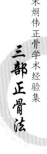

图 5-14 十二时辰十二穴示意图

### 三、道医点穴开门

道医点穴的最大特点，就是治病要先"开门"。开门有起始、扩大、发展、融化，使通之意。对于气血闭塞一类的疾病，医者必须在影响人体整体机能的部位，首先开其门，然后守之，打开壅塞之门户，以使其气血畅通，疾病消失。开门不仅具有开通的作用，而且常用在一般点穴、按摩治病之前。

打开了门，医者的内劲才能从病人身体关窍的通道上传送进去，起到治病的作用。道医点穴一法，是在熟知人体经络、经穴的基础上，医者根据不同的病变，不用针、药，而仅仅运用医者的两手去点开有关部位的门户，然后以强烈的意念将自己的内丹之气提起，直达双手掌指，再对准病灶处，经一定的时间，就可以达到治疗的奇效。此法疏通营卫气血，通经活络，增强人体的免疫能力和抗病能力，平衡阴阳，扶正祛邪，调动人体气血的正常运转，激发机体的潜在能量，对防病治病，增强体质，延年益寿具有可靠的作用。

点穴开门术共分八法：

1. 开天门

天门起于两眉之间，止于百会。医者用右手中指，有节奏地点击两眉之间的印堂穴9次，天心穴9次，天庭穴9次，百会穴9次。然后用左手掌扶着病者的后颈部位，右手以大拇指的罗纹面，紧贴于天门穴，向上直推，经天星、天庭、上星、囟门、泥丸宫直达百会穴为止，力度不宜过重，为开天门。

2. 开地门

地门乃肠的终点。医者用点法以右手中指在病人肚脐（神阙）处点击7次，左盲俞点击7次，右盲俞点击7次，气海点击7次，双侧天枢各穴位按上述次序各点击7次，然后医者将左手重叠在右手上，紧贴于病人腹部神阙周围，按反时针方向运转多次；然后将双手重叠于肚脐上敷1~3分钟，使病人肚脐部发热。通过揉动点击达到气通为度。其作用是加强大小肠的蠕动以促进脏腑气流通畅。

3. 开气门

医者以右手中指点击肺门穴7次，肺俞穴7次，天突穴7次，膻中穴7次，期门穴7次，后以右手拇指第一节紧贴天突穴上，从天突穴至肺门穴、膻中穴、期门穴，直至章门穴，连续直推3次；后背从肺俞穴直推至章门穴3次，点太渊穴9次，点列缺穴9次。此法打开气道，使气流通行无阻。重伤者在道医点穴治疗时需要配合呼吸以排出浊气。

4. 开血门

道医可按子午流注法血流的运转时间，打开病人的血门。以右手拇指点肾经线路上的石关穴7次，任脉线路上的下脘穴7次，阳交穴7次，气海穴7次，关元穴7次，中极穴7次。然后以双手拇指点按肝经上的阴廉穴5次，脾经上的血海穴5次，胃经上的足三里穴9次，肾经上的涌泉穴9次，然后在所点的各穴位上以轻手法拍击各12次，使所闭穴受到震荡，慢慢开放，所阻滞之气血将缓缓通过，得以恢复运行。

5. 开风门

医者让患者仰卧于床上，在患者的督脉路线上，点按天突穴、身柱穴、灵台穴、脊中穴、命门穴各5次，后以拇指按于天柱穴上直推至命门穴共3次。点在督脉旁1.5寸的膀胱经上的风门穴、督俞穴、肝俞穴、肾俞穴、气海穴、大肠俞穴、小肠俞穴各3次，后以双手大拇指第一节紧贴风门穴，并加重力量直至小肠俞穴3次。点按胆经路线上的渊腋穴、京门穴各7次。点按涌泉穴、太冲穴、金门穴、水泉穴各5次。此为开风门。

6. 开火门

患者端正直坐，医者左手中指对准患者督脉路线上的肾俞穴，右手中指对准任脉路线上的关元穴，同时用中强度的力量，各点击5次。

医者左手中指对准命门穴，右手中指对准中极穴，用同样强度的力量同时点击5次，然后左右手成掌，双手掌心分别贴紧在命门、关元穴上，左手在命门穴，右手在关元穴，各向反时针方向运转18次，以调阴阳之气使其运转全身。

7. 开筋门

人体中筋门共有四处：一为双手腕后横纹中与一窝风穴正对之筋；二为双肩井

中两条大筋；三为背脊左右处两条大筋；四为双脚解溪穴处之筋。医者按以下次序施治：

（1）医者将患者的双手掌后腕横纹穴，用左右手的拇指各朝左右拨筋5次，要拨得干脆利落；然后用左右手拇指、示指、中指掐住此处，用力推击中指尖。

（2）医者以双手拇、食、中指分别掐住患者双肩之大筋向上各提3次，然后突然丢下，再用双手掌后溪处拍击肩井穴7次。

（3）医者用双手拇指、示指、中指分别将督脉路线上脊两旁的大筋向上连续提起5次，然后突然丢手，再将双手拇指放置于双大筋上分别直推至中髎穴处共3次，顺着路线摇动而下。

（4）医者用双手大拇指分别掐住患者双足解溪穴部位，分别向左右拨7次，然后推至内庭及八风穴。此法为开筋门。

8. 开骨门

人体的骨关节大多数集中于脊背督脉一线上，起着支持人体的作用。脊椎骨中，活动量最大的是颈椎，其次是腰椎。大椎穴为调益阳气的总纲。凡治疗腰背疼痛的疾病，医者必须首先施治大椎。

医者以拇指加强力度点按大椎穴9次，重拿大椎穴9次，然后将颈椎7个，胸椎12个，腰椎5个，按顺序一个个地拍击、震动，以调和各骨关节的气血。这种方法为开骨门。

上述各法即为道医秘传之点穴法。此法从手法上说是以武功中的点穴法为基本手法的。同时，主要运用点穴法中的"解救法"为治疗手段，并将气功按摩、经络按摩、伤科按摩、穴位按摩、子午按摩融为一体，并严格遵循古代子午流注针法中的气血运转时间而施术。医者平素须苦练功夫，使自己身体强健，内气充盈，方能取得良好的治疗效果。

四、道医点穴要诀

慢性劳损——足三里；全身经脉拘挛缩——申脉；筋病——承筋；骨病——绝骨；内外诸伤——承山；疹病——百虫窝；头痛——百会；鼻病——风门；尿频——小指第一关节上；绝经前后诸病——隐白；咳喘——定喘；阑尾病——阑尾；胆病——胆囊；面瘫——迁正（牵正）；失眠——三阴交；中风——悬钟；咽痛不寐——照海；体弱多病——申脉；胸闷心悸——内关；耳鸣耳聋——外关；颈项强痛——列缺；腰痛俯仰不利——后溪；脾胃疾患——公孙。

道医点穴常可用于下列病症，临证选用常有效验。

（1）妇科病：常在环跳穴有反应，妇人久治不愈的妇科病一般先调整骨盆。

（2）心肺疾患在膻中穴有反应。

（3）脘腹胀满在中脘穴有反应，在手背第三、四掌骨之间反应剧烈，长期便秘一般大肠俞附近多有错位。

（4）肝胆病在期门有反应，阳陵泉、环跳穴可有压痛。

（5）少腹疾患在气海、关元、中极穴有反应。

（6）胃肠病在足三里穴有反应。

（7）印堂穴是治疗鼻衄的要穴。

（8）太阳、头维、风池穴配伍对眩晕头痛有较好疗效。

（9）中府穴是肺经脏属病变出现经络反应的压痛点。

（10）腰腿痛可在天宗穴找到压痛点。

（11）心脏疾患用青灵穴配内关穴有特效。心绞痛发作，重按极泉、中冲、至阳穴。

（12）鼻塞取风池穴，项强取承浆穴，头痛取涌泉穴，膝痛取尺泽穴，重按肩井穴对头痛有较好疗效。

（13）腰痛取腹部对应点，用点揉法，点揉至热力自腹部深处透到腰部患处，腰痛缓解后再治腰可事半功倍。

（14）指压飞扬穴对感冒头痛发热有较好疗效。

（15）呃逆压涌泉穴，发热取大椎穴，崩漏取隐白穴，腹泻便秘取天枢穴。

（16）消渴病重点取背俞穴及找出硬结推散，背部为脾、胰、肝、肾、三焦俞。

（17）下关穴对于牙痛有较好疗效，尤对上牙痛有特效。

（18）痔疾点按长强穴有较好疗效。

（19）咳嗽痰多取上天突穴（天突上 1 ~ 2 寸以中指轻轻压揉，使病人产生不可抑制的刺激性咳嗽三四声可见排痰。

（20）点压中脘穴可治前头痛（眉棱骨痛）。

## 五、道医各式点穴法图解

### 1.各式点穴法

【操作方法】

（1）点穴法：术者站于患者身侧或身后，依据治疗要求和治疗部位不同，以示指顶端或拇、示、中三指顶端聚拢或五指顶端聚拢分别施以小点、中点或大点点穴法（图5-15）。

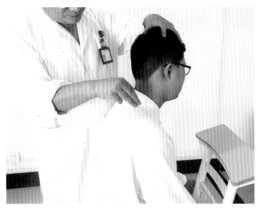
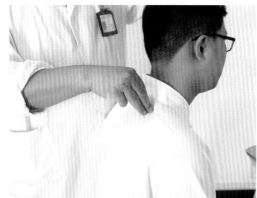
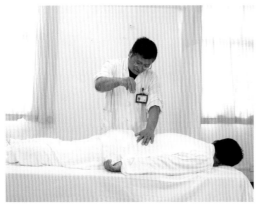
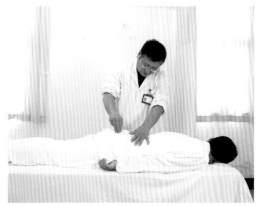

图 5-15 点穴法

（2）擒穴法：术者站于患者身后，反操患者同侧上肢，中指尽头顺势勾点患者肩井穴（图 5-16）。

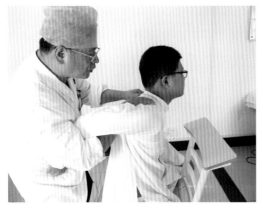
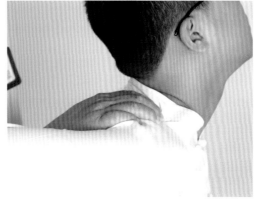

图 5-16 擒穴法

（3）切穴法：一手拿住患者肢体，在转动的同时，一手以拇指关节尺侧面骨突切按患者穴位（图 5-17）。

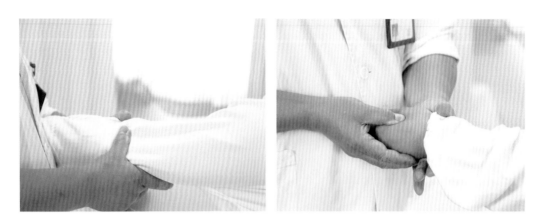

图 5-17 切穴法

（4）跪穴法：以拇指第二关节点按脉门（内关穴）、合谷穴（图 5-18）。

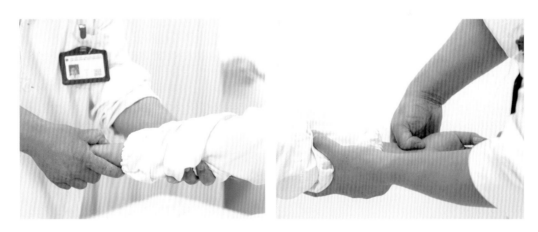

图 5-18 跪穴法

（5）隔衣打穴法；穴道的位置、骨度距离都是有迹可循的，如曲池穴无论病人高矮，穴位必然在屈肘尽纹之处；但环跳穴虽然在人身的左右两边大腿上，高矮差异悬殊。术者经过严格的辨形认穴、一眼定穴训练后，可在给患者治疗时，一眼看出需要点击的穴位在什么位置，不受对方高、矮、肥、瘦距离等影响，宁失其穴，不失其经（图 5-19）。

【操作要领】

（1）点击发力应如雀啄，发劲时略相内收，速点速离。

（2）应有一定爆发力，使力量渗透，如钝物快击，又需注意安全性。

（3）点穴循经操作，需避开危险的位置。

（4）术者平素除练习"辨形认穴"，还需苦练"一指定穴"法。

【应用】

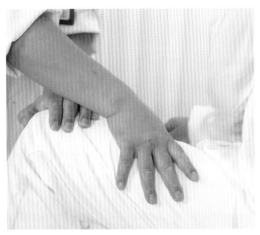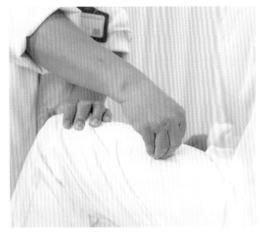

图 5-19 隔衣打穴法

术者根据不同病情选择不同穴位的点穴，一般循经操作，同时要根据患者的体质拿捏分寸。避开不适合使用点穴法的位置。

【医案 1】

虞某，女，27 岁，职员。以腰痛伴右下肢无力 1 年就诊，自觉受凉后立刻出现下肢无力症状。CT 片示第 4、5 腰椎椎间盘突出，第 5 腰椎左侧第 5 腰神经根受压及第 5 腰椎至第 1 骶椎椎间盘膨出，查体见典型的第 5 腰神经根受压体征。经道医正骨手法治疗后症状减轻，神经根受压体征消失，但右下肢仍有无力。再次分析病史，感到患者的 CT 和体征发现与临床症状不甚相符，单侧神经根受压而出现双下肢坐骨神经痛，难以解释，在复位手法后予点穴手法治疗后，下肢无力感基本消失（图 5-20）。

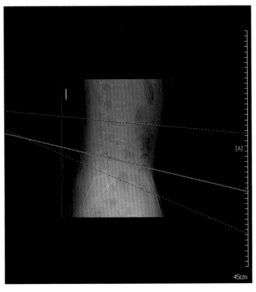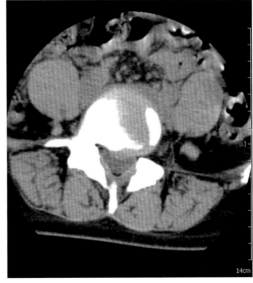

图 5-20 点穴病案

【医案2】

许某，足球运动员，腰部陈旧性扭伤，伴腰肌劳损。比赛前夕，腰部再次扭伤，第3至第5腰椎部位疼痛难忍，不能参加正常训练。赛前术者施以道医点穴法及三部正骨法进行治疗，该病系新陈二伤一起发作，气血瘀滞，运行受阻，肌肉、神经均受损伤。治疗当以疏通经脉、调理气血，并以内气滋养伤处。点百会穴、大椎穴、脊中穴、八髎穴、双侧环跳穴、双侧委中穴、双侧承山穴、双侧太溪穴、双侧太冲穴、双侧三里穴、双侧涌泉穴，并顺沿大椎至底椎以冬青油推擦，以透热为度。肌肉松解后予推云见日法矫正腰椎错位，经5次治疗后痊愈，投入正常训练。

【按语】

点穴疗法又名指针法、循经点穴法，很注重三个要素：一是时间，二是部位（穴位），三是手法。如武术中按时点穴（袭击）可使人致残或者取人性命；若变换手法，就能达到救命、治病的目的。

2.扽筋拨穴法

术者双手沿脊柱两旁，由下而上连续捏拿患儿背脊皮肤，仔细揣摩皮下阳性反应点，顺势稍用力提拿数次，常可听到皮下"咔哒"响声，适用于小儿疳积之证（图5-21）。

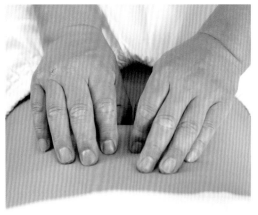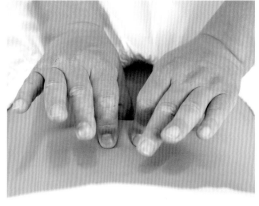

图 5-21 扽筋拨穴法

【操作要领】

（1）操作前应剪短指甲，双手消毒。

（2）操作时可适当选用介质减少对患儿皮肤的摩擦刺激，如爽身粉、婴幼儿按摩油等。

（3）注意手法轻柔，扽筋的力度以患儿能够耐受为度，不可变向扭动提拉，给患儿增加不必要的痛苦。

（4）应加强扪筋手法熟练度的平日练习。

【医案】

乐某，4岁，入伏以来纳谷欠馨，甚至不吃饭，日渐消瘦，面色发黄，大便秘结，体虚盗汗，舌红苔少，脉细数，示指络脉风关隐隐，诊断为小儿厌食（脾虚积食型），常规摩腹、按揉中脘、足三里、天枢穴治疗，疗效不显。

患儿俯卧位，施行小儿捏脊配合扪筋手法，治疗当天乐乐食欲大增，解了一次大便，在巩固治疗3次后，患儿胃口渐长，盗汗亦有好转。

【按语】

"扪筋法"乃是先师于小儿捏脊基础上独创的一种提捏手法，以手摸心会，仔细揣摩患儿背脊良性反应点，捏紧背脊皮肤用力向上牵拽而得名。扪筋疗法具有益气健脾、助运消食的作用，可改善胃肠血液循环，加快胃肠蠕动；又可开通腠理，宣发皮部经络之气，促进毛孔开阖有度；用以治疗小儿积食、消化不良、便秘腹泻、体虚盗汗诸证，皆有良验。

# 第四节 正骨手法

## 一、侧顶矫正法

【操作方法】

寰齿侧间隙左右不对称采用侧顶矫正法：患者取坐位，术者站于患者后方，以拇指抵住患侧的乳突下前方与枕项交界处，另掌抵住对侧颞部，双手向中线同时推挤，待患者颈部肌肉放松时大拇指加一寸劲顶推（图5-22）。

【操作要领】

（1）沉肩、坠肘，拇指定位准确，发力时以拇指顶推为主。

（2）切勿暴力发力。

【临床应用】

用于寰齿侧间隙左右不对称的颈椎病患者。

【医案】

陈某，男，17岁，颈项转侧不利伴头晕1周。因马上就要高考，头晕不能复习，

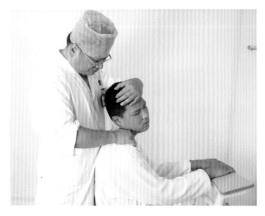
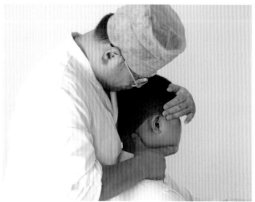
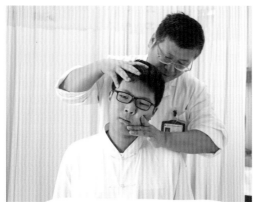
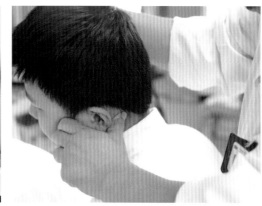

图 5-22 侧顶矫正法

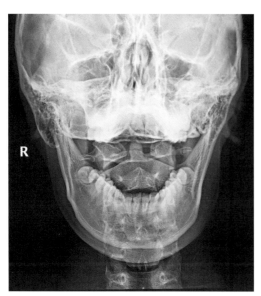
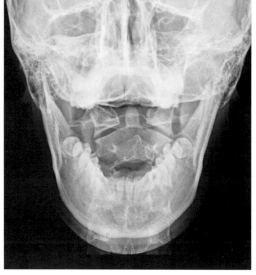

治疗前　　　　　　　　　　　　　治疗后

图 5-23 侧顶矫正医案（张口位）

情绪非常焦虑，摄张口位见寰齿侧间隙左右不对称，予侧顶矫正法，患者症状即刻缓解（图5-23）。

【按语】

由于寰枕关节中枕骨髁呈弧形楔嵌入寰椎两侧侧块上的关节凹，所以寰枕关节相对固定，通过前弓和后弓连接而成的两个侧块组成的寰椎也相对比较稳固，寰枢关节骨错缝主要是以枢椎的平移、旋转、偏歪为主；遵循这一原则，寰枢关节骨错缝三部复位法的作用点始终定位在乳突前下方和枕项交界处，避免手法力量长杠杆传导，手法作用力方向则和齿状突偏歪方向相反。

## 二、回正顿提法

【操作方法】

寰枢关节双侧间隙不等、关节面不平行采用回正顿提法：患者取坐位，术者站于患者背后，以示指、中指定位于患侧乳突下前方与枕项交界处，另掌托住患者下颌，

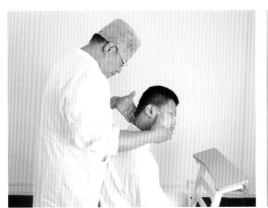
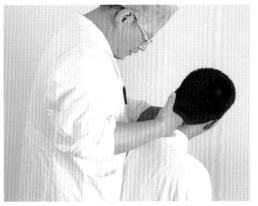
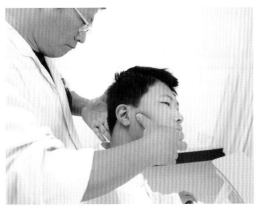
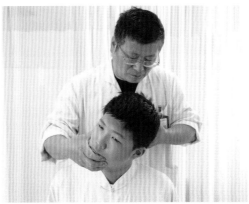

图 5-24 回正顿提法

以骨错缝的颈椎小关节为定点，沿矢状轴做一顿提手法（图5-24）。

【操作要领】

（1）沉肩、坠肘，拇指定位准确，发力时以拇指顶推为主。

（2）切勿旋转发力。

【临床应用】

用于寰枢关节双侧间隙不等、关节面不平行类型的颈椎病。

【医案】

范某，女，60岁。发作性眩晕10余年，持续眩晕2个月余，呕吐频作。诸医皆以耳源性眩晕治疗，予输液等治疗，均无寸效。家属无奈，后经介绍来诊。观其眼震不显，讯其听力尚可。综合诊断为：寰枢关节骨错缝、颈性眩晕（椎动脉、交感神经、本体感觉紊乱综合型）。予回正顿提法整复后，天旋地转感消失。次日行手法治疗，呕吐停止，饮食正常。经1个月治疗而愈（图5-25）。

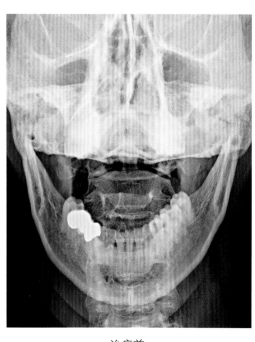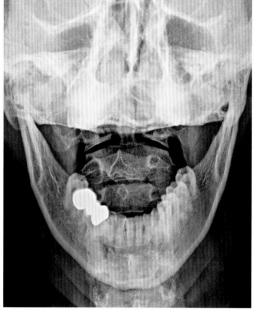

治疗前　　　　　　　　　　　　　　　　治疗后

图5-25 回正顿提医案（张口位）

【按语】

先师叶氏曾言：财力薄则灯火暗，俯首夜读久之则病，玉枕之法多用于寒门秀才的脖子。天台山地处浙江，学风昌盛，学子寒窗苦读，故多见此类颈项疾病。现在，手机、电脑变成生活中不可或缺的部分，大家生活习惯也常低头，所以出现了与寒门秀才的脖子相类似的症状。道医手法复位以啬为用，用力精确轻巧，故取得良效。

### 三、仰头捺正法

**【操作方法】**

枢椎棘突顶点与齿状突轴线不共线者采用仰头捺正法：患者取坐位，术者站于患者身后，以拇指抵住患侧乳突下前方与枕项交界处，另掌托住对侧的颞部，前旋45°抬头时指端发力顶推（图5-26）。

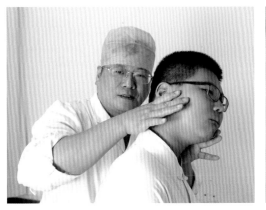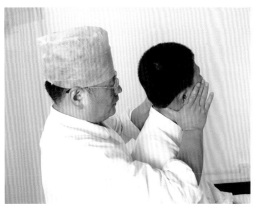

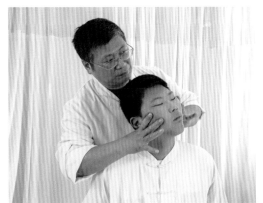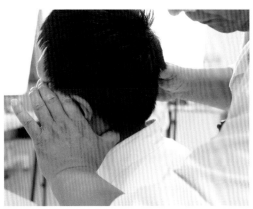

图5-26 仰头捺正法

**【操作要领】**

根据力学原理，作用力存在作用点、方向、大小三要素。由于寰枕关节中枕骨髁呈弧形楔嵌入寰椎两侧侧块上的关节凹，所以寰枕关节相对固定，通过前弓和后弓连接而成的两个侧块组成的寰椎也相对比较稳固，寰枢关节骨错缝主要是以枢椎的平移、旋转、偏歪为主；遵循这一原则，寰枢关节骨错缝三部复位法的作用点始终定位在乳突前下方和枕项交界处，避免手法力量长杠杆传导，手法作用力方向则和齿状突偏歪方向相反，复位方式及发力方向与目前临床上常见扳法不同，如龙氏仰头摇正法（龙层花主编《脊椎病因治疗学》世界图书出版公司版）是在仰头转至极限时（≥30°）

予向外上方的闪动力，而仰头捻正法是在提升打开寰枢关节面的同时以拇指端施巧劲推按发力，手法所用力量适当、中病即止，达到"动中求正"的效果；同时在手法操作过程中，术者的前臂和前胸全程锁定患者颈椎，施术同时限制了颈椎进一步的旋转，由此避免了颈椎在正常活动范围之外的活动，所以在提高疗效的同时也提高了手法的安全性，全程治疗以患者治疗前后的症状改善为目标，而不是单以强求弹响声为标准。

三部复位法在道医正骨的基础上结合现代影像学张口位摄片技术明确诊断并针对寰枢关节骨错缝的不同类型选择相应手法进行治疗，以及治疗前后张口位片对比进行疗效评估。因此，寰枢关节骨错缝三部复位法虽然也属于盲端操作，存在一定的风险性，但因其定位准确，手法所需力量较小，安全性更高，患者也易于接受。

【临床应用】

纠正错位，恢复枕寰枢复合关节力学平衡，消除椎动脉及脊髓扭转/受压状态。

【医案】

王某，女，87岁，因"颈项酸痛伴头晕3年余，加重伴恶心呕吐1日"至我科就诊。经颈椎间盘 CT 平扫、颈椎张口位片，脑血管多普勒 TCD 检查明确诊断为"颈椎间盘突出症，寰枢椎错位"。松解后于侧顶矫正法复位，患者症状即刻缓解（图5-27）。

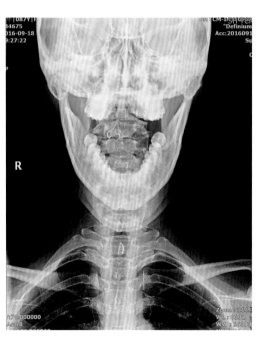

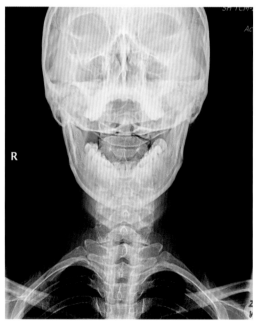

三部正骨法的治疗手法

244

治疗前　　　　　　　　　　　　　　治疗后

图 5-27　仰头捻正病案（张口位）

【按语】

编者团队的寰枢关节骨错位专病研究积 30 年科研数据及近千例成功经验总结，颈椎退变及其继发改变是临床慢性良性眩晕的主要致病因素，而本体感觉紊乱是眩晕发病中更基本的致病因素，无论病人有无椎－基底动脉缺血因素，颈部本体感觉（包括上胸部）传入信号与躯体当时运动状态失匹配可能是最基本的致晕条件，最典型者就是此类患者身上十分普遍的起床和着床这两类时候的突发性眩晕。国外很多报道也有类似观点，认为中年以上起病的慢性良性眩晕中大多数为颈性眩晕。

理论是否正确，主要的检验标准是能否以此作为指导临床实践并取得良好的疗效。编者将颈性眩晕分为三型的诊疗规范与以往均归结于"椎动脉型颈椎病"相比较无疑是学术上的重要发展，也对内科传统上把慢性良性眩晕归结于"缺血"提供了理论和实践上的重要补充，同时提供了解决难治性慢性良性眩晕一种行之有效的治疗。

辅助治疗包括：

（1）支具：稳定型寰枢关节错位整复后疼痛即可显著缓解，不必采用支具加以稳定；仅极少数整复后头颈部仍有断裂感的病人需要用颈托来帮助稳定，减轻对损伤软组织的刺激作用。失稳型错位即使脊髓压迫体征明显减轻者仍需采用颈托稳定，少数病人则可考虑石膏围领固定。

（2）颈椎牵引：患者面对牵引架，上身略前倾，头颈微俯屈，牵引重量为 3 ~ 6kg( 根据病情适当增减重量，常见为体重 15% ~ 20%，一般牵引时间为 15 分钟左右，每日 1 ~ 2 次，10 ~ 12 次为 1 个疗程，然后视其病情，可续第 2 个疗程，或休息 3 ~ 5 天，再续疗程。此牵引法多用于颈椎生理寰枢椎骨错缝、钩椎关节间隙两侧不等宽、椎体小关节错缝的患者。

复位后可应用颈托或石膏保护，以便起床活动。对急性顽固性儿童"斜颈"应仔细做好诊断，引起这种旋转性固定的因素是多方面的，至少存在关节囊和滑膜组织肿胀、明显肌肉痉挛及关节损伤等。因此，在急性期盲目应用手法整复是危险的。开始用缓慢牵引及颈托等支托疗法，并积极治疗引起关节囊和滑膜炎症的原发性感染，多数患儿可自行复位，其余者则可在软组织炎症反应消退后再予以手法整复，较为安全。

注意事项：

（1）注意读写姿势，应保持正直，切忌斜着身体读写。

（2）经常在镜子前注意观察自己在放松状态下的头颈姿势，纠正习惯性偏歪。

（3）避免躺在床上看书或看电视，而使颈椎长时间处于极度扭曲状态。

## 四、昂首龙头

【操作方法】

术者以一手肘部托住患者下颌部，一手以拇指指腹按于颈椎偏歪关节突处，固定后患者低头旋45°，以肘关节向上提拉时配合拇指顶推（图5-28）。

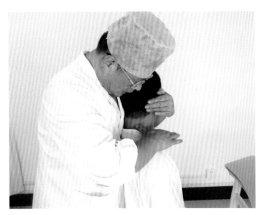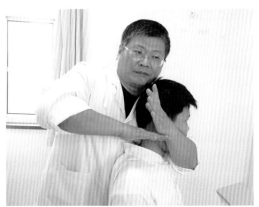

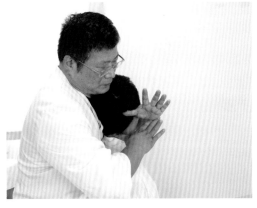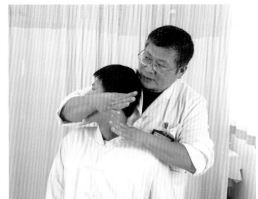

图 5-28 昂首龙头

【操作要领】

发力时以拇指顶推偏歪关节突为主，同时以胸部贴住患者背部，限制其在手法操作时过度转动。

【临床应用】

长期低头伏案工作引起的颈项部板滞不适等症状。

【医案】

吴某，中年女性。以两侧上肢前臂及手、指尺侧疼痛麻木，晨起两手肿胀为临床特点。颈椎平片示颈椎曲度反弓；侧位片示颈椎平直，略向后反曲，顶点在第5、6

颈椎水平，第7颈椎椎体相对上下相邻椎轻度向前滑脱。予昂首龙头后行三部复位法，患者症状明显好转（图5-29）。

【按语】

胸廓出口综合征是属于臂丛性上肢神经痛及血管障碍的范畴，它应该与其他原因所致的肩臂神经痛存在明显的临床差异，是比较容易鉴别的。临床上臂丛神经、锁骨下动脉、锁骨下静脉三者多受到程度不同的影响。

臂丛性上肢神经痛可根据神经血管受压部位的不同而分为斜角肌综合征、锁骨下综合征和喙突－胸小肌综合征，对应于三个狭窄处，即斜角肌间隙、锁骨下间隙和喙突胸小肌间隙。其临床症状大同小异，但手法治疗重点却有明显差异。

昂首龙头在复位颈椎关节的同时配合向上的拔伸力，对胸廓出口综合征亦有一定疗效。

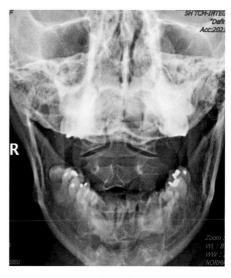

张口位

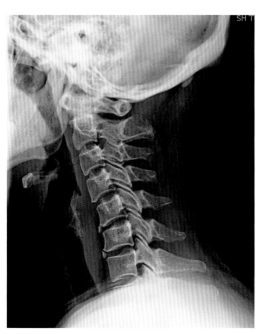

侧位

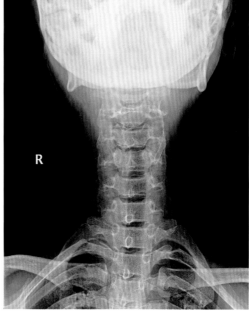

正位

图5-29 昂首龙头病案

### 五、天王托塔

【操作方法】

患者正坐于治疗椅上，术者坐于患者后侧。术者以双手拇指托患者枕后，其余四指抱于患者脸颊，并用两前臂压住患者两肩，两手用力向上，两前臂下压，同时做相反方向用力拔伸，以手下感觉颈项拉开为度。牵引放松时应缓慢（图5-30）。

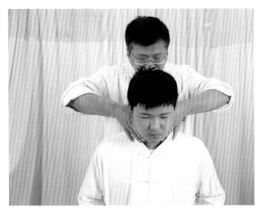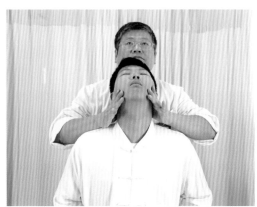

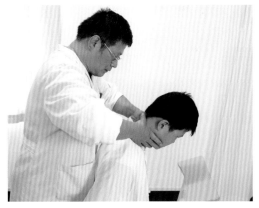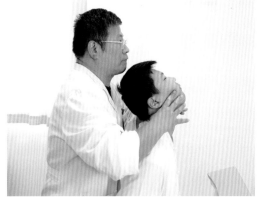

图 5-30 天王托塔

【操作要领】

（1）拔仰时用力要均匀而持久。

（2）动作要缓和，切忌粗暴。

（3）用力大小宜根据患者年龄、体质强弱及其耐受程度灵活掌握。

【临床应用】

多用于颈项板滞不适，为正骨手法做准备，关节强直畸形、老年骨质疏松症、关节肿瘤、结核等应慎用。

【医案】

李某，女，41岁，职员。左侧偏头痛5年，加重1月。

患者素有慢性头痛史，开始并不频繁，劳累时加重，一般持续2~3天自行缓解。1月前，因工作压力大，头痛发作转为频繁及持续性，以晨起和傍晚最重，午间稍减轻。同时心情烦躁，精力下降，无法正常工作。

临诊分析：望诊可见头颈偏歪，寰枢关节触诊可见右侧寰椎横突异常高隆，附近软组织肿胀感、压痛(+++)。病理征未引出。头颅CT阴性，TCD见右侧椎动脉血流障碍，两侧大脑中动脉痉挛。

诊断：① 颈性头痛；② 寰枕关节错位。

门诊先以天王托塔手法牵伸，后予三部复位手法整复寰枕关节错位，手法后颈痛明显减轻，经手法治疗3次后头痛消失（图5-31）。

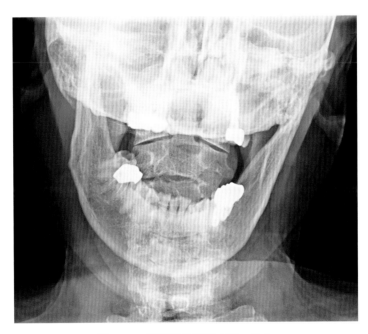

图5-31 天王托塔病案（张口位）

【按语】

颈椎病虽然分不同类型，但其基本病理还是由于椎间盘退变造成间隙变窄，失去有效的支撑和缓冲后，椎体及关节、韧带异常受力退变增速，这些组织刺激相应的神经、血管引起相应症状，因此治疗目的是尽可能地恢复颈椎关节的正常曲度和调整椎体的位置排列，给神经、血管创造一个较为宽松的环境。调整手法一定要掌握好幅度及力量，避免不必要的损伤。天王托塔手法通过前臂固定，控制屈伸的幅度以保证手法的安全。

## 六、闭门推月

【操作方法】

患者坐位，术者站于其一侧，以一手抱住对侧肩膀，另一手按住同侧头顶，缓缓将患者颈部侧屈至极限位，双手协同发力，调整前俯后倾角度锁住关节后，向侧向寸劲推动（图5-32）。

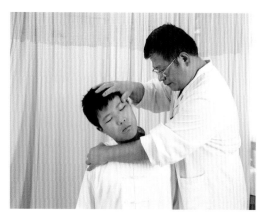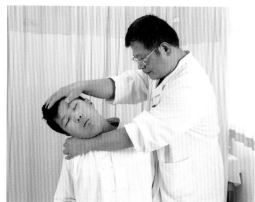
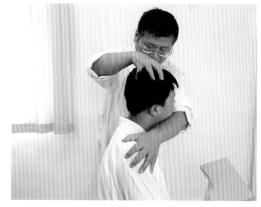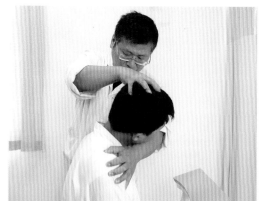

图 5-32 闭门推月

【操作要领】

（1）切忌暴力发力。

（2）可通过颈部的前俯后倾角度定位所需要调整的节段。

【临床应用】

本法可在伸展痉挛的对侧颈部肌肉和挛缩的韧带的同时，使对侧钩椎关节分离，调整关节错缝，适用于颈项疼痛僵硬，屈伸不利的治疗。

【医案】

卫某，男，61岁。颈项疼痛，前屈困难1月，加重3天。临床体检见颈肩部两侧肌肉高度紧张，旋转右35°，左35°；前屈15°，后伸30°。第1胸椎棘突右侧偏凸、压痛（＋）；第7颈椎棘突右侧偏凸、压痛（＋＋＋）。

患者颈部松解后予闭门推月手法，操作完成后，将患者头颈恢复中立位，再次触摸第7颈椎、第1胸椎棘突有无偏歪压痛。上梁不正下梁歪，之后还需对胸椎进行手法整复（图5-33）。

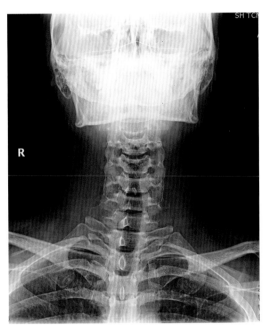

图 5-33 闭门推月病案（正位）

【按语】

传统手法对于下颈椎错位难以整复主要原因有二：一则是颈椎旋转扳法对下颈椎侧向位移的作用较差；二则下颈椎错位中患者颈胸连接处曲度异常，除了对颈部手法复位外，还需对胸椎进行针对性的复位。

七、回头望月（顶法）

【操作方法】

患者仰卧于治疗床。术者坐或站于床头侧。右手示指的指腹或掌指关节放在受限节段关节突后方。左手托住患者头部，将患者颈部向右侧弯直至引出受限节段的运动，将颈椎运动集中在本节段水平。发力动作：术者先将患者头颈部向上拔伸并逐渐其前屈至5°～10°，当患者放松无抵抗时，术者左手辅助固定，双手如抱圆木，左手辅助右手示指向前外方顶推。棘突滑脱后凸之棘突，即可整复（图5-34）。

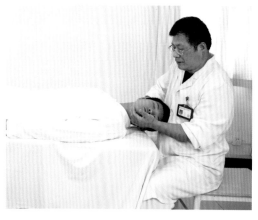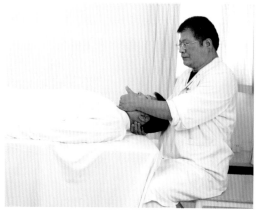
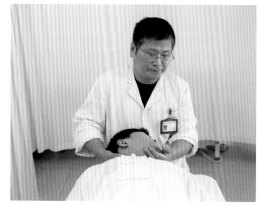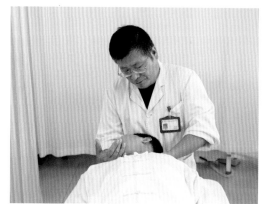

图5-34 回头望月（顶法）

【操作要领】

（1）示指需定位在关节错位处。

（2）以示指顶推发力为主。

【临床应用】

用于第2～6颈椎后关节旋转式错位。

【医案】

郁某，男，59岁。右上肢尺侧放射性疼痛、麻木5年，加重及持物落地3个月。平时喜好两上肢下垂，如前举过60°即可感觉疼痛麻木加重，如骑自行车时上肢无力麻木加重。体检见右侧肩部明显下垂，内旋，臂丛神经牵拉试验（+），椎间孔挤压试验（-），爱迪森试验（-），右侧喙突压痛（+++）并引出右上肢尺侧放射性疼痛麻木，颈椎X线片显示颈椎"S"形曲度存在，予松解后以回头望月手法治疗。

经3次治疗患者症状缓解（图5-35）。

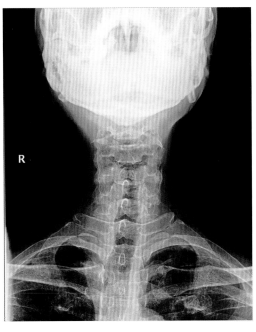 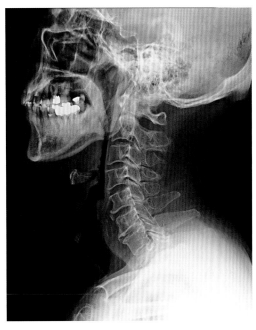

正位　　　　　　　　　　　　　　　　侧位

图5-35 回头望月（顶法）病案

【按语】

退行性变是颈椎失稳的主要原因，失稳是退变过程中的中间阶段，几乎每人都有这种经历，只是有的人出现症状，有的不出现症状而已。不少学者发现，长期低头坐姿颈椎前屈位、急性颈椎过屈位损伤等所致的颈椎失稳，较一般体力劳动者和过伸位外伤者发病率高。

八、回头望月（拨法）

【操作方法】

患者侧卧于治疗床。术者坐或站于床头侧。一手拇指的指腹放在受限节段关节突下方。一手托住患者头部，将患者颈部向右侧弯直至引出受限节段的运动，将颈椎运动集中在本节段水平。保持头部侧弯在合适的位置上。

发力动作：待患者放松，术者将患者头颈部向上拨动，另一手拇指"定点"于患椎关节下方，即可复位（图5-36）。

【操作要领】

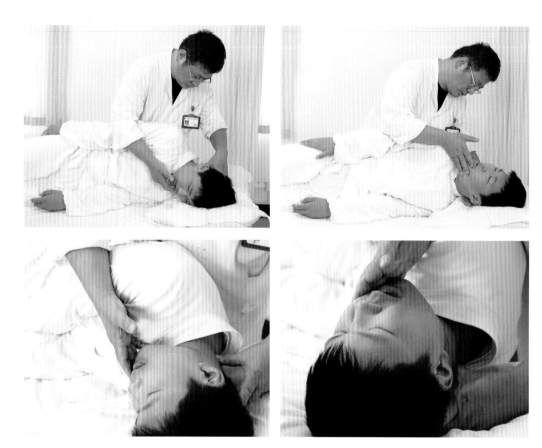

图 5-36 回头望月（拨法）

（1）拇指需定位在关节错位处。

（2）拇指定位需准确。

【临床应用】

此法用于第 2 ～ 6 颈钩椎关节旋转式错位。

【医案】

朱某，女，45 岁。颈项疼痛，转动、后伸困难 2 周，加重 3 天。临床体检见颈肩部两侧肌肉高度紧张，旋转右 15°，左 35；前屈 30°，后伸 5°。第 6 ～ 7 颈椎棘突右侧偏凸、压痛（＋）。患者颈椎呈反曲，体征和影像学资料的相互佐证。

患者俯卧位，按减痛体位卧侧于推拿治疗床上。术者站在其头端，摸清第 6 颈椎右侧棘突后，先以左手按压于第 6 颈椎左侧关节突上（较棘突稍靠近头端），然后以右手轻拨，即可复位。操作完成后，将患者头颈恢复中立位，再次触摸第 6、7 颈椎棘突有无偏歪压痛（图 5-37）。

【按语】

下颈椎错位难以整复的原因有两方面：从手法方面讲，传统的长杠杆手法对下颈椎的作用较差是先天注定的方法学缺陷；对难以整复，疼痛剧烈病人采用回头望月手法一般均能解决问题。

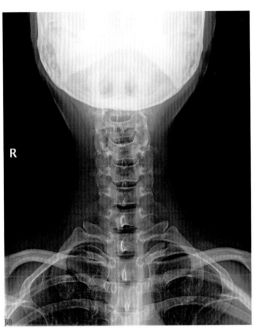
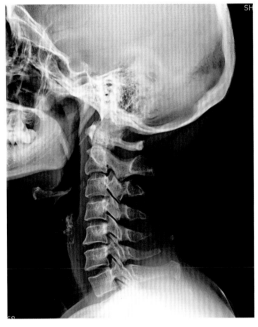

正位　　　　　　　　　　　　　　　　侧位

图 5-37　回头望月（拨法）病案

## 九、玉带锁龙

**【操作方法】**

患者取卧位，术者先以毛巾做牵伸。后在牵伸状态下，将头转向一侧，用毛巾先拉住其下颌部，做一短促的顿拉手法（图 5-38）。

**【操作要领】**

（1）用毛巾牵拉时，用力需谨慎。

（2）做顿拉手法时，患者颈椎活动范围应在身体幅度内。

（3）下侧毛巾需牵拉起到固定作用。

**【临床应用】**

此法用于第 2 ~ 6 颈钩椎关节旋转式错位。

**【医案】**

王某，女，31 岁。颈痛 10 余年，右侧肩背剧烈疼痛、晚上不能平卧 1 个月余。

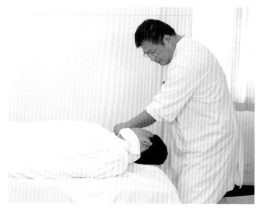
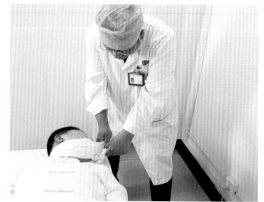

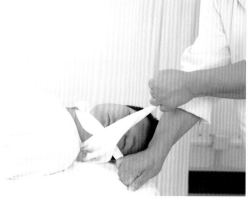
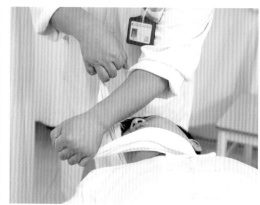

图 5-38 玉带锁龙

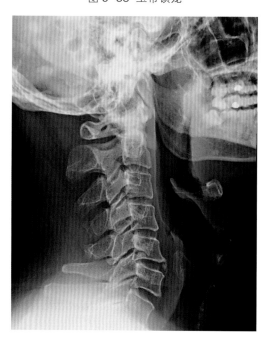

图 5-39 玉带锁龙病案（侧位）

体检见右手握力降低，夹纸试验（＋）。患者右侧神经根轻度受压，手法的重点是矫治颈椎矢状轴失稳，减轻错位节段和脊髓、神经根的剪切应力，改善颈曲。

患者予玉带锁龙手法后调整颈椎错位，患者症状即刻减轻（图5-39）。

【按语】

要注意手法的安全性，颈椎调整手法切忌粗暴，建议在治疗前告知患者手法可能的风险性。慎用牵引治疗，尤其是中央型颈椎间盘脱出。

## 十、分崩华山

【操作方法】

患者取卧位，术者站在患者右侧，双手合十置于患者对侧颈部，两拇指紧贴作为中轴，双掌似合叶向外缓缓崩开，直至一手小鱼际顶顶到枕部，另一手小鱼际顶至肩胛上角（图5-40）。

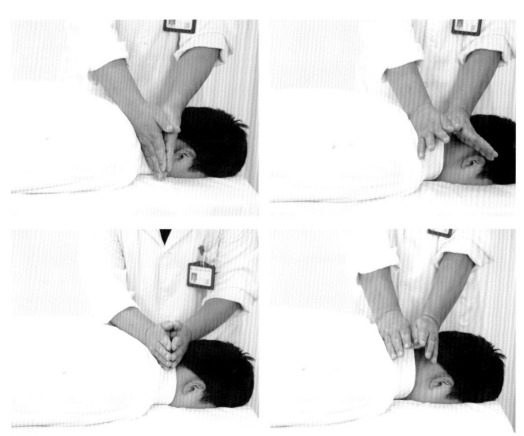

图5-40 分崩华山

【操作要领】

向两侧分崩，力度由轻到重，以拉开颈椎间隙为度，同时向上向下分绷为1次。

【临床应用】

主要用于颈肩部的痉挛、落枕等。

【医案】

舒某，女，28岁，职员。胸闷、心悸3余年，中西药物治疗效果不显。经朋友介绍，建议尝试推拿治疗。检查患者颈椎、上胸椎退变明显，广泛压痛，分绷手法后，患者感到胸闷减轻，胸前如有暖流通过，再予胸椎矫正手法。推拿治疗2次后，胸闷缓解，心率正常（图5-41）。

【按语】

颈椎病的临床表现非常复杂。上至头面，下至四肢，深至某些内脏都可能有异常表现。有的患者可能没有颈椎不适或者只有轻微的颈部症状，其症状表现为颅脑、胸背不适或精神症状，似乎和颈椎毫无关系。各类复杂的临床表现与损害发生在颈椎不同节段的颈部神经、血管、关节有关。其基本病理还是由于椎间盘退变造成椎间隙变窄，失去有效支撑和缓冲后，椎体及关节、韧带异常受力退变增速，这些组织刺激相应相邻神经、血管等组织后引起相应症状。分崩华山手法通过在病变部位原地崩拉分解达到松解痉挛、泄劲去势的目的，恢复颈椎的正常曲度、排列，给神经血管创造一个较为宽松的环境，减轻症状。同时手法较斜扳法安全，避免不必要的损伤和手法意外。

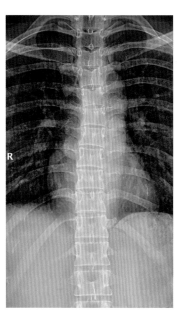

图5-41 分崩华山医案

## 十一、玉女穿梭

【操作方法】

患者取站位，以右侧为例，术者以右前臂压住患者胸锁乳突肌起点处，左手扶于患者颞部，使患者头部左倾，右前臂下压，左手外拉，双手配合，做一寸劲发力，可听到痉挛肌腱拉开的"咔哒"声（图5-42）。

【操作要领】

（1）动作轻柔，沉稳连贯。

（2）牵伸发力时要保持牵伸力，不可松懈，最后做一寸劲发力。

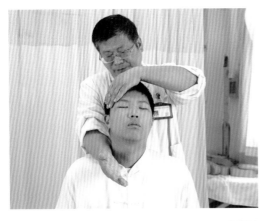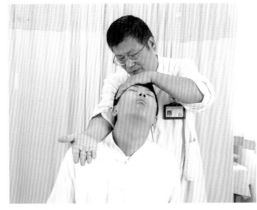
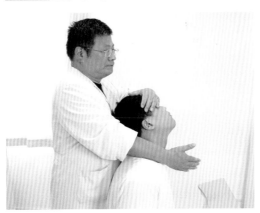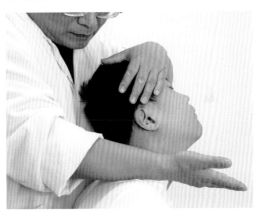

图 5-42 玉女穿梭

【临床应用】

用于脊柱侧弯等引起的高低肩。

【医案】

爱某，女，30 岁。左侧颈部僵硬、左侧肩部不自觉抬高 1 年余。

患者 1 年前开始出现颈部僵硬尚不以为意。半年后出现左侧肩部不自觉抬高，严重影响美观，开始寻医求治，来院就诊。

查体发现其颈背部肌肉十分僵硬，脊柱呈严重侧弯。根据检查中发现的寰枢关节错位和第 7 颈椎至第 1 胸椎节段错位体征，予以手法整复。开始治疗时，效果并不明显，但自觉颈部轻松，1 个月的推拿治疗后，左侧肩部与右侧颈部持平（图5-43）。

【按语】

脊柱侧弯患者颈胸段脊柱左右两侧动静力学失衡状态，人体试图代偿这一力学失衡，在颈椎两侧的活动节段（第 7 颈椎至第 1 胸椎）出现代偿性旋转侧倾斜。造成患者体形呈高低肩。侧屈拉伸调整关节错位后会明显缓解。

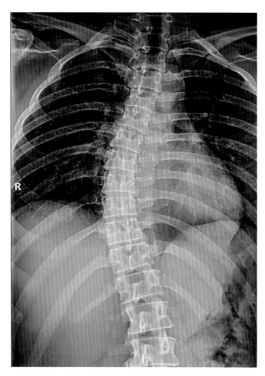 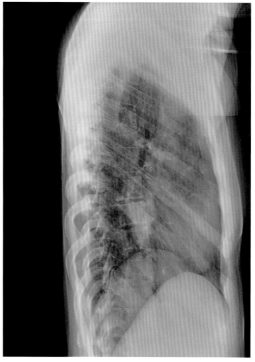

正位 侧位

图 5-43 玉女穿梭医案

## 十二、压凤还巢

**【操作方法】**

患者仰卧，双臂交叉在胸前，同时抱着对侧肩膀。术者站在患者右侧，右手拇指伸直，其余四指屈曲成握拳状，置于患者错位的胸椎处，术者的左手臂压住患者双臂，配合患者呼吸，呼气尽时，术者将自己的体重通过肩部快速向下压，两种方向相反的力作用于错位椎体，可闻复位声（图 5-44）。

**【操作要领】**

用力时需配合呼吸，不可粗暴用力，以免造成肋骨骨折。

**【临床应用】**

适用于第 3 ~ 12 胸椎单椎后凸滑脱式错位和侧弯侧摆式错位。

**【医案】**

王某，女，66 岁，退休。胸背痛 10 余年，加重 1 年，伴胸闷心悸，夜间睡觉时常有胸痛濒死感。圆背体态，胸椎弧度增大呈驼背，上中胸段多节段错位。以压凤还巢手法调整、背部松解治疗后1周，夜间再无胸闷感，可安然入睡；治疗2周期后，诸症明显减轻，后坚持腰背肌锻炼，劳累时偶有颈肩不适，其他情况尚可（图5-45）。

【按语】

胸椎棘突细长而向后下方倾斜的独特排列方向以及关节突冠状面排列方向导致胸椎容易发生前倾错位，造成呼吸困难等一系列症状。压凤还巢利用患者体重和胸椎的活动特点进行调整，胸椎调整后，效果往往立竿见影。

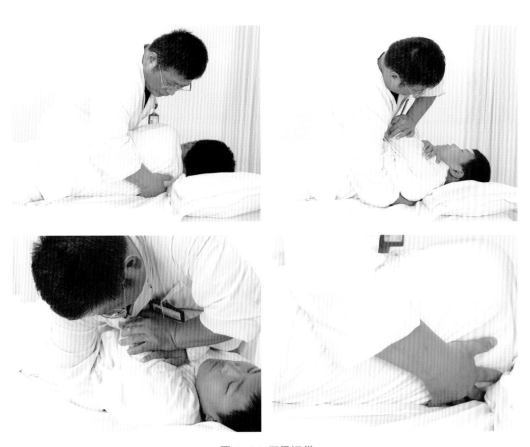

图 5-44 压凤还巢

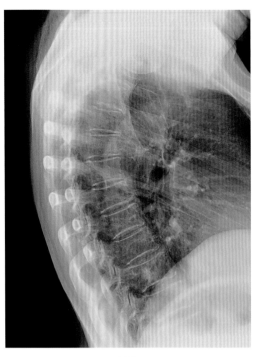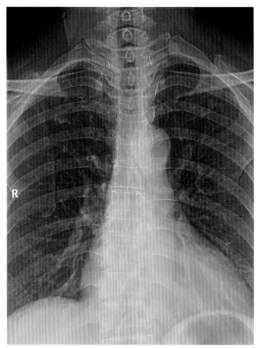

侧位             正位

图 5-45 压凤还巢医案

## 十三、采和提篮

【操作方法】

适用于棘突偏歪类型的胸椎后关节紊乱者。患者端坐无靠背的凳上，双手抱头双腿分开，屈膝约成直角，踏稳勿移动。术者站于患者之后。现以第 5 胸椎棘突向右偏歪为例，术者摸准第 4 胸椎棘突，右手从患者左腋下穿过，握拳顶于该棘突右缘，左手搭在于患者左肘上，并以此手控制患者上身前弯角度，位置低者后伸角度就需稍大；此时，通过双手协同瞬间用力，可将已经失稳的胸椎推动，使其复位（图 5-46）。

【操作要领】

双手需协同用力，一手顶按一手后拉。

【临床应用】

适用于棘突偏歪类型的胸椎后关节紊乱者。

【医案】

袁某，男，31 岁。搬运工人，背痛 3 年余，伴有胸闷心悸乏力，影响日常工作。

经触诊检查，仔细分析胸椎影像学资料，认为还是胸椎多节段错位造成。手法整复后，病人即觉背部疼痛在一瞬间得到缓解。经过1个月每周2次的门诊手法治疗，患者回归工作岗位（图5-47）。

【按语】

中胸段的第5～8胸椎错位时可触及棘突偏歪。由于上胸段的手法在此区操作不顺畅，需改为拉伸上肢配合顶推整复。术者先以一手握拳按压于错位棘突旁，另一手握住患者主侧上肢向后侧拉伸，适时向中线推冲错位椎；如附近节段仍有棘突高隆、棘突间隙明显压痛现象，仍需按上述方法逐一矫正。

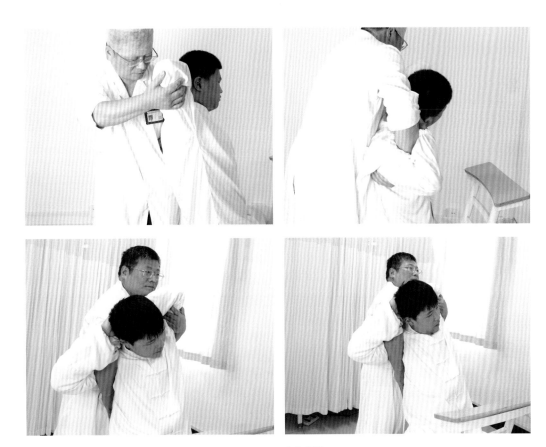

图 5-46 采和提篮

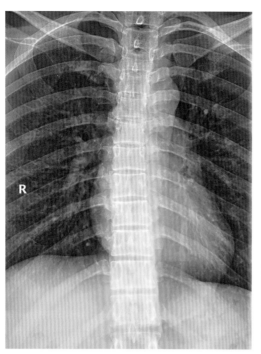 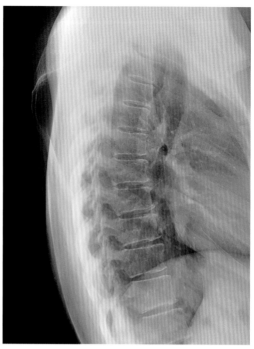

正位          侧位

图 5-47 采和提篮医案

## 十四、单掌擒王式

【操作方法】

患者俯卧位。术者站在其健侧，一手托住患者对侧肩前上部，另一手用掌根或拇指着力，按压住病变胸椎棘突旁，两手协同做相反方向用力，即托肩一手将其肩部拉向后上方，同时按压胸椎棘突旁的一手将其病变处胸椎缓缓推向健侧，当遇到阻力时，略停片刻，随即做一快速的、有控制的扳动，常可听到"咔哒"的弹响声，表示手法成功（图 5-48）。

【操作要领】

（1）注意患者背部弯曲的角度，使其弯曲旋转时的应力集中于要调整的胸椎关节处。为了让应力集中，胸椎旋转抬高的幅度要相应地减小。主要发力的部位也调整为肩部。

（2）发力的时间点要注意在患者的背部活动到极限位，同时患者应处于不抵抗的状态。

（3）发力的力矩不应过大，要求用寸劲，以防过分牵拉损伤腰部肌肉。无须刻意追求关节发出"咔哒"的响声。

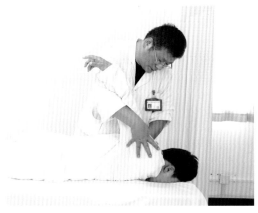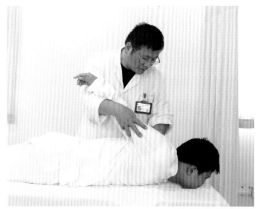
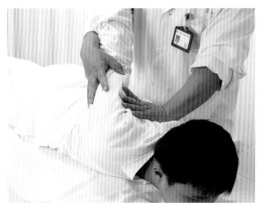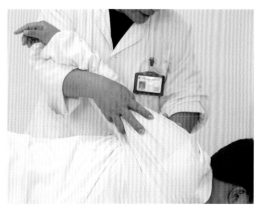

图 5-48 单掌擒王

【临床应用】

该手法主要应用于急性或慢性损伤引起的胸椎关节筋出槽、骨错缝，表现为胸段疼痛，屈伸活动不利，胸椎棘上压痛明显等。

【医案】

姚某，女，61岁。颈背疼痛伴胸闷短气5年，疼痛加剧伴左上肢抬举不利、起床困难3天。影像学检查示患者全脊柱广泛退变，目前以胸背部压痛最剧烈，咳嗽和喷嚏时均可引起胸背痛加重。第3、4胸椎棘突异常高隆，棘突间隙压痛（++）。

本着急则治其标的原则，首先需要解除患者颈背部剧烈疼痛和起床运动困难这一障碍。根据临床经验，引起上肢抬举不利和颈背痛时首先考虑上胸椎空间序列紊乱，以单掌擒王手法解决关键问题。患者俯卧于治疗床上，肌肉放松。术者再用单掌擒王手法解除前后倾错位，直至上胸椎压痛和叩击痛消失，呼吸顺畅，体位转换无障碍（图5-49）。

【按语】

本病多见于中老年女性，往往合并骨质疏松症，胸椎自身稳定性很差。对于此类病人尤其需要重视调整手法的轻巧性，切忌手法粗暴，以免引起肋骨骨折或胸椎压缩性骨折。事实上，因使用传统按压整复手法引起肋骨骨折者在临床手法意外统计中占第2位。需要指出的是，该类病人尽管手法操作的安全性低，但因稳定性差，只要操作正确，可以在十分轻巧的手法操作中获得满意的整复效果，关键不在手法力度，而在操作技巧。

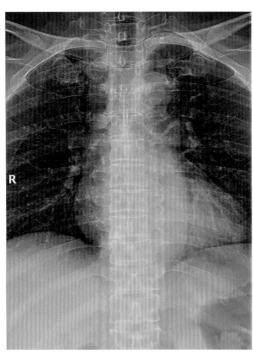 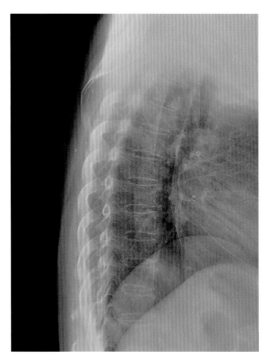

正位　　　　　　　　　　　　　　侧位

图 5-49　单掌擒王病案

十五、抱虎归山

【操作方法】

患者取卧位，双手前伸，一手托住患者双手，向上托起，扩大脊柱背伸，一手以小鱼际按压患者胸椎棘突，双手协同发力（图 5-50）。

【操作要领】

双手需协同发力。

【临床应用】

本法适用于第8胸椎节段以上的胸椎前后倾的骨错缝。

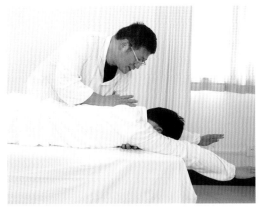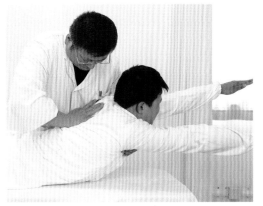

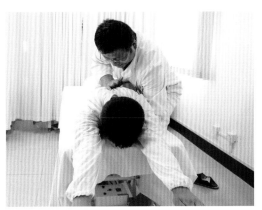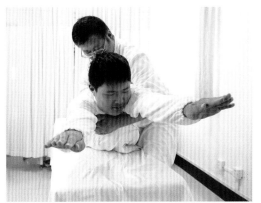

图 5-50 抱虎归山

【医案】

　　孙某，女，45 岁，律师。胸背痛 6 年余，加重 3 年，夜间痛尤甚，甚至出现胸闷濒死症状，常联系呼救。近 3 年来，访遍上海骨科、心胸、神经科名医而无寸效。经临床检查，仔细分析胸部影像学资料，认为还是胸椎多节段错位，引发交感神经易化反应所致。首次手法整复后，病人即觉胸闷一瞬间得到缓和。经过 1 个月时间，每周 2 次的门诊手法治疗，胸背痛及胸闷症状已消失，症状至今未复发（图 5-51）。

【按语】

　　大部分胸椎复位手法是针对胸椎旋转错位而设计，但相对于腰椎和颈椎，胸椎更容易出现前后倾的错位（前屈或后伸错位也可），可能跟胸椎自身棘突较长，上下覆盖 2 个以上椎体高度有关，容易在前屈或后伸过度时，相邻两棘突间产生交锁，导致倾倒错位。因而即使医生的临床诊断是对的，也会因旋转手法力方向问题而难以解决错位。道医手法重视卸劲去势，采用以背伸配合按压调整棘突反而容易纠正倾倒错位。

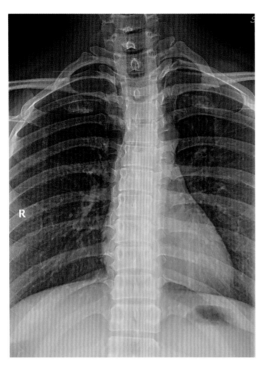 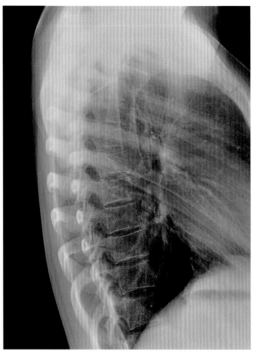

正位　　　　　　　　　　　　　　　　侧位

图 5-51　抱虎归山病案

## 十六、乳燕归巢（站式）

【操作方法】

　　患者站立位，双交叉扣住置于颈后，两肘置于胸前。术者站在患者身后，胸部顶住患者背部移位之胸椎棘突，两手置于患者两肘前下方并将患者抱紧，待患者放松后术者两手向后上方做一突发性的用力，此时常可听到"咔哒"声，表示手法整复成功（图5-52）。

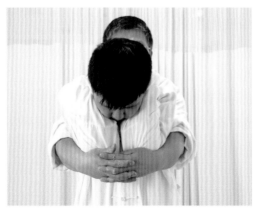 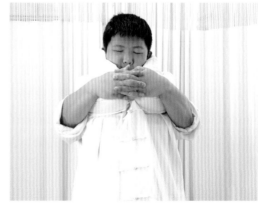

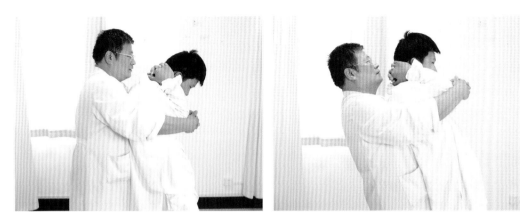

图 5-52 乳燕归巢（站式）

【操作要领】

双手上提和胸部顶按同时发力，避免用力过猛。

【临床应用】

用于胸椎错位等情况。

【医案】

应某，女，28岁。颈肩腰背疼痛2余年，夜间不能安眠6个月。X线片示胸椎呈"S"形基础侧弯。触摸T5棘突间隙压痛（++），即T5、T6、T7、T8棘突向右偏凸，左侧棘旁压痛；予乳燕归巢法后患者症状缓解（图5-53）。

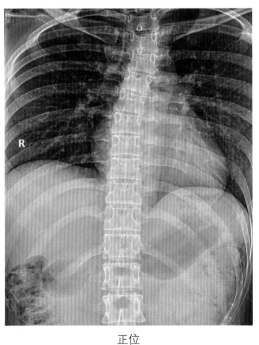

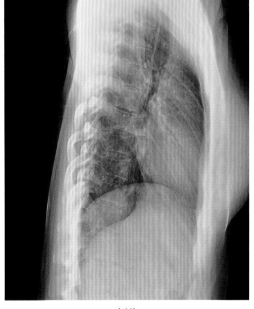

正位　　　　　　　　　　　　　侧位

图 5-53 乳燕归巢（站式）病案

【按语】

由于胸椎有肋骨框架的保护，稳定性要明显好于颈腰椎，因而有关胸椎退行性变化的研究工作一直落后于其他领域。但近年来在白领办公室文员人群中，胸椎两侧间隙不等；棘突歪斜的发病率明显增加，很多病例在纠正胸椎错位之后反应多年的心悸心慌，胸闷不适，反酸呃逆等症情消失或明显好转。

## 十七、乳燕归巢（卧式）

【操作方法】

患者俯卧位，胸前垫高枕使其成驼背状，全身放松。术者站在其左侧，双手交叉，右掌心朝上屈曲，以右手环指、小指近掌关节处夹持偏歪棘突，左手掌根置于错位棘突对侧，嘱患者呼气，在呼气末的瞬间，术者两手交叉于错位棘突反向旋转用力挤按1～2次，一般可听到关节复位的弹响声（图5-54）。

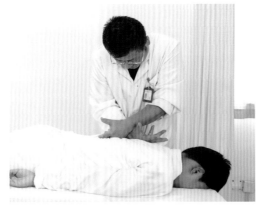
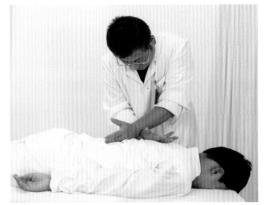
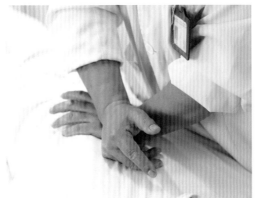
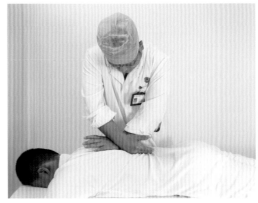

图5-54 乳燕归巢（卧式）

【操作要领】

按压时须符合影像和触诊的判断，做有针对性的部位。

【临床应用】

胸椎旋转错位。

【医案】

陈某，女，64岁。左侧背痛伴胁肋疼痛10余年，气短乏力，不能久坐久卧，夜眠痛剧，三更被迫起床活动后方能继续入睡。X线片示胸椎后凸，第8胸椎成为后凸顶点。予乳燕归巢手法复位后症状明显改善（图5-55）。

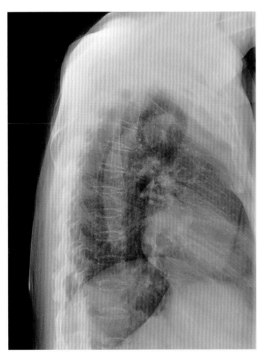
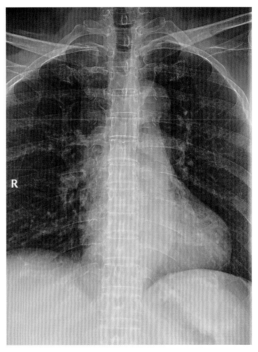

侧位 　　　　　　　　　　　　　正位

图5-55 乳燕归巢（卧式）病案

【按语】

治疗胸椎关节旋转错位的关键在于胸椎节段错位整复及其联动小关节的调整，因上背部肌肉薄弱，过多地使用具有剪切和扭转分离力的手法如弹拨、按揉不仅作用不明显，反而会造成不适，出现治疗后疼痛加重的现象。笔者建议，手法调整后，如棘突旁、棘突间隙、肋横突关节处压痛消失，呼吸顺畅者，采用微波治疗等方法以帮助软组织炎症消退，促进组织修复，不宜长时间做软组织松解手法。

## 十八、乳燕归巢（坐式）

【操作方法】

患者坐位，两手交叉扣住抱于枕后部。术者站在其身后，上身略前俯，用一侧膝关节髌尖内侧或医者胸部沿着患者脊柱由下而上细心体会偏歪之胸椎棘突，两手分别从患者肩上伸入前下方，扣住患者腋下。然后术者握住患者前臂的两手向两旁分开并上抬，将患者脊柱向上向后牵伸；同时，顶住患者的膝部向前向上持续抵住并稳住患者身体，形成对抗牵引。持续片刻，再上下协同做一突发性的用力，此时常可听到"咔哒"声，表示手法整复成功（图5-56）。

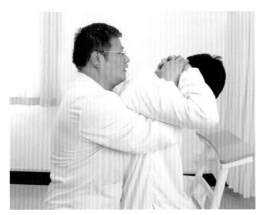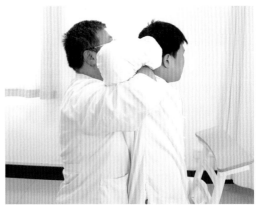
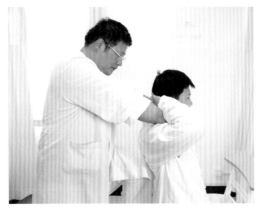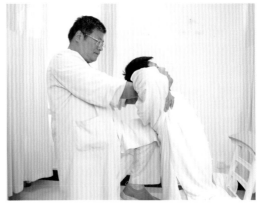

图 5-66 乳燕归巢（坐式）

【操作要领】

（1）不可用髌尖顶胸椎棘突，需膝关节稍微转向外侧，以髌骨之间的沟槽，顶住，顺势向上。

（2）令患者仰头，顺势发力。

【临床应用】

纠正胸椎倾倒错位。

【医案】

刘某，女，46岁。背疼痛伴胸闷短气1年，左侧肩胛内侧痛如刀割，每天发作3～4次。影像学检查示患者全脊柱广泛退变，目前以胸背部压痛最剧烈，咳嗽和喷嚏时均可引起胸背痛加重。第6、7胸椎棘突异常高隆，棘突间隙压痛（++）；第7胸椎棘突左侧偏凸、压痛（+++）。

本着急则治其标的原则，首先需要解除患者颈背部剧烈疼痛。根据临床经验，此类症状首先考虑下胸椎空间序列紊乱。因而患者的症状、体征与X线片均符合下胸椎节段错位的诊断。第6、7胸椎均为旋转–前后倾复合错位。考虑到患者转换体位痛苦，予乳燕归巢（坐式）手法予以治疗。经手法治疗后患者疼痛明显缓解（图5-57）。

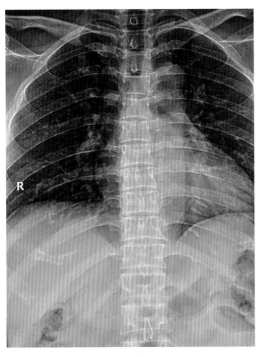 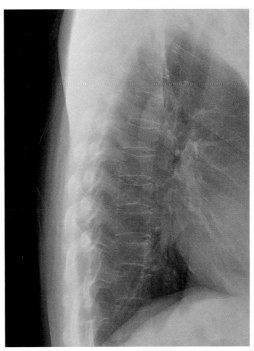

正位　　　　　　　　　　　　　侧位

图5-57 乳燕归巢（坐式）医案

【按语】

由于胸椎有肋骨框架的保护，稳定性要明显好于颈腰椎，在纠正胸椎旋转错位的同时随后注意有无前后倾斜型错位的存在。一般在中胸段的第6、7胸椎椎易发生前倾错位。手法矫正此区域或者遇到体重过重、身高过高的患者可采用乳燕归巢坐位手法，通过双手向上拉升，利用患者的体重拉胸椎间，适时用胸部向前顶推。此手法主要应用于纠正应力椎的前倾错位。

### 十九、玉兔捣药

【操作方法】

患者取俯卧位，全身放松，前胸部垫放 3 ～ 5cm 软枕，术者站于患者患侧，面朝向患者，双脚成"八"字形站立，以患者第 4 胸椎至第 2 腰椎棘突左侧受限、棘突偏向右侧为例，术者用左手拇指指腹贴压于患椎同侧的棘突旁，右手掌根压于拇指掌指关节面上方，五指略上翘，双手肘部及腕部弯曲合力，力度由小到大，由浅入深向患侧后关节突方向作一寸劲发力，拇指下有轻度滑协感或听到弹响声，结束手法。如果局部软组织损伤后粘连钙化，可用此法在"阳性"反应点反复按压 3 ～ 5 次（图 5-58）。

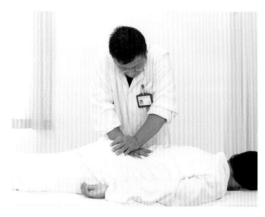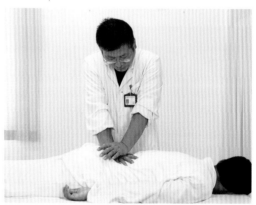

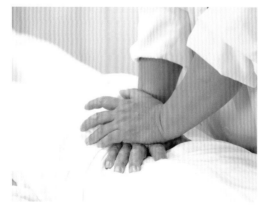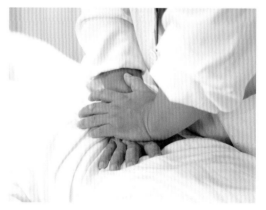

图 5-58 玉兔捣药

【操作要领】

（1）按压时须符合影像和触诊的判断，做有针对性的部位。

（2）手法操作时需贴合后再做一轻巧发力。

【临床应用】

主要用于第 4 胸椎至第 2 腰椎棘突左右两侧高低偏歪的复位。

【医案】

陈某，男，52岁。因背痛伴双下肢无力2年，遇寒加重，来诊查肌电图显示周围神经病变，后至华山医院复查，未见明显异常。患者两侧髂腰肌力4-，第7胸椎两侧压痛（++），叩击痛（+）；第8胸椎右侧压痛（++），叩击痛（+）。两侧下腹壁反射未引出。予玉兔捣药手法后症状缓解（图5-59）。

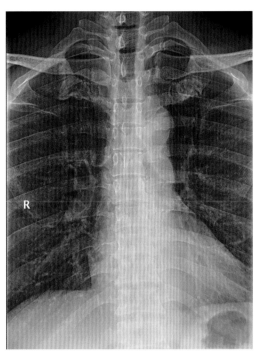 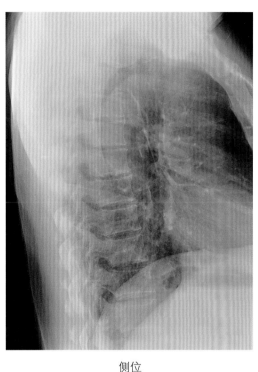

正位　　　　　　　　　　　　　　　　　侧位

图5-59 玉兔捣药医案

【按语】

胸椎关节的前后倾斜型错位因骨性障碍问题，引起错位节段交锁和复位困难，手法整复的成功率不高。在编者所了解的疑难病人中，因前倾错位而手法治疗失效者占据很大比例。遇到此类病人复位困难病例可采用玉兔捣药法来整复，可配合下肢的牵伸。

二十、孔雀开屏

【操作方法】

患者取俯卧位，全身放松，以第4、5胸椎棘突左偏为例，术者站于患者左侧，右手4、5掌指根部置于第4、5胸椎右侧棘突上，左手掌根部放于左偏棘突上，其余四指放于右手腕，嘱患者深呼气，在呼气末时，术者双手整体相互用力（与脊柱呈 45°）旋转向前按压，此时可听到"咔哒"一声或手掌下有移动感，手法告毕。如棘突右偏，治法反之（图 5-60）。

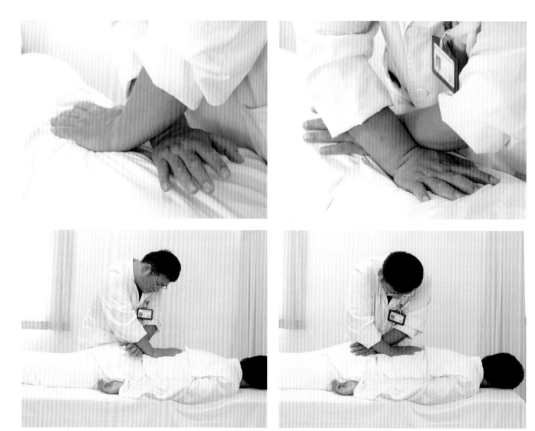

图 5-60 孔雀开屏

【操作要领】

操作需根据影像和触诊明确定位。

【临床应用】

主要用于胸椎棘突左右两侧上下偏歪的复位及腰椎间盘突出和腰、骶椎脊柱小关节紊乱。

【医案】

邵某，男，35 岁，体重 130kg。腰部疼痛，活动困难 3 天，已在外院接受诊治，症状逐渐加重现象。第 3 腰椎棘突旁压痛、叩击痛，翻身困难，X 线片排除骨折，证实第 3 腰椎旋转错位。处理：鉴于病人身体强健先予牵引床行牵引，后以孔雀开屏手法复位。

次日复诊，腰部活动基本正常，遗留局部轻微疼痛，做改良斜扳法及局部横擦后，疼痛消失，活动自如（图 5-61）。

【按语】

调整手法是最好的松解手法，本病病理机制相对简单，可先采用腰椎调整手法，去除病痛源，再配合松解手法善后。

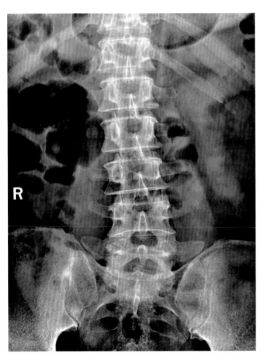
正位

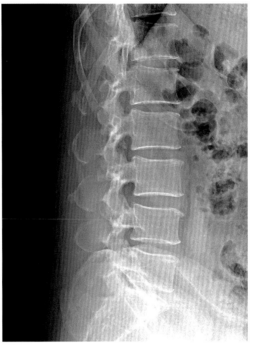
侧位

图 5-61 孔雀开屏医案

二十一、野马分鬃（背）

【操作方法】

患者取俯卧位，全身放松，术者站于患者右侧，以第 4 胸椎棘突左偏为例，以右手小鱼际侧豆状骨为着力点，紧贴于偏弯棘突左侧（同脊柱呈 45° 时），左手掌置于右手掌根下内旋，双手同时向两侧或上下两端发力，有时可听到"咔哒"声或手下有移动感（图 5-62）。

【操作要领】

（1）一压一放为 1 次。

（2）手法慢而且重，所以一般只压放 5 次、7 次，手下自觉椎间隙松开即可。

（3）压放的力量在深部，动作且缓，施术过程中不可用力过猛，谨防意外发生。

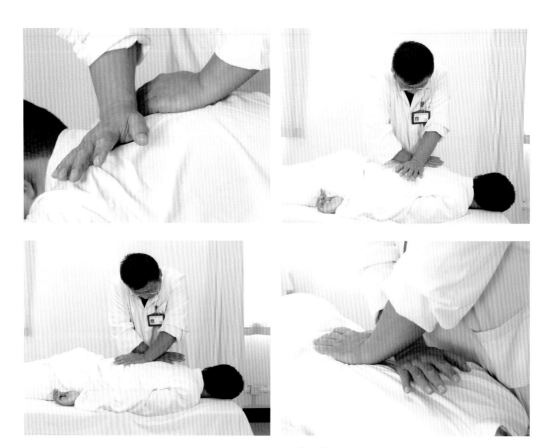

图 5-62 野马分鬃（背）

【临床应用】

该手法多应用于项背脊柱，对于脊椎关节嵌顿及错位者有较好效。

【医案】

叶某，25岁，女，在读硕士生。颈背疼痛、胸闷气短3余年，加重2年，严重影响学习工作。内科检查未见器质性问题，仅潮气量偏小。经介绍来诊。圆背体态，胸背部强直，中上胸段棘突两侧广泛压痛，第2、3、4胸椎节段前倾、旋转复合错位。先予拨法松解背部肌群，后以错掌分胸法整复胸椎旋转错位及复胸椎前倾错位。手法后当时，患者感到胸背沉重压迫感消失，气机顺畅。1个月后，诸症消失，心情愉快（图5-63）。

【按语】

胸椎前后倾斜型错位患者往往会引起胸椎横突腹侧或背侧移位，推挤肋骨或导致某一肋骨的扭转，引起胸闷不适。治疗本病的关键在于胸椎节段错位及其联动小关节的调整，长时间的松解手法效果并不明显，反而会引起不适，通过错掌分胸及调整错位的关节，也通过卸劲去势改善局部的应力情况，使复于柔和。

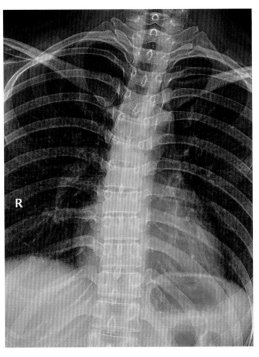
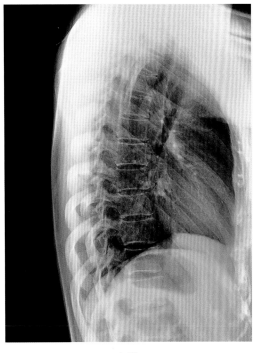

正位                                   侧位

图 5-63 野马分鬃（背）医案

## 二十二、野马分鬃（腰）

【操作方法】

以第 2 腰椎棘突左偏为例，术者一手压位第五腰椎以下部位，另一手压住第二腰椎处，两掌用力按住，力度由轻到重，以拉开腰椎间隙为度，同时向上向下分绷为 1 次；术者双手协同发力进行有节律的由后向前牵拉颤动，力度由小逐渐到大，然后重

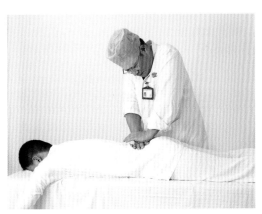
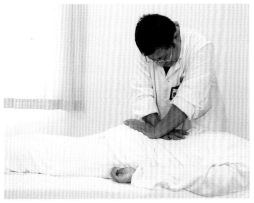

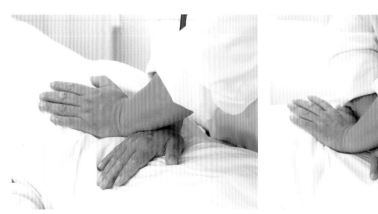
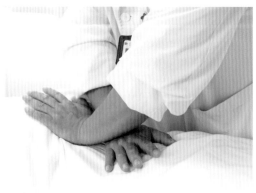

图 5-64 野马分鬃（腰）

复此手法 3～5 次，手法结束（图 5-64）。

【操作要领】

（1）一压一放为 1 次。

（2）手法慢而且重，所以一般只压放 5 次、7 次，手下自觉椎间隙松开即可。

（3）压放的力量在深部，动作且缓，施术过程中不可用力过猛，谨防意外发生。

【临床应用】

该手法多应用于腰部脊椎关节嵌顿及错位者均有效。

【医案】

尹某，36 岁，职员。因突发剧烈腰痛、坐卧不宁而到当地市中医院牵引治疗。治疗后，疼痛反而加重。经介绍至我院纠正，发现患者强迫前屈体位，右侧第 2、3 腰椎后关节处剧烈压痛，腰椎明显叩击痛，右下肢明显纵轴叩击痛，提示腰椎错位。先予拨草寻蛇法松解背部肌群，后以野马分鬃法整复腰椎关节错位。手法后当时，患者感到腰部疼痛减轻，气机顺畅。1 个月后，诸症皆消（图 5-65）。

【按语】

腰椎错位嵌顿患者初次治牵引后反而会引起不适，通过野马分鬃手法调整错位的关节，也通过卸劲去势改善局部的应力情况，使复于柔和。

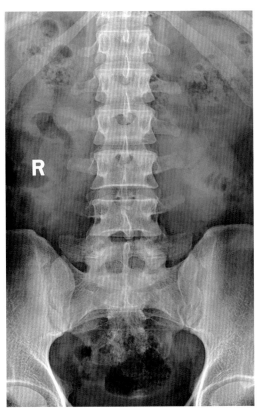
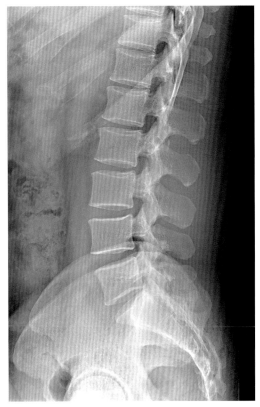

正位　　　　　　　　　　　　　　　　　侧位

图 5-65 野马分鬃（腰）医案

二十三、小鬼推磨

【操作方法】

患者仰卧位，两下肢并拢，屈膝屈髋。术者站在患者身旁，两手分别扶按住其两膝部，做顺时针或逆时针方向环转摇动，同时也带动腰部做环转摇动，摇至双膝与身体正中相对时，嘱患者呼气尽时作向下顿压（图 5-66）。

【操作要领】

（1）摇动幅度不宜过大，在患者腰椎活动范围内。

（2）嘱患者呼气结束时，作屏气配合。

【临床应用】

多用于腰椎滑脱及骶髂关节调整。

【医案】

王某，男，47 岁，退休教师。两侧腰腿痛 3 年余，加重 3 个月。影像学显示第 5

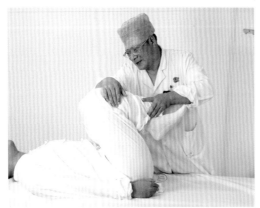
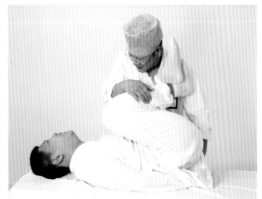
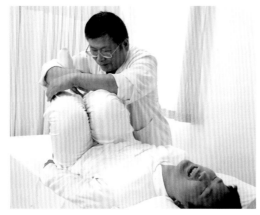
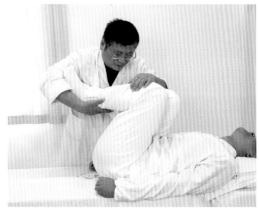

图 5-66 小鬼推磨

腰椎椎体轻度向前滑脱，椎间隙狭窄，第 5 腰椎与第
1 骶椎之间椎间盘膨出。临床检查中发现，尽管椎管
左右前后径均减小，但患者神经根损伤体征并不明显，
下肢远端肌肉未发现肌力减弱和萎缩现象，会阴部皮
肤感觉和提肛反射正常，神经根压迫不严重，马尾神
经未受压。考虑到患者体型特点肥胖和压痛点分布，
予左右双摆纠正骶骨后错位后，予小鬼推磨手法改善
腰椎弧度，两下肢即能着地行走。经 1 个月治疗后，
遗留部分腰部酸痛症状，腰部活动已自如（图5-67）。

【按语】

多数腰椎滑脱患者在发病前多有几年的无症状代
偿期，且多数 I 度滑脱的退行性腰椎滑脱者的症状、
体征表现为骨关节炎的特性，而非根性压迫和椎管狭
窄的特点。只要腰椎滑脱节段的剪切负荷得到有效

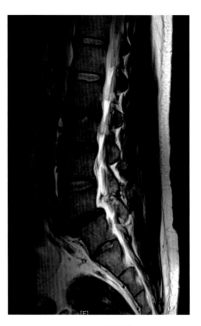

图 5-67 小鬼推磨病案

减轻，即可使骨关节炎的临床症状明显缓解。我们对本病的手法治疗目的也改变为适度整复滑脱节段，改善病变节段椎管有效容积，减轻后关节剪切负荷。

二十四、铁牛耕地

【操作方法】

患者仰卧位，操作者站于其足端，一手握住患者踝部，将患肢抬高至30°，一手按住患者足尖，在患者放松时，一手向后方拽拉，一手推按背屈足尖，2～3次（图5-68）。

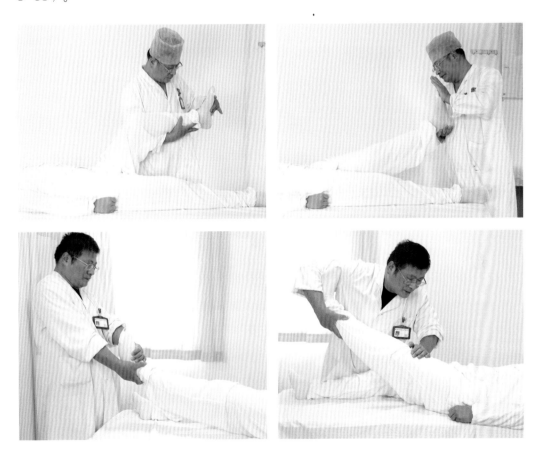

图 5-68 铁牛耕地

【操作要领】

（1）操作时需和患者配合。

（2）操作一手拽来，一手推顶，需用力协调。

【临床应用】

本法适用于骶髂关节向后半脱位的整复。

【医案】

蒋某，女，58岁。左下肢放射性疼痛历经3年未获缓解，不耐久行久立，晨起加重，活动后缓解。仔细分析影像学资料，在纠正两侧骶髂关节主横轴反向错位的基础上，通过铁牛耕地法把髂嵴恢复到第4腰椎椎体水平，左下肢放射痛即告明显缓解。5次治疗后症状消失，可以出外旅行（图5-69）。

【按语】

骨盆与脊柱在结构上是一个复合体，骶骨的力学机制与脊柱密切相关。当腰椎失稳时，骶骨也相应位移；当身体向前弯和向后仰，骶骨在两髂骨之间会发生前后旋转。在治疗腰突症时可以通过下肢牵拉手法改善骶髂位置。

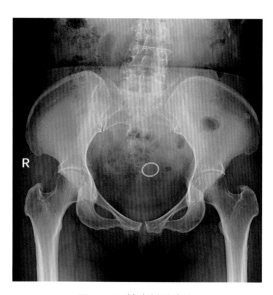

图 5-69 铁牛耕地病案

二十五、青龙入海

【操作方法】

患者侧卧位，患肢在上，屈膝屈髋；健肢在下，自然伸直，腰部要放松。术者面对患者站立，先用左手拇指顶住病侧棘突，右手抱起患侧下肢，向内移动至左拇指下棘突间隙变化（间隙增大），再以右拇指顶住病患侧棘突，左手抄起患者颈项上身，向内调整至右指下棘突间隙变化（间隙增大），使患者侧弓弯向术者。然后术者左手抓住患侧手腕，右手虎口叉顶患侧肘弯，同时左肘压住患侧髂后髋臀，固定骨盆，以右手叉顶肘弯发力，可听到腰椎脊柱小关节复位"咔哒"声（图5-70）。

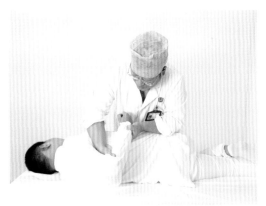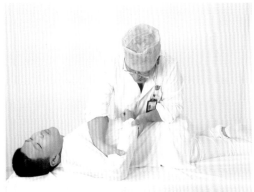
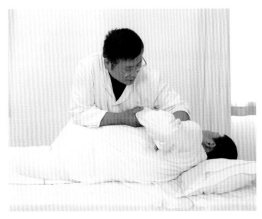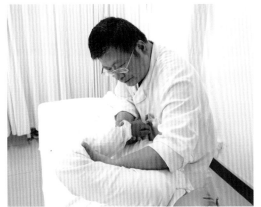

图 5-70 青龙入海

【操作要领】

发力主要集中在患者肘弯处，左手握拉患者手腕向内收，并固定髋臀骨盆，右手叉顶肘弯向外上方发力。

【临床应用】

腰椎后关节错位、腰椎间盘突出、骶髂关节损伤、骨盆旋转等。

【医案】

陈某，女，35岁。腰痛伴左下肢放射痛1年，加重1个月。疼痛剧烈，刻无安宁，强迫屈膝屈髋弯腰位右侧卧，检查不合作。左侧小腿肌肉萎缩，踝反射未引出，胫前肌、屈踇肌力减退，蹲踇下垂。MRI示第4、5腰椎椎间盘髓核脱出，第5腰椎与第1脊椎之间椎间盘突出伴椎间盘变性；腰椎骨质增生，第4腰椎椎体下缘及第5腰椎椎体上缘终板炎。手法松解后，予青龙入海手法，经1月治疗后患者症状明显缓解（图5-71）。

【按语】

叶师曾云，久站久坐，上半身垂直压迫腰椎，再加之姿势不当的各种暗劲（现代

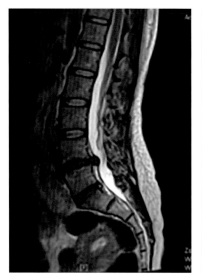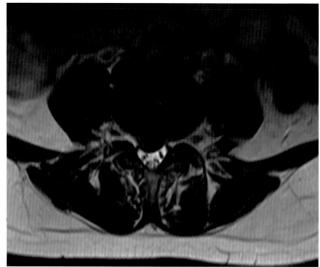

图 5-71 青龙入海病案

谓之剪切力），使腰府不堪重负，百病由此丛生。所以治疗腰椎疾病大体以向上顶开拔伸之力为主，反其道而行之。

## 二十六、左右双摆

【操作方法】

患者仰卧位，以左侧下肢较短为例，术者一手托患者左侧踝部，一手扶其膝部，使之屈髋屈膝，并在髋关节内收位时尽量下压，然后做一连续动作，使髋关节外展外旋，伸直下肢，一般可在运动过程中听到复位声；右侧同理（图 5-72）。

【操作要领】

操作前需触诊双腿长短，一般操作于相对短的腿，短侧内旋后拉，长侧下压外展。

【临床应用】

本法适用于髋关节骨错缝的患者。

【医案举例】

吴某，女，73 岁，已退休。腰痛伴左下肢放射性痛 3 个月，曾于外院常规予骶管封闭后下肢放射性神经痛缓解，1 月后病情反复，左下肢再现剧烈坐骨神经痛，患肢不能站立、行走、坐下，不能仰卧。经介绍至我院就诊，查体时发现患者根性痛体征并不明显，而左侧骶髂关节副关节错位体征明显。经左右双摆手法调整后，左下肢放

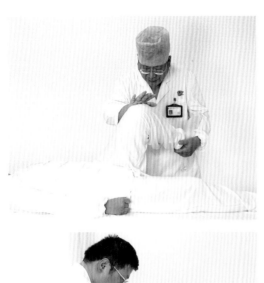
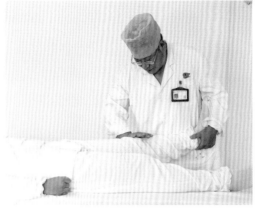
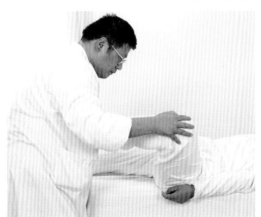
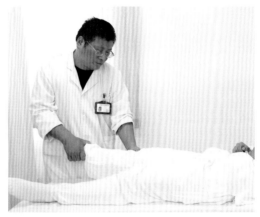

图 5-72 左右双摆

射痛即见消失，左腿能够负重，站立、行走、坐位均无大碍（图 5-73）。

【按语】

骶髂关节的韧带坚韧，周围肌肉组织发达，对手法复位的阻力较大，临床上常有诊断虽正确而具体手法复位时出现困难的问题。此外，由于骶髂关节的结构变异很大，甚至同一个体的左右两侧骶髂关节形态也不尽然相同。根据骶髂关节自适应调整的特性和运动规律，在临床上多采用左右双摆来调整骨盆，总结为"对侧髂骨的反向运动等同于髂骨矫正手法，同侧骶骨的反向运动等同于髂骨矫正手法"。当

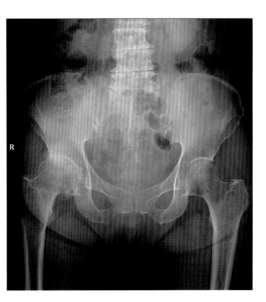

图 5-73 左右双摆病案

一侧髂骨前旋错位在患侧复位困难时，可采用对侧髂骨后旋错位的矫正手法或同侧骶骨的前倾矫正手法。

## 二十七、推云见日

【操作示法】

患者侧卧位，患肢在上，屈膝屈髋；健肢在下，自然伸直，腰部要放松。术者站于患者背后，一手按住其肩前部，另一手用肘部抵住患者臀部，固定下肢节段，以扶肩膀发力，双手协同做相反方向的云手发力，即手掌将肩部向前推，肘部将髋臀部向后按，使患者腰部做被动扭转。当有明显阻力时，做一个增大幅度的突然分绷（图5-74）。

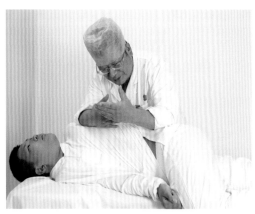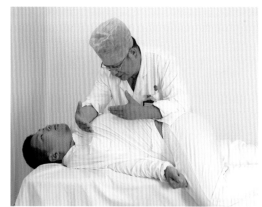

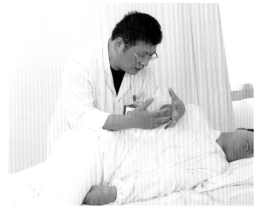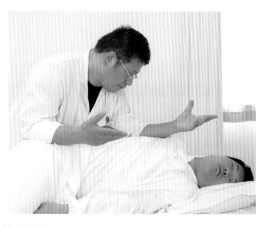

图 5-74 推云见日

【操作要领】

（1）发力以向两侧分绷为主。

（2）不追求弹响。

（3）固定好体位，注重体位的摆放。

【临床应用】

腰椎关节旋转错位。

【医案】

吴某，女。腰痛 1 年，劳累后加重，休息后减轻。正位片显示，患者骨盆耻骨联合右高左低，腰椎轻度向右侧凸，腰椎生理弧度反弓，该病例为青年女性，腰椎和骨盆生物力学分析结果得到在发病前已经存在多年骶髂关节紊乱的问题，导致腰椎两侧生物力学失衡。需要在调整腰椎空间序列紊乱的基础上，平衡骨盆，才能取得满意的短期效果及中长期疗效。做太极云手分绷后，患者症状明显减轻（图 5-75）。

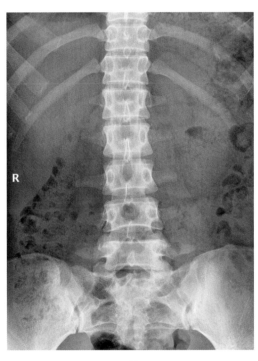

正位

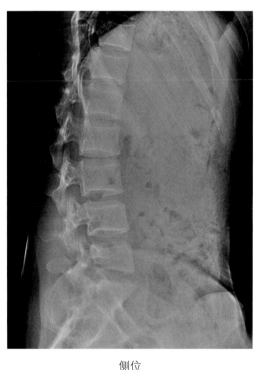

侧位

图 5-75 推云见日病案

【按语】

腰椎间盘突出症神经根卡压水肿期以身体功能与结构水平的障碍为主，临床以疼痛及活动困难为主要表现。此期患者多表现为疼痛剧烈，腰背肌肉高度痉挛，脊柱显著侧凸、后凸畸形；棘旁显著压痛并向下肢放射，局部叩击痛；被迫卧床，坐起或站立、行走则痛剧。道医认为此类疾病是因久坐受压所致，治疗应以反向用力，两侧分绷使神经根减压。

二十八、单鞭夺关

【操作方法】
患者俯卧位，一手按在患者骶髂关节处，一手托住膝关节，膝关节向上抬起时另一手协调下按，可听到关节复位的"咔哒"声（图 5-76）。

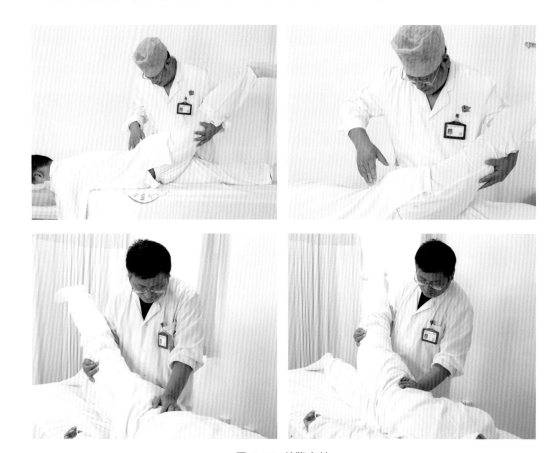

图 5-76 单鞭夺关

【操作要领】
双手需协调用力，用力不可粗暴。
【临床应用】
应用于骶髂关节错位。
【医案】
奚某，男，65 岁，工人。以腰痛伴左下肢放射性痛，右侧足跟麻木了 3 个月求诊。

三部正骨法的治疗手法

自诉不能仰卧、不能左侧卧、不能坐下，接受推拿及脊柱牵引治疗均使疼痛加重。压迫左侧尾骶部时，左侧腹股沟出现放射痛。检查发现腰部无明显压痛点，两侧骶髂关节压痛，骶骨后凸，第 5 腰椎、第 1 骶椎棘突间隙压痛。诊断：骶骨后错位、第 5 腰椎至第 1 骶椎节段错位。予以整骶髂复，节段错位整复后，症状明显缓解。继续治疗3 次后，疼痛消失，活动正常（图 5-77）。

【按语】

骶髂关节不但是微动关节，而且是联动关节，髂骨以骶骨为中心旋转运动，当一侧髂骨旋转运动时，对侧髂骨必须反向旋转运动，来保持上半身的稳定和平衡。病理状态下，当一侧髂骨相对骶骨向前旋转移位时，为了保持躯干在冠状面上的平衡，对侧髂骨就有可能向后旋转移位，导致骨盆在矢状位上呈扭转位移；当一侧呈髂骨内旋紊乱，为了保持躯干在矢状面上的平衡，对侧髂骨就可能向外旋转位移，从而使骨盆在冠状位上向一侧偏移。单鞭夺关在操作时反向发力，达到整复关节的目的。

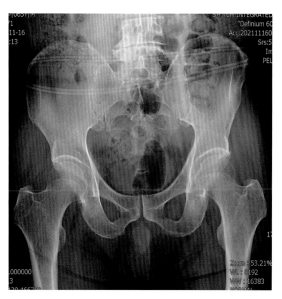

图 5-77 单鞭夺关病案（骨盆）

二十九、苏秦背剑

【操作方法】

患者俯卧位，术者站于患侧，一手握空拳置于腘窝委中穴处，一手反向按压踝部，使之屈膝向后至限制位，做一突发的有控制的推扳，有时可听到粘连的踝关节、膝关节拉开时的"咔哒"声（图 5-78）。

【操作要领】

在向下压的同时需点按住委中穴。

【临床应用】

本法适用于梨状肌紧张与膝关节僵直、踝关节背伸受限的治疗。

【医案】

陈某，女，25 岁。以臀部伴左下肢放射性疼痛就诊，理疗后患者症状缓解，疼痛减轻，但以后一直未见继续改善，夜间仍有疼痛，每天需服止痛药方得安稳。经苏秦

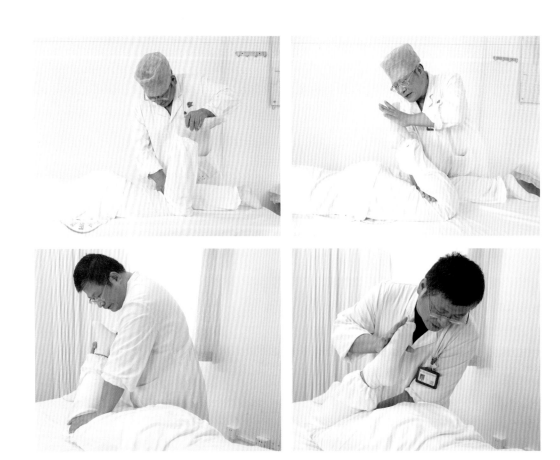

图 5-78 苏秦背剑

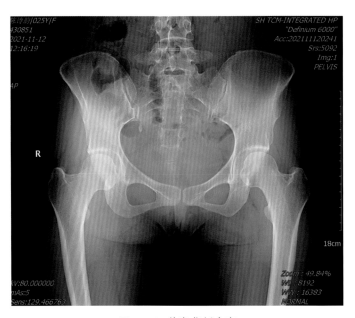

图 5-79 苏秦背剑病案

背剑手法调整后，患者即述及臀部及下肢放射痛明显减轻（图5-79）。

【按语】

人体承重关节疾患往往隐藏着生物力学失衡因素，调整髋、膝、踝关节的承重力线以改善脊柱和骨盆病痛。

三十、金刚捣杵

【操作方法】

患者取俯卧位，术者站于患者侧方，双掌平探患者双侧髂后上棘比较两侧高低；叠掌先按压在高的一侧，嘱助手双手拉住并内旋患者同侧下肢踝部，身体后倾，利用躯干腰背肌力量，将患者下肢向内向后作一拔伸，拉开腰椎间隙，术者感觉病变部位松动时，顺势做一下压动作（图5-80）。

【操作要领】

（1）两人需互相配合。

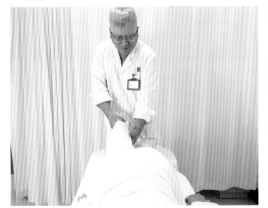
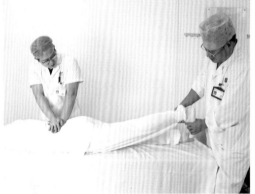
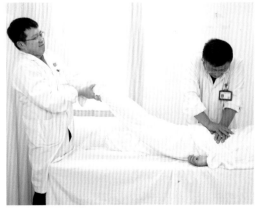
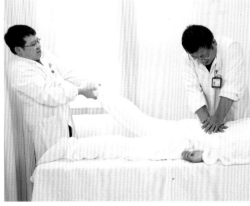

图5-80 金刚捣杵

（2）足踝旋转发现可根据"高压内"（即高的一侧，下肢内旋后顿压）的口诀操作。

**【临床应用】**

本法适用于治疗骶髂关节错位，腰椎滑脱，腰椎后关节紊乱。

**【医案】**

朱某，女，26岁，白领。以腰痛伴左下肢放射性疼痛10天，夜间剧烈，强迫体位，不能仰卧，只能向右侧卧，脊柱牵引时下肢痛更加剧，被迫终止。影像片示腰3/4、腰4/5椎间盘见环形软组织密度影向外膨出，第5腰椎、第1脊椎椎间盘突出，压迫硬脊膜。所示椎体边缘见骨质密度影。所示椎管未见明显狭窄。诊断：第3、4腰椎和第4、5腰椎椎间盘膨出，第5腰椎、第1脊椎椎间盘突出；腰椎骨质增生。松解后行金刚捣杵手法来实现神经根减压。一次矫正手法治疗后，即刻下肢放射性疼痛基本消失，当晚夜间痛减轻。经1个月治疗，患者下肢及腰部症状明显改善（图5-81）。

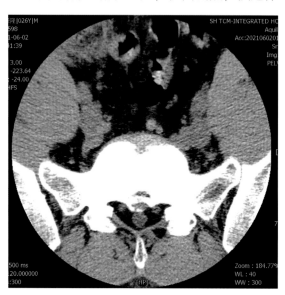

图5-81 金刚捣杵病案

**【按语】**

男性的韧带非常强韧，周围肌肉发达，对整复手法操作带来较大的困难。因而对男性骶髂关节错位的手法操作，应该注重准备阶段的体位摆放，先要利用病人的体位、姿势，使患侧腰椎间隙拉开，因而俯卧位操作是男性病人的合理整复体位牵伸旋转状态下，椎间隙被拉开，保证腰椎关节沿着手法动力的指向，完成有效复位位移。

## 三十一、二郎担山（站式）

**【操作方法】**

术者与患者背靠背站立。术者双足分开与肩等宽，用双肘弯揽住病人双臂肘弯，让病患之腰部紧贴术者腰骶部，然后术者双下肢缓慢向前屈膝、弯腰、挺臀，将病人慢慢背起，使其双脚离地悬空。此时患者头应后仰，贴靠于术者背部；术者双膝关节微屈曲，令患者放松腰胯及下肢肌肉，术者运气于腰，先利用患者自身重量，使腰段脊椎得以牵伸；然后术者先做左右摆腰3次，后做前后摆腰3次，在第3次摆腰时突做一个挥鞭样轻摆复位动作，使错位的小关节得以纠正（图5-82）。

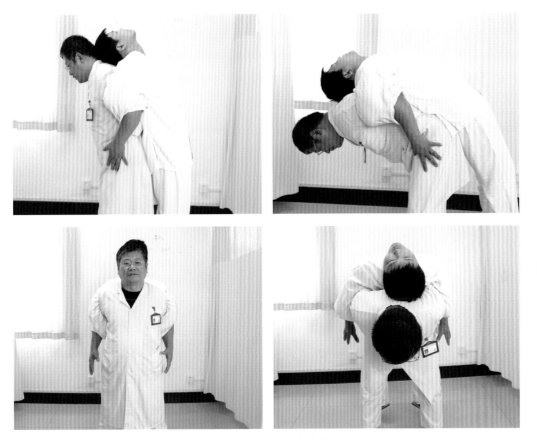

图5-82 二郎担山（站式）

【操作要领】

（1）背起患者前，术者先行站桩静稳，以免贸然负起患者受伤。

（2）行挥鞭样顿挫复位，第三次前后摇摆时，宜利用惯性做一突发性的寸劲甩复。

【临床应用】

本法能缓解腰肌痉挛，整复腰部脊柱小关节错缝。常用于腰椎后关节功能紊乱、急性腰肌扭伤、腰椎间盘突出症、腰椎关节错缝神经根卡压等病症。

【医案】

胡某，女，58岁，职员。腰痛伴左下肢放射性痛3个月，连续行走半小时未出现坐骨神经痛，放射至右侧小腿外侧，休息后缓解，病情反复，不能仰卧。每次大小便均造成下肢疼痛加剧。经检查，患者根性痛体征并不明显，而发现左侧骶髂关节下部呈内收、前屈错位。经二郎担山手法整复，下肢放射痛即见消失，二便疼痛缓解，经

1月治疗，诸症皆消（图5-83）。

【按语】

脊柱疾病有病理叠加的现象，单一的病理变化，如第4、5腰椎椎间盘突出，因椎管自由空间较大，神经根有回避的余地，并不一定造成第5腰椎神经根受压。但若在第4、5腰椎椎间盘突出的基础上，再出现邻近节段的后关节紊乱，由于脊柱整体空间排列序列的恶化，使得椎管内缓冲空间进一步减小，以前可以与突出物相分离的第5腰椎神经根难以与之避让，终于形成压迫，导致临床症状的发作。此时手法治疗的关键，并非要对无椎骨排列异常的第4、5腰椎节段进行调整而形成一个人为的错位，而是纠正邻近节段的错位，恢复腰椎整体空间排列序列和椎管内缓冲空间，第5腰椎神经根自能消除压迫。

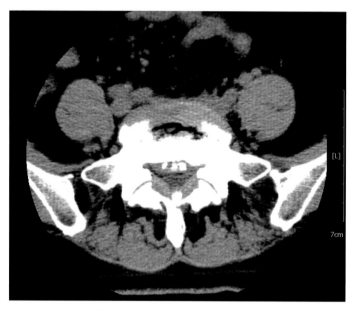

图5-83 二郎担山（站式）病案

三十二、二郎担山（坐式）

【操作方法】

患者跨骑端坐椅上，两手十指交叉抱于颈项后，术者坐于患者后方，以患者腰椎棘突左偏为例，术者上臂和肘部置于患者右腋下，前臂手腕绕过左肩上方，抓紧患者左肩，右手拇指顶住偏向左侧的棘突，两手同时发力，右手抓住患者左肩，向右后方旋转，左手拇指顶住偏歪棘突，用力向右前上或前下方推动，手法成功可感到左手拇指下棘突移动并伴有复位的响声（图5-84）。

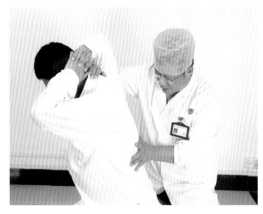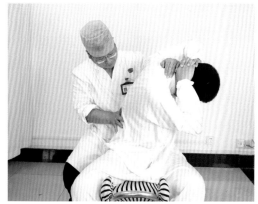
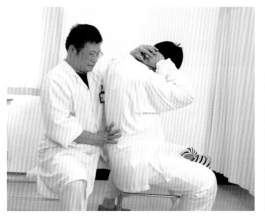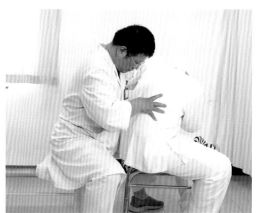

图 5-84 二郎担山（坐式）

【操作要领】

（1）两手同时发力一气呵成。

（2）术者可坐在有滑轮的凳上左右移动加大复位的力量，适用腰椎脊柱小关节紊乱，棘突有明显左右偏歪错位者。

【临床应用】

本法使腰椎关节旋转以松解腰椎关节粘连并使移位椎骨复位，临床常用于腰椎后关节错缝、腰椎间盘突出、腰椎侧弯等疾病。

【医案】

万某，女，56 岁，会计。腰痛伴左下肢放射性疼痛 2 周住院，经常规治疗 3 周无明显疗效，请示主任医师会诊。CT 片示第 4、5 腰椎椎间盘突出，压迫硬膜囊左侧神经根。检体见典型的第 5 腰椎神经根受压，左直腿抬高 50°，加强试验（＋）；考虑到突出椎间盘组织已经钙化，并且非最近突出，而临床症状为最近急性发作。松解后予二郎担山手法治疗，经手法整复后再检查神经根受压体征，左下肢直腿抬高幅度提高到 75°，加强试验阴性，腰椎生理弧度改善，上腰段肌紧张缓解（图 5-85）。

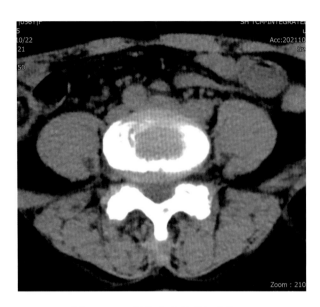

图 5-85 二郎担山（坐式）病案

【按语】

每个腰椎间盘突出的患者其症状的轻重、简复各有差别。轻微的椎间盘膨出病例，仅需简单的斜扳法即可奏效；复杂的多节段突出合并椎管狭窄、退行性滑脱的病例，多次手术也未必能减轻其病痛。如果病例选择合适、精巧的手法操作，对椎管内环境的改善效果明显；而手法不讲技巧，一味强拉硬扳，所产生的效果往往事与愿违。

三十三、送子归宗

【操作方法】

患者侧卧位，身体放松。患者双腿伸直，一腿自床边下垂，医生以双腿夹住，在该体位下，用手掌根按压于髋关节向下顿压，矫正移位（图 5-86）。

【操作要领】

（1）手法治疗时应轻巧，以患者耐受为度，不应追求关节的弹响声，否则会加重损伤，使病情加剧。

（2）手法复位成功后，应加强腰骶部和髋关节的功能锻炼，以缓解局部肌肉紧张，增强肌肉力量和关节稳定。

【临床应用】

产后耻骨联合分离。

【医案】

金某，女，31岁。顺产分娩后第4天出现耻骨后疼痛，X线片示耻骨联合分离3.5cm。

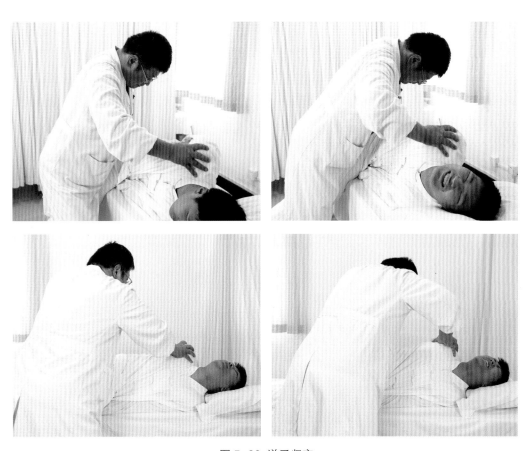

图 5-86 送子归宗

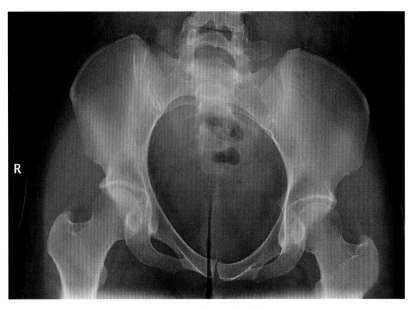

图 5-87 送子归宗病案

患者翻身困难，活动时骨盆耻骨联合处有异响。经卧床休息后症状有所好转，但仍有双下肢功能活动受限，抬腿困难，下地走路只能小步慢行。查体：耻骨联合分离1个半横指，有凹陷感，压痛，骨盆挤压试验（＋）。骨盆正位片示耻骨联合分离3.5cm。施行送子归宗法手法复位，复位成功后配合骨盆带外固定，建议患者1周内床上活动，1月内避免负重外伤（图5-87）。

【按语】

骨盆紊乱对髋关节的影响是骨盆旋转倾斜，髂骨旋前旋后，引起股骨头上移和下降，会出现长短腿；髂骨内旋或外旋，带动股骨头外旋或内旋，出现阴阳腿。髂骨紊乱是耦合紊乱，阴阳腿和长短腿常同时出现。

# 第六章｜三部正骨法应用的注意事项

## 第一节　三部正骨法的治疗作用

### 一、疏通经络，调和气血

经络内属于脏腑，外络于肢节，沟通于脏腑和体表之间，将人体的组织器官联系成为一个有机的整体。经络又是气血运行的通路。《灵枢·经别》载："十二经脉者，人之所以生，病之所以成，人之所以治，病之所以起，学之所始，工之所止也。"

三部正骨法通过各种手法刺激，可疏通经络，调和气血。骨度是经络重要的定位方法，三部正骨法"以骨为本"的理念，通过调形以调整经络的空间位置，当人体经络疏通后，气血运行才能正常，人体各部的功能活动才能得以保持协调和相对的平衡。例如风、寒、湿邪侵入人体，痹阻经络，则产生肌肉酸痛，此属"经络不通则痛"。通过推拿强刺激，令其发汗，风寒湿邪外达，经络疏通而痛消，此属"通则不痛"。又如患者感到头昏眼花，面色苍白时，说明气血不调或气血亏虚，不能上荣于头面。通过推拿后，会使面色红润、头脑清醒、全身轻松，说明推拿治疗，对调和人体气血有明显效果。

### 二、平衡阴阳，调理脏腑

人体在正常情况下，保持着阴阳相对平衡的状态。人体生病，是因为"阴阳失调"。如因七情、六淫以及跌仆损伤后，阴阳平衡遭到破坏，则会导致"阴胜则阳病，阳胜则阴病"等病理变化，而产生"阳盛则热，阴盛则寒"等临床证候。推拿治疗，就是根据证候的属性来调节阴阳的偏盛偏衰，平衡脏腑，使其恢复正常的生理功能，所谓"阴平阳秘，精神乃治"。

三部正骨法推拿调整阴阳、平衡脏腑的作用，主要是运用各种手法刺激一定的腧穴来完成的。例如用较强的拿按法刺激内关，可治疗心动过缓，利用较柔的揉按法刺激内关，可治疗心动过速。又如阳虚患者，可用揉法、拨法、擦法等较强刺激量的手法，作用于督脉和背俞等穴，以助其阳。而阴虚患者，则用摩法、揉法等较弱的手法，作用于任脉（为阴经之海）俞穴，以补其阴。经常做推拿或自我推拿，还能增强五脏六腑的功能。例如，经常摩中院，揉气海、关元、天枢，按揉合谷、足三里、三阴交等穴，可使胃肠功能加强，并增强肾与膀胱的功能，使食欲增强，二便通畅。

### 三、活血祛瘀，理筋整复

因闪挫撞击、跌仆损伤后，导致气滞血瘀，阻塞经络，或伤筋损骨，出现肿胀、疼痛等，采用推拿治疗时，可根据损伤的不同部位，采用三部正骨法的手法选用一定的腧穴进行治疗。例如，胸胁挫伤而引起的胸胁疼痛，在胸胁、背部用摩法、推法，还应根据其经脉循行路线和穴位的功效，采用拿揉内关、合谷、阳陵泉等。又如踝关节扭伤，主要用揉法作用于病变局部及其周围，同时按揉太冲、三阴交，以加强活血祛瘀的功效。再如，外伤引起的筋脉损伤、关节错位、脱位，可用推拿手法理筋、正骨、复位等。又因筋骨是肝肾的外合，肝血盈则筋得所养，骨髓充则骨骼劲强。故当损骨伤筋病情严重时，还应推拿肝经和肾经的腧穴，以补益肝肾，促进筋骨修复。

### 四、缓解拘急，消肿止痛

痉挛主要指四肢或面部肌肉拘急，屈伸不利。推拿对外感风寒，寒湿蕴结和肝血亏虚引起者，有较好疗效。例如，外感风寒，侵入太阳经脉，经气失宣、寒性收引而发病者，可用三部正骨法中的点穴、拿按法作用于风池穴，用狮子滚绣球、掌心雷等手法作用于背部，使其发汗，驱散风邪。又如肝血亏虚，不能养筋引起的痉挛，可点揉关元、肾俞以补益肝肾之本，再按揉其病变部位，以缓解痉挛。点穴手法能使治疗部位温度升高，热量向周围组织扩散，疏通局部气血，滑利关节，使痉挛的肢体得以舒缓。由于点穴手法对经络的疏通有明显效果，故气血运行通畅，水液不得聚积，不至于发生肿胀、疼痛等症状。

### 五、 扶正祛邪，防病保健

扶正，就是扶助抗病能力，祛邪，就是祛除致病因素。人体正气旺盛，邪气就不能致病。如果正气虚弱，邪气就会乘虚而入致病。得病之后，即是正气和邪气相互斗争的过程。若正气足，正能胜邪，则邪退而病愈。若正虚不能胜邪，则邪进而病情恶化。三部正骨法推拿特定的手法和选取补虚的腧穴，就可起到补虚强体，防止外邪内侵的作用。即便在邪气已经致病的情况下，也可以鼓舞人体正气，疏通经络、发汗解表、祛风除寒，或活血化瘀、消肿止痛，或理筋整复、缓解拘急等，以使疾病好转和痊愈。

现代医学研究证明，经常接受推拿治疗或自我推拿，能增强心肌功能，加速血液运行，使代谢旺盛，促进血氧和营养物质的吸收，使心脏得到充分的营养，有效预防冠心病、脉管病、肌肉僵直及手足麻木、痉挛和疼痛等；并能调节神经功能，改善大脑皮质兴奋和抑制过程，解除大脑的紧张和疲劳，还有调节胰岛和肾上腺的分泌功能，降低高血糖值，对防治糖尿病和肥胖病等有帮助。推拿能促进消化吸收和营养代谢，增加肺组织的弹性，提高肺活量，从而使人体增强抗病能力，各组织器官的功能不至于衰退，故能延缓人体衰老。推拿还能使毛细血管舒张，促进炎性渗出物的吸收，使病变局部的炎症和瘀血消散。同时，推拿可降低大脑皮质对疼痛的感受性，故有镇痛作用，并能改善皮肤的营养，使苍白、松弛、干燥的皮肤变为红润而有弹性。

## 第二节 三部正骨法治疗的适应证与禁忌证

### 一、适应证

三部正骨法的适应证非常广泛，但主要的治疗病种集中在骨伤、内科、妇科、儿科等，同时也广泛适用于美容、减肥等领域。

1. 骨伤科疾病

颈椎病、颈椎间盘突出症、前斜角肌综合征、肩关节周围炎、肩关节撞击综合征、冈上肌肌腱炎、肩峰下滑囊炎、肱二头肌长头肌腱滑脱、肱二头肌长头肌腱炎、肱骨外上髁炎、肱骨内上髁炎、腕管综合征、腱鞘囊肿、脊椎后关节紊乱、急性腰扭伤、慢性腰肌劳损、腰椎间盘突出症、第三腰椎横突综合征、骶髂关节紊乱、尾骨脱位、梨状肌综合征、髋关节扭伤、退行性髋关节炎、退行性膝骨关节炎、膝关节侧副韧带损伤、膝关节半月板损伤、髌下脂肪垫劳损、踝关节扭伤等。

**2. 内科疾病**

颈源性高血压、颈源性眩晕或头痛、颈源性心律失常、颈源性晕厥、颈源性视力障碍、胃脘痛、便秘、泄泻、感冒、咳嗽、哮喘、失眠、消渴、中风后遗症等。

**3. 妇产科疾病**

产后少乳、产后身痛、月经不调、原发性痛经、闭经、围绝经期综合征、产后耻骨联合分离、产后腹直肌分离、产后骨盆矫正等。

**4. 儿科疾病**

小儿肌性斜颈、小儿脑性瘫痪、小儿马蹄内翻足、桡骨小头半脱位、青少年特发性脊柱侧弯、小儿厌食、疳积、腹泻、便秘、遗尿、夜啼、感冒、发热、咳嗽、呕吐等。

## 二、禁忌证

三部正骨法适用于许多疾病的不同阶段，而且无毒副作用，但也有其禁忌证。在临床上应严格掌握其禁忌证，注意操作手法的动作要领，以免给患者带来不必要的痛苦和伤害，避免不应有的医疗事故的发生。

（1）脊髓型颈椎病、腰椎间盘突出症中央型，严禁使用手法正骨，以免损伤脊髓或马尾神经，造成瘫痪、大小便失禁等。

（2）强直性脊柱炎所致的颈椎关节半脱位，不可使用手法正骨，以免造成进一步损伤。

（3）脊椎恶性肿瘤、脊椎结核、脊椎化脓性骨髓炎、脊椎骨折、严重的骨质疏松等疾病，禁用手法正骨，以免骨质破坏、感染扩散，加重原有疾病的损害。

（4）手法治疗部位有严重皮肤破损或皮肤病患者禁用手法正骨，以免皮肤损伤加重。

（5）血液病、出血性疾病，禁用或慎用手法正骨，以免诱发局部组织内出血。

（6）病重、极度衰弱者，久病体弱者，考虑承受不了中医手法正骨治疗的患者，禁用或慎用手法。

（7）过度疲劳、饥饿、酒后或酒醉及饭后半小时以内、剧烈运动之后、神志不清、过饱等情况下禁用或慎用手法正骨。体质娇弱而经不起正骨手法作用的患儿禁用。

（8）精神病发作期、不能与医生合作的精神疾病患者、对中医手法正骨恐惧不能配合医生操作的患者，不宜用手法正骨治疗。

（9）高热、神志不清的患者慎用或禁用手法正骨，待查明发热原因后或退热后再决定是否继续手法治疗。

（10）各种急性传染病，如急性肝炎、肺结核活动期，为避免交叉感染，禁用手法正骨。

（11）椎体滑脱等所致的椎管狭窄以及椎体间有骨桥形成者，避免使用手法正骨，以免加剧病情。

（12）寰枕、寰枢椎发育异常，禁用中医手法正骨，以免造成脱位或半脱位。

（13）孕妇不宜使用手法正骨。

（14）截瘫初期、诊断不明确的急性脊柱损伤或伴有脊髓症状的患者，禁用手法正骨。

（15）有严重心、脑、肺等疾病，不能承受中医正骨手法刺激的患者，应慎用或禁用中医手法正骨。

# 第三节　手法意外的预防与处理

推拿疗法因其不依赖药物和器械进行防病治病，所以被认为是自然绿色疗法而备受人们的青睐，其简便、疗效显著的特点深受广大患者的欢迎，传承至今，显示出其独特的价值和旺盛的生命力。然而有些人认为学习手法很简单，似乎只要学会和掌握某些手法就可以治病了。殊不知"水能载舟，亦能覆舟"，如推拿手法应用不当，不仅收不到预期的效果，还会发生意外，加重患者痛苦，危害患者健康，临床诊治确是"如临深渊，如履薄冰"。

临床工作中发生手法意外的原因主要有：第一，知识面狭窄，对疾病的认识不足或思维方法片面，过分重视疾病的某些表现，而忽略了一些被掩盖着的更重要的临床表现；有时被某些检查的假阳性和假阴性所迷惑，造成误诊。第二，手法的粗暴、蛮干，没有按照一定的操作规范，手法操作时超越生理范围，盲目治疗。

本节将结合临床经验对常见的手法意外及其预防措施做如下总结。

一、皮肤损伤

1.常见损伤

皮肤是人体的一个重要器官，覆盖人体表面，除保护机体、抵御外界有害因素侵害外，皮肤还有感觉等多种功能，对保障人体健康起着重要的屏障作用。皮肤由表皮、真皮和皮下组织组成。推拿造成的常见皮肤损伤有：

（1）临床上手法操作不当主要造成皮肤的表皮层遭受损伤。皮肤损伤时，局部往往先有一阵较明显的灼热感或剧痛，即刻就可以发现皮肤的表层有不同程度的破损。表皮层内因为没有血管，但是在细胞之间含有组织液，所以当表皮损伤时，虽然不会出血，但是在伤口处可见有组织液的渗出，呈淡橘红色。

（2）临床中手法常配合热敷、熏蒸等治疗方法，操作不慎致时皮肤烫伤以一度到二度为多，症状以局部为主，一般不会出现全身症状和体征。热敷后局部轻度红肿，无水泡，干燥，常有烧灼感，类似于一度烫伤；若热敷后局部出现水泡，去表皮后创面湿润、底鲜红、水肿，有剧痛和感觉过敏，这已经类似于浅二度烫伤。

（3）皮下出血现象在临床推拿工作中是常有之事，特别多见于女性患者。推拿治疗时，由于手法过于猛烈，或手法过于生硬，或手法刺激量过大，都会使局部小血管损伤、破裂出血，由于比较表浅，淤积于皮下，形成了局限性皮下出血现象。女性伴有血小板减少症，或有血友病病史的患者，原则上不可接受推拿治疗，以防意外事故的发生。

2.损伤原因

（1）不当的擦法是造成皮肤损伤的主要手法之一。擦法属摩擦类手法，在膏摩疗法操作或手法收尾时使用（图6-1）。操作时手法以上臂带动手的直线往返运动，压力不宜过大，动作宜均匀、连续，不可迸气。若压力过大、介质使用不当则会出现擦破皮肤的情况。

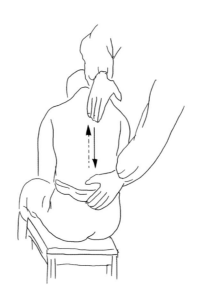

图6-1 擦法

三部正骨法应用的注意事项

（2）掐法与点穴手法是造成皮肤损伤的常见手法。掐法是一种强刺激类手法，以指甲重刺压穴位，主要起救急作用。应用掐法时，指甲不宜过长，力道需由轻到重，发力时不要来回搓动。

（3）指揉法也会导致皮肤的损伤。一般与操作时间和皮肤的状态有关。过久的定穴刺激，或在出汗后皮肤潮湿的情况下进行指揉，或局部贴敷膏药后皮肤已有轻度药疹的情况下进行指揉，均易造成皮肤损伤。

3. 处理方法

（1）对皮肤的表皮损伤，一般无需特殊处理。但是一定要保持伤口的清洁，以防继发感染，局部可外涂汞溴红（红汞）；若组织液渗出较多时，可外涂甲紫（龙胆紫），无须包扎，数日后即可痊愈。

（2）对于一度皮肤烫伤无需特殊处理，有痛感的患者可外涂玉树油或蓝油烃。一般2～3日内症状自然消退，3～5日可痊愈。对浅二度皮肤烫伤，要在无菌操作下抽吸水疱内液体。

4. 防治措施

（1）皮肤的表皮层损伤虽然并不严重，但若处理不当，引起伤口的继发感染（尤其是糖尿病患者），尤其对于女性，如果由于操作不当留下瘢痕，将会给患者带来心理阴影。要预防此类推拿意外，在治疗时要集中精神、小心操作，细心地把握好推拿治疗的全过程。

（2）加强基本功训练，正确掌握各种手法的动作要领，以提高手法的熟练程度。在使用擦法、指揉法时，一定要加油膏、滑石粉等介质以保护皮肤。在面部使用推法或指揉法时，可加用治疗巾保护。

（3）每次治疗前一定以诊为先，细心观察患者的状态，同时勤修指甲，避免损伤患者皮肤。

（4）掌握热敷及熏蒸的时间与温度，同时加强对热敷患者的观察，热敷时或热敷后局部忌用任何手法刺激。

（5）详细了解病史和患者的既往情况，不可盲目进行手法治疗。初诊患者手法一定由轻到重，了解患者对手法的耐受程度。对推拿治疗后出现的皮下出血要重视，分析具体原因。

## 二、骨与关节的损伤

1. 常见损伤

骨与关节的损伤主要包括骨折和脱位两大类。当组织遭受直接、间接或重复暴力等外力情况，是造成骨折和脱位的主要原因。推拿临床上由于存在技术和认识方面的不足，同样也可造成医源性骨、关节损伤，如推拿手法过于粗暴，操作不够精确，无意识地做出一些不规范或超越正常关节运动度的关节运动法，会导致骨、关节的损伤。对疾病的认识或对疾病在某一阶段的认识不足，即使是很轻的手法也会造成病理性骨折和医源性骨关节损伤。

（1）肋骨损伤

肋骨损伤是手法操作中较为常见的损伤，肋骨骨折多见于成人，可发生于一根或几根肋骨，亦有一根肋骨同时有2～3处骨折，常发生于较长的第四至第九肋。小儿肋骨弹力较大，不易受伤，即使受伤不易发生骨折，但内脏损伤可能严重，必须详细检查。临床表现为局部疼痛，深呼吸、咳嗽、喷嚏或转动躯体时疼痛加剧。骨折部软组织可能见有血肿、淤血等受压痕迹；明显压痛，有时可摸到骨擦感，两手前后位或左右位挤压胸廓均可引起骨折处剧痛。患者若出现胸闷、气急、呼吸短浅、咯血、皮下气肿时，应考虑肋骨骨折产生胸部并发症。若出现胸壁下陷，在呼吸运动时与正常胸廓步调一致，出现反常呼吸，属多根肋、多处骨折所造成。胸部 X 线及 CT 检查，可以明确骨折部位、根数，而且对有无胸内并发症提供诊断依据。

（2）腰椎损伤

推拿治疗引起腰椎压缩性骨折虽不多，但后果严重，须引起警惕。推拿造成腰椎压缩性骨折损伤后，脊柱即有局限性自发性疼痛，脊柱运动障碍和活动时疼痛加重；体检如发现脊柱局部有向后成角畸形、血肿、压痛、叩击痛，即可作出初步诊断。另外要注意有无脊髓损伤，脊柱损伤患者，一旦发现脊髓有压迫现象，应及早解除压迫，以利脊髓神经功能的康复。

（3）寰枢关节脱位及损伤

正常情况下，使颈部左右旋转，左右侧屈或前俯后仰的运动类手法推拿，一般不会出现寰枢关节脱位。只有在上颈椎有炎症或遭受肿瘤组织破坏后，而手法操作者又不知的情况下，做较大幅度的颈部旋转运动或急剧的前屈运动，可导致寰椎横韧带的撕裂，寰枢关节脱位。齿状突发育不良等先天异常，也都可因轻微外伤引起脱位。在推拿手法治疗后，颈部即出现局限性自发疼痛，但无明显压痛、血肿、畸形或其他发现，行动较推拿前无明显影响，故轻度寰枢关节脱位极易被忽视。所以对局限性自发脊柱疼痛的患者，必须进行 X 线检查，以防脊柱骨质病变被忽略，而不能获得早期应有的治疗。

2.损伤原因

（1）肋骨骨折主要是在推拿治疗时由于过度挤压胸廓的前部或后部，使胸腔的前后径短缩，左右径增长致肋骨的侧部发生断裂，造成肋骨骨折。这类骨折多为斜形向外突出，刺伤内脏和胸膜的机会较少。肋骨共 12 对，上 7 对肋骨借助软骨直接附着于胸骨，称真肋；下 5 对称假肋，第八至第十肋借第七肋软骨间接附着于胸骨；第十一、十二肋骨前缘游离，不与胸骨或上位肋骨相接，称为浮肋。第一至第三对肋骨短小，又被肩胛骨、锁骨及上臂所保护，一般不易受伤。浮肋的弹性更大，也不易骨折。

（2）推拿时患者取仰卧位，当双下肢过度地屈髋屈膝，首先使腰脊椎生理弧度消失，并逐渐发生腰椎前屈，胸腰段椎体前缘明显挤压，在此基础上，再骤然增加屈髋、屈腰的冲击力量，可以造成胸、腰椎压缩性骨折（图 6-2）。

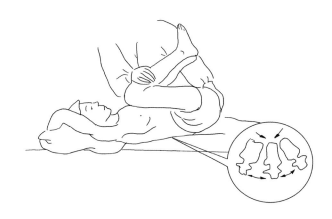

图 6-2 屈膝手法意外

（3）在诊断不明确的情况下对上颈段进行旋扳等粗暴操作，造成寰枢关节脱位及损伤。

3. 处理方法

（1）单纯肋骨骨折，因有肋间肌固定，很少发生移位，所以可用胶布固定胸壁，限制胸壁呼吸运动，让骨折端减少移位，以达到止痛目的。

（2）出现腰椎骨折时需搬运得当，在搬运时最好用木质担架。腰椎压缩性骨折可保守治疗也可手术治疗。

（3）寰枢椎骨折、脱位均可用牵引治疗（布带牵引或颅骨牵引）使之复位。牵引重量应逐渐加大，要防止过重牵引将齿状突骨折断裂拉开而影响愈合，牵引重量一般为 5 ~ 8 千克，牵引时间 4 ~ 6 周，待复位骨折愈合后，再改用石膏颈领固定 1 ~ 2 个月。

4. 防治措施

（1）俯卧位上背部推拿时，要慎重选用冲压手法，尤其是双手重叠较重型的掌根按压法。若属于必须要用者，请注意手法的力量不可过重和过于持续。手法操作时需注意几个问题：第一是年龄问题，肋骨和胸骨间有肋软骨，在儿童和青年时，肋骨富有弹性，不易折断。但在成年及老年人，肋骨逐渐失去弹性，肋软骨也常有骨化，容易发生骨折。所以对老年患者及更年期女性要慎用胸部冲压手法。第二是掌握病情，当肋骨有病理变化，如骨质疏松、原发性和转移性恶性肿瘤者，无需明显暴力也会发生骨折。第三是患者配合，患者对此手法若已产生顾虑，产生紧张对抗时，不要强行操作。

（2）正常的双下肢屈髋曲膝运动是检查腰骶段病变的物理诊断方法之一。在临床上常用此法来解除腰骶后关节滑膜的嵌顿和缓解骶棘肌的痉挛。只要能按照物理诊断的方法正确操作，一般是不会发生意外的。如若在双下肢屈髋屈膝运动的基础上，再附加腰部骤剧前屈的冲击力，此力就由下向上传达到胸腰段（胸椎活动度小，腰椎活动度大）的交界部位，就容易导致该部位的骨折和脱位。特别是对于老年人或伴有骨质疏松的患者更不宜使用此手法，脊柱在全身骨骼中占重要地位，四肢与头颅均直接或间接地附着在脊柱上，任何部分的负重，受冲击或压迫，其力量均可传达到脊柱。

（3）10岁以下的儿童，因韧带松弛，颈部活动范围较大，或齿状突发育不良等先天异常，都可因轻微外伤引起脱位。在接受推拿治疗之前，应常规拍摄颈椎张口位X线等检查。颈部旋转的幅度不宜过大，一般以小于45°为好；不要强求弹响声。因此，对10岁以下的儿童，或中年以上患者，须慎用颈部旋转手法。

## 三、神经损伤

推拿治疗不当，会对神经系统所造成损伤，其危害程度可居推拿意外之首。由于所接受的治疗部位和手法的不同，造成的伤害也不一样。轻则造成周围神经、内脏神经的损伤；重则可造成脑干、脊髓的损伤，甚至死亡。其中，脊柱手法使用不当为导致神经系统损伤的主要原因。

1. 常见损伤

（1）腋神经损伤

腋神经属臂丛锁骨下部分支，由第五、第六颈神经前支组成。在腋窝发自臂丛后束，穿过四边孔间隙绕行于肱骨外科颈至三角肌下间隙部。其肌支支配三角肌和小圆肌。皮支（臂外侧上皮神经）由三角肌后缘穿出，分布于肩部和臂后部的皮肤。肩胛上神经属臂丛锁骨上部分支，由第五、第六颈神经前支组成。起自臂丛上干，向后，经肩胛骨上缘入冈上窝，转至肩峰下方入冈下窝，支配冈上肌、冈下肌。颈部手法使用不当后，立即出现单侧肩、臂部阵发性疼痛、麻木，肩关节外展功能受限，肩前、外、后侧的皮肤感觉消失，日久三角肌、冈上肌可出现废用性萎缩。

（2）脊髓损伤

临床推拿时，由于对颈、腰段脊椎采用过度旋转、侧屈、挤压类手法，常引起椎间盘等深层组织损伤，出现颈、腰部疼痛加剧，甚至还会有明显的脊髓、神经根受压症状，后果严重。通过文献查阅了解，手法意外最多见的是颈椎斜板法，颈部在伸屈或旋转运动时，颈椎管前后径、容积、压力均会发生变化，不规范的手法治疗能引起该类型颈椎病颈脊髓损伤。而颈椎每节段的活动均有一定范围，调整类的手法操作仅能在安全活动范围内增加一定度数。一旦手法过于暴力，将导致脊髓受到压迫，或导致椎间盘纤维环破裂髓核突出、颈动脉粥样斑块脱落等严重症状。

2.损伤原因

（1）颈部推拿治疗时，强行做颈椎侧屈的被动运动，导致治疗侧臂丛神经和关节囊牵扯性损伤，而对侧关节囊受挤压伤（图6-3）。

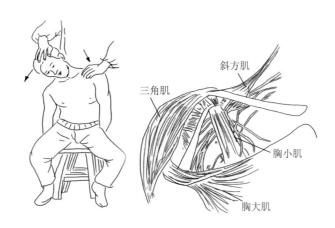

斜方肌

三角肌

胸小肌

胸大肌

图6-3 颈部强行被动侧屈运动

（2）推拿治疗中超生理范围的颈、腰段大幅度屈伸、旋转、侧屈和挤压是造成椎间盘等组织损伤的重要因素。对于"寸劲"很难客观把握也是其造成损伤的原因之一。恰到好处四个字知易行难。当手法致脊髓损伤后，首先发生的是原有病痛加剧，运动障碍明显，可出现保护性姿势和体位。

3.处理方法

（1）对周围神经闭合性损伤，一般均先采用非手术疗法，多可恢复神经功能。2～3个月后，如有部分功能恢复，可再继续非手术治疗。

（2）手法后疼痛剧烈时，可针对性选用镇痛剂、神经营养剂，并加适量镇静剂，以缓解病痛，使患者得到充分的休息，有利于疾病的恢复。经以上处理疼痛仍不能缓解者，可选用局部封闭治疗或用脱水剂、激素静脉滴注治疗。有典型脊髓受压症状，经脱水剂、激素静脉滴注治疗无效者，应争取及早手术治疗，消除脊髓受压因素，以利于脊髓功能的早日康复。因为脊髓功能的康复与脊髓受压程度和时间是成正比的；

受压迫时间越长，功能恢复相对也就越差。

4.防治措施

（1）避免导致颈部猛烈侧屈的被动运动手法。

（2）做脊椎旋转、侧屈、屈伸类被动运动一定要在正常生理范围以内。脊椎旋转复位手法，不是万能手法，更不能医治百病。所以一定要因病而用，不可过滥；更不可以在短期内对同一患者反复、多次使用。脊椎旋转复位手法，有一定的技巧性。若手法的技巧尚未掌握时，切勿施用于患者。在做脊椎旋转复位手法时，忌暴力，忌追求弹响声。

## 四、休克

休克是一种急性组织灌注量不足而引起的临床综合征，是临床各科重症常见的并发症。休克的共同特征是有效循环量不足，组织和细胞的血液灌注虽经代偿仍受到严重的限制，从而引起全身组织和脏器的血液灌注不良，导致组织缺氧、微循环障碍、脏器功能衰竭和细胞的代谢功能紊乱等一系列病理生理改变。

1.常见原因

（1）患者往往是空腹、过度疲劳或剧烈运动后即刻接受推拿治疗，患者体质虚弱，抑或患者初次接受推拿治疗情绪紧张。

（2）手法的过重、过强刺激，可能是造成痛性休克的又一原因。

2.临床表现

休克的患者，血压下降，收缩压降低90mmHg以下，脉压差小于20mmHg，面色苍白，四肢湿冷和肢端发绀，浅表静脉萎陷，脉搏细弱，全身无力，尿量减少，烦躁不安，反应迟钝，神志模糊甚至昏迷。

3.预防及处理

（1）要注意空腹、过度疲劳、剧烈运动以后的患者不予推拿治疗。慎用重手法治疗，以患者能够耐受为度；同时，要密切注意患者对于治疗的反应。

（2）当发生休克现象，要立即终止手法刺激，缓解可能由手法所造成的机体代谢紊乱。

（3）患者去枕平卧，头低足高位，注意保暖和安静，尽量减少搬动，同时注意环境通风，适当饮用温开水。

（4）密切监测患者生命体征，若情况紧急需开放院内绿色通道，做好抗休克治疗的准备，如吸氧和保持呼吸道畅通、建立静脉通道，维持水、电解质和酸碱平衡，应用血管扩张剂，维护心、肺、肾脏等正常功能，必要时请内科急会诊。

## 五、内脏损伤

推拿治疗过程中选择不确切的手法，可能会造成内脏损伤。临床上常见的内脏损伤有：胃溃疡出血及穿孔、闭合性肾挫伤。

### 1.诱发原因

（1）胃溃疡患者在饱餐后，或在溃疡出血期接受了生硬的推拿手法治疗，可能会引起胃壁的挫伤和黏膜裂伤。

（2）对肾脏的解剖位置，特别是对肾区的认识不清，在肾区推拿时，使用不确当的叩击、挤压类重手法，致肾脏造成闭合性损伤。强大的暴力可间接作用于肾脏，使肾挫伤。

### 2.临床表现

（1）剧烈腹痛、呕吐，呕吐物内可能会含有血液。

（2）腰部疼痛和一过性血尿；较严重的损伤主要表现为休克，血尿，腰部疼痛剧烈，患侧腰肌强直，并有包块触及。

### 3.预防及处理

（1）对于有潜在胃溃疡出血及穿孔风险的患者，不宜在饱餐后做腹部推拿治疗。溃疡病患者近期内有反复出血现象，不宜推拿治疗。在处理意外时，应根据临床症状和患者年龄，可选择保守疗法或手术治疗。

（2）对于肾挫伤，应了解肾脏、肾区的解剖位置。在肾区禁忌重手法和叩击类手法，尤其是棒击法的刺激。对腰痛要辨证论治，选择恰当的手法。治疗时应每日检测尿常规，直至血尿停止；应卧床休息，避免过早活动而再度出血；应注意抗感染治疗和止血。

## 六、手法意外防治总结

如何尽可能避免推拿手法意外的发生？历代正骨前贤对此有所提及。首先，要选择好适应证，清代张振鋆《厘正按摩要术》曰："《内经》载按法者多，其中有不可按者，按则增病；有不可不按者，按则疗病，故首先辨证。"其次要在思想上加以重视，即安全意识要强；《类经》就告诫我们："……专用刚强手法，极力困人……病者亦以谓法所当然，即有不堪，勉强忍受，多见强者致弱、弱者不起，非惟不能去病，而适以增害。"关于手法的运用，《医宗金鉴·正骨心法要旨》进一步指出："盖一身之骨体，既非一致，而十二经筋之罗列序属，又各不同，故必素知其体相，识其部位……法之所施，使患者不知其苦，方称为手法也。"根据笔者多年临床经验，正骨医师临

朱焜伟正骨学术经验集

三部正骨法

证时牢记以下五点。

1. 以诊为先

在临床使用中医手法正骨操作之前需要明确诊断。根据望、闻、问、切四诊所得的资料，结合解剖学和生物力学等，充分利用现代医学的各种检测手段，特别是注重医学影像检查，以明确诊断及其病变性质，辨证施治。依照"急则治其标，缓则治其本"和"标本兼治"的原则，制定施治方案。

2. 以啬为用

明确诊断后就是严格选择手法，做到以啬为用。手法操作精确是疗效的可靠保证之一。中医正骨的手法种类较多，手法宜精不宜滥、贵专不贵多。因此具体选择哪种手法，应根据医生的习惯和患者的具体情况而定。此外，手法的选择，还须结合患者的身体状况灵活调整，尽可能做到以最简单的、患者痛苦最小的手法去治疗疾患，以获得最大的治疗效果。

3. 熟练操作，发力到位

在手法治疗过程中手法力量、幅度的大小要做到：因人而异、因病而异、因部位而异，同时对手法要相当熟练，这样才能最大限度地减少意外发生。手法正骨过程中注意适时调整强度和刺激持续时间，随时注意观察患者接受的反应情况。手法正骨之后要注意适当休息，避免寒凉刺激和损伤。

4. 合理制订治疗时间和疗程

根据患者的病情和三部正骨手法的特点来制订治疗计划，合理掌握操作时间和规范疗程。病有新旧之分，症有轻重之别，年龄有老少之差，故手法正骨的次数及治疗时间长短不一，需因人、因病、因地制宜。手法正骨次数的多少及疗程，应视病情的实际情况决定；此外还要视手法轻重及手法后患者反应情况而定。

5. 体位适当

体位是指为患者手法治疗时，所采取的姿势及位置。原则是以患者感到舒适安全、不增加患者痛苦，被操作的肢体能够尽可能得到放松，能坚持一定时间的体位，而实施者则以施行各种手法时感到发力自如、操作方便的体位为妥。手法治疗时，合理的位置、步态、姿势，有利于实施者发力和持久操作。由于操作时手法的更换、操作部位的改变以及左右手操作的交替，原来的姿势就需要调整，以利于操作的顺利进行。

此外，一些医师为追求治疗效果或追求"弹响声"，对手法的力度、幅度存在一定疏忽，使得手法过于粗暴，导致意外发生；对于常见的弹响声，不论是医者或是患者，大部分人认为弹响声是调整类手法成功的标志之一，而弹响声究竟是如何产生的，这点在临床上仍存在着不同的认识——气穴现象、关节液快速流动冲击关节壁声、关节囊韧带快速回缩产生弹响声等，是目前常见的几种观点，且弹响声出现具有不确定性，并不是所有关节、所有时间，都能够以一种手法产生相应的弹响声。目前已有学者通过声学定位，可有效辅助医生判断腰椎调整的节段，规范手法操作、提高手法治疗的安全性和准确性，相较于单纯手法成功标志有更好的临床指导意义。

目前在业内学者的共同努力下，手法的学习途径越来越多，却暴露出如手法种类过多、随意应用的问题。医者应根据实际情况，选择合适的治疗方法。其次对患者的风险告知及治疗期望需落实，临床上任何一种医疗方式都存在一定的风险，医师需要提高对于手法安全性的认识。医师在手法治疗前，需要对不同手法的潜在风险、效益比以及对意外事件进行评估，并告知患者手法可能存在的风险和预后。推拿医师应该充分认识到正骨推拿手法潜在的风险，提高手法精准性和安全性的把控，在传统"手摸心会"的基础上，充分利用现代科学技术发展的成果，借助 MRI、CT 和 X 线影像学检查排除正骨手法禁忌证、指导正骨手法操作，最大程度规避医疗风险。

# 第七章 | 三部正骨法功法锻炼

功法锻炼历史悠久，传承至今，是三部正骨法的一个重要组成部分。功法锻炼主要为调身、调息、调心的互相结合，包括针对手法操作的基本功训练。基本功训练的功法是针对正骨手法的需要所设计的，用以锻炼指力与指下灵敏度。工欲善其事，必先利其器，功法锻炼是手法施治的基本功，只有功底扎实，手法操作方能得心应手；假如指力或指下灵敏度不足，再好的手法在操作中也难以实施；同时扎实的基本功也是对自身的一种保护，可避免在操作中受伤。天台山南麓的桐柏山，层峦叠嶂、神奇秀丽，自古即为桐柏道医的习武修道之地。上两代传人叶明仓、叶枫野、叶宗滨正是在天台山深厚的道释医武文化孕育下，将道家南宗导引和正骨治伤融于一体，提出"内壮外强、内坚外勇"统一论，形成了较为完整的道医三清功法及习练手法。这套练功方法承袭了历代桐柏道医口传心授的传统导引术"导令气和，引令体柔"的理念，融入了桐柏道医正骨独到的治伤手法与学术理念，在临床上得到了很好的应用。

三部正骨法第三代代表性传承人朱焖伟医师根据叶枫野先师口传心授，汲取道医三清功法的精华，针对常见病、多发病的病因病理特征，从功法修炼之实训方法中发掘、整理、总结出一套"三清站功、三清坐功、三清卧功"的理论功法以及正骨推拿训练功法，平素强调自身修炼，注重正骨者手法精准度和灵敏度的平日练习；通过长期功法与手法的自我练习，"内炼精气神、外练筋骨皮"，使五脏六腑及全身经脉得到充分的调理，达到强筋健骨的疗效，从而实现保健强身、防病治病，以及在日常行医、正骨治疗中得心应手、事半功倍的目的。

# 第一节　功法特点

导引为道医修炼的重要方式之一，道医关于导引强身治病之理论，贯穿着以阴阳、气血决定人体生理、病理的观点。道医论导引养生、祛病的专著《道枢·太清养生篇》分析导引治病之机制写道："人之身，十二大节，三百六十小骨，孔孔相对，脉脉相通，新气与故气交错其间。新气或顿阻、或循行，故气或流通、或壅滞；或俱塞，或并驰。盖壅滞者，阳气之聚而为块瘕者也；顿阻者，阴气之积而为肿为疡者也。气既能蓄聚，则亦有分散之理矣。凡患之所在，可用导引以散之、和气以攻之、时意以送之、清气以润之、咽津以补之，病恶有不除者乎。"上述分析认为人体的健康在于阴阳平衡、气血流通，如阴阳失调、气血滞塞，则生疾患，而导引则能通气血、调阴阳，故能治疗多种疾病。道医的此种生理、病理观点，无疑是较正确而符合实际的。

导引对多种疾病之治疗，其作用机制与疗效，尚需深入研究。

## 一、外导内引

三部正骨法功法锻炼时需将动作与呼吸配合，通过动作的配合打开气机的关窍以达到独特的锻炼效果。"导引"一词最早见于《庄子·刻意》："吹呴呼吸，吐故纳新，熊经鸟伸，为寿而已，此道引之士、养形之人、彭祖寿考者之所好也。"晋代李颐将"导引"注为"导气令和，引体令柔"。可见导引可分为两部分，导的是气，引的是体，导引是一种令身体"和""柔"的方法。气为五脏协调之产物，其包括肺的呼吸之气与其他的气。体，《说文解字》解释为"按十二属"（顶、面、颐，首属三；肩、脊、臀，身属三；肱、臂、手，手属三；股、胫、足，足属三也）。《素问·异法方宜论》中提及"中央者……民食杂而不劳，故其病多痿厥寒热，其治宜导引按跷"，指出导引是一种治疗方法；脾主肌肉，脾病所至"痿厥寒热"病位在肌肉体表，可用导引治疗。《诸病源候论》对"导引"的解释为"引之者，引此旧身内恶邪伏气，随引而出，故名导引"。导引除了体柔的作用还具有治疗疾病的作用，其作用机制与疗效尚需深入研究，在临床上有进一步拓展应用的空间。

外导在于使身体的状态与气机所要求的境界相应。外导分为两大部分，前者是肢体外在间架、位置的操作；后者是肢体内在感觉、关系的操作。内在操作比肢体外在的间架、位置操作更细微，且通常从外在的动作上不一定看得出来，故较容易被忽视；但内在操作很重要，因为在练功过程中练功者并不能直接看到自己的整体外部动作，只能通过对运动中肢体内在感觉、关系变化的把握去调控它们。因此，两者相互影响，相辅相成。

内引也有两层，一则通过调控呼吸而孕育和引导内气，二则通过意守达到一念代万念的状态。呼吸与内气直接相关，通常练功过程中随着日常呼吸的逐渐减弱，内气的活动逐渐加强。一吸一呼为一息，其中尤以呼气与内气密切相关，内气多随呼气而生发运行。调息的内容包括两个方面，一是呼吸形式的操作，包括胸式呼吸、腹式呼吸和胎息，即按入静的需要将自然呼吸逐渐过渡到胎息。二是出入气息的操作，即将呼吸之气息"调柔入细，引短令长"，使之绵绵不已，若存若亡。这两个方面互相关联、相互作用，呼吸形式的改变可以引导气息出入的变化，反之亦然。意守的目的在于排除杂念和诱导感受。排除杂念是以一念代万念，即固定一个念头以截断纷繁的思绪；诱导感受是以意守对象的部位、性质为起因，引发相应的感性经验。排除杂念、以一念代万念的心理操作活动可以安定情绪，去除妄想，稳定意识状态；而由意守对象的部位、性质等特征所引导的感性经验更有直接影响人体气机运行的作用。

三部正骨法中三清功法的优势在于将外导与内引高效地结合在一起，使锻炼事半功倍，实用性极强。

## 二、专气致柔

三部正骨法重视使身体达到柔的状态，其学术思想"专气致柔"在功法中亦有体现，通过"导气引体"达到"和""柔"的状态，起到强身疗病的功效。

贵柔是基于道家对于事物动态发展的认识，《道德经》云："人之生也柔弱……草木之生也柔脆。"此处"柔弱"的内涵是象征充满生机与活力，只有最具生命力的事物，才表现为柔弱，刚强代表了衰老和灭亡。"刚"可以胜"柔"，这在我们生活中显而易见，可是从长远来看，以"柔"克"刚"只有智者方能看见。《淮南子·缪称训》言："老子学商容，见舌而知守柔矣。"柔软的舌头抵不过牙齿的一时之咬，但在生命进程中却是牙齿逐渐掉落，而舌头至老还是柔润。守柔必强，过刚则折，这是老子对"柔""刚"最精深的辩证。柔能克刚，刚亦能胜柔，两者是在各自的境界中不同情况下都能成立发生的，这是有条件的，一个是"时"，一个是"势"。短时间"刚"能胜"柔"，但长久来看则是"柔"能克"刚"。

三部正骨法之三清功法动作柔和缓慢、松紧结合、刚柔相济。在外形上柔和、缓慢、轻松自然，做到了圆活连贯，同时动静相兼，既通过外导引动气机，帮助通关过节，又通过内引，达到养气的作用。动静之间达到三调合一，使身心趋向柔和。但三清功法在静的时候并不是完全的静，而是有呼吸和意识的运动，比如三田合一时就是动态的平衡。人体是形气神和合的统一体，内在的气机在神的调控下自如地运行无碍，这是初生婴儿柔弱的原因。因此，通过意守忘掉一切思虑见解，不受七情六欲的羁绊，人体的气机自然纯合，形体也会逐渐变得柔和，正气凛然，那些邪气也就无所从入。

### 三、导引治伤

三部正骨法推崇传统"导引治伤"理念，提倡活血与理气并重，认为气血运行于全身，周流不息，外泽皮毛，内统脏腑。当外力所伤、气机受阻，则血流凝滞、百病丛生。因此，疏理气机，活血化瘀乃治伤之法。

三部正骨法将导引功法、推拿按摩与正骨手法熔于一炉。常用拔伸牵引、旋转屈伸、端提挤按、摇摆叩击、触顶合骨等手法治疗骨折、脱位；对伤筋患者则采用按摩、擦法、㨰法、击打法、点穴法、拿捏法、屈伸法、旋转法、背伸法、按压法、抖搓法等，以达到舒筋通络，消肿止痛之目的。操作部位重视经穴，注意点线面三者的结合，在找准压痛点和经穴，用点穴按摩外，还注意结合理筋、运动肢体。在施行手法时，又主张"用力宜蓄"，反对用拙力与暴力，要"似棉裹铁"，使力渗透到深层，从而获得行气活血、舒筋通络、消肿止痛的疗效，充分体现了伤科外治手法的独特优点。

在长期功法纠偏的过程中，叶师结合自己长期的修炼和治伤经验，根据患者不同的病情，推荐适宜的功法。他认为练功不但可以治病，而且可以强身以预防复发。叶师的三清功法将吐纳与导引、局部与整体、运动与自我按摩等结合起来，不受时间、地点、设备条件的限制，男女老幼皆可锻炼，既可以全套使用，亦可以分开应用。如对颈椎病患者，常选用"哪吒探海""犀牛望月""霸王举鼎"等；对肩关节周围炎者，常选用"左右开弓""丹鹤展翅""摘星换斗"等；而对腰部疾患者，则常选用"风摆荷叶""仙人推碑""掌插华山"；对胸腰椎压缩性骨折者，则选用"旱鸭赴水""鹊桥飞架"等。

## 第二节　准备工作

### 一、练功时间

练功时间的长短和练功次数的多少，是依客观和主观的条件决定的，练功者体质强、年龄小、病情轻可多练，反之则少练。通常应循序渐进，逐日增加练功的次数和时间，逐渐增加锻炼的难度。一般练功时间每次可从 10 分钟至 20 分钟，渐渐增加到 40 分钟乃至 60 分钟，但不是越长越好。总的原则是：练功后可以留有余兴，感到精神愉快，肌肉略感酸胀但又不是太疲劳，这就说明练功量适度。古人将一昼夜分成子、丑、寅、卯、辰、巳、午、未、申、酉、戌、亥 12 个时辰。中医学认为，人体 12 条经络的气血循行在一昼夜的 12 个时辰中，各有极盛和极衰的时候，这就是指导针灸临床的"子午流注"学说。"子午流注"的理论认为，人体气血行于经络通达四肢百骸，其循行随时间（年、月、日、时、分）的不同，在人体的特定部位（尤其穴位）上显现出周期性的开阖盛衰的规律。而在其对应开启时练功、针灸、用药、按摩等，均会收到更好的疗效。因此，练功时间的选择也需根据功法的要求来定。

## 二、练功前准备

1.环境选择：宜选择整洁、幽静的环境。不论室内、室外，均宜光线柔和，空气流通，但应避免在风口练功，注意保暖，防感风寒。一般而言，在依山傍水的树林边练功最佳，但勿临近夹竹桃等释放有毒气体的植物。

2.辅助设备：选择练功设施时应注意床、椅、铺、垫的高低、硬软要适宜，材料以木质或蒲制为佳。

3.思想准备：稳定自己的情绪，抛开一切烦恼之事，做好练功的思想准备，以保证锻炼时不受不良情绪的干扰。

4.着装舒适：练功的衣服宜宽松合体，色泽柔和，布料柔软；摘除帽子眼镜、手表等附属物。

5.过饥过饱不宜练功。练功前可饮适量温开水，有助于气血运行。练功前排空大、小便，练功中也不可久忍二便，否则可引起腹胀不适等症状，影响入静。

6.开始练功前，要做一些松解关节经络的活动，或先行自我拍打按摩，以利气血运行，再开始练功。

## 三、功法练习时注意事项

1.练功时，不要有明显的情绪波动，要按照要领操作，平心静气。

2.要以三调的操作基本要领为原则，但也要根据自身的身心条件，调整到能够适应为度，切忌过度追求动作姿势、呼吸、意念的操作规范，达到所谓完美，应该循序渐进，顺其自然。

3.在身心放松的情况下，如仍有身体的局部不舒适，可以轻微调整动作或姿势，以不影响整体训练标准为宜。

4.训练静功时，应该按照训练要领操作，不为所动，达到如如不动，心念如一的心理状态。

5.外界的影响，如突发的剧烈声音刺激，不要紧张，就当无事一般，继续按原来姿势继续练习，如果不能平静就要慢慢收功，当情绪恢复平静后再开始训练。

## 四、功法练习后的养护

1.认真做好收功。不同的功法有不同的收功方式，如无特定要求，可按此法收功：无论意守何处，均将意守转移到丹田；可意想身体各部气息缓缓集中于丹田，逐渐自然呼吸；再做一些自我保健按摩，并慢慢睁开眼睛。

2.若练静功，收功后可稍做肢体活动；若练动功，收功后再做几次深呼吸，静息片刻，再开始其他活动。

3.练功后不可冷水洗浴、洗手，如有汗出，宜毛巾擦干，或洗热水浴。这是因为人在练功时，大量的血液流向肌肉、皮肤，受到冷的刺激后，皮肤肌肉中的血管骤然收缩，回心血流量突然增加，易加重心脏负担。练功后，也不能立即喝冷水、吃冷饮，以免引起胃肠血管的突然收缩，导致胃肠功能紊乱，引起腹痛、腹泻。

# 第三节　锻炼要领

## 一、松静自然

松静自然是对三部正骨法功法锻炼者心、息和身进行训练的综合要求，需要在练功中贯彻始终，是功法训练的最基本的要领和原则。所谓松，是指形与神、身与心的放松。放松法有内、外之分：外松是消除身体四肢肌肉的紧张；内松是消除呼吸、意念方面的紧张。一般来说，松的锻炼通常要经过由外到内，由粗到细的两个不同发展阶段，掌握外松较内松为易。所谓静，是指在练功过程中，保持心境的安宁。但应懂得静只是相对的，绝对的静并不存在。练功所要求的静，包含思想安宁、意念集中等内环境的静，以及悄然无声、万籁沉寂等外环境的静。练功时，应以内静为主，外静为次。所谓自然，是指练功的各项操作活动均须自然达成，不可强求，在操作行为上，就是要勿忘、勿助、勿贪、勿求。练功过程中，不论外在的立、坐、卧、行的身体操作，还是内在的呼吸和心理操作，都应做到符合自身实际条件的要求，不要过度追求所谓完美、符合标准，因为功法的训练始终是以训练者自身主观感觉的舒适程度为标准的。如调息时，呼与吸均不可勉强用力操作，在顺乎自然呼吸的情况下，逐渐向慢、细、匀、长的呼吸状态过渡，保持姿势标准时也不可因用力过度而屏息。

## 二、上虚下实

上虚下实，即意念不过胸，是一种意念引导气血下行，丹田充实的体会。所谓上虚，是指上元（脐水平以上）轻虚；下实则指下元（小腹内部）充实。上虚下实即《道德经》所云"虚其胸，实其腹"，是练功的基本要求之一。练功时，根据功法的要求可引气上行，但最终需引气下行，气贯丹田，可使下元真气得到充实，人体生机和抵抗力得到全面加强；意守下丹田实现意念不过胸，引气归元，充实下元。

## 三、火候适中

所谓火，是指意念，候是指强度，火候是指练功中用力和用意的强度。练功中，根据意念的强弱，将火分为用意较强的武火和用意较弱的文火。二者在应用时，有分别又有联系，古人主张"似守非守"即是此意。操作文、武之火是专门对治杂念的，杂念多意念就要强些，用武火以"似守"；杂念弱意念也要弱，用文火以"非守"。练功初期意守强度不宜太弱，这样有助于排除杂念，但要以头不胀不痛、精神放松为度。在此基础上，随着练功时间的加长可逐渐减小其强度，而达到"若有若无"的程度。每次练功时的意守强度也不能千篇一律，如果这次练功杂念较多，意守强度可适当加大；杂念很少，则可减弱意守强度。练功中火候不足难以收到练功效果，火候太过，必然招致身疲、胸闷、头痛、头胀的出现，严重者会出偏差。关键是要掌握适度，火候的把握犹如"烹小鲜"，不可太过亦不可太弱。

## 四、外导内引

意和气是功法锻炼的两个关键环节，两者属共生、互助的相生关系。意气相和在功法中主要通过外导内引达到。以意领气时同时需要外在姿势的配合，使气机通达。形意气必须密切配合，古人称之为"心息相依"。通过意识、内在气机及外在动作的协调，使心理与身体达到有机地结合。

### 五、循序渐进

循序渐进是功法修炼次第进展的客观规律，只能拾级而上，不会一步登天，必须长期坚持不懈。功夫必须要练，才能到自己身上去。古人所谓"功练千遍，其效自见"即是此意。如果练练停停、三天打鱼两天晒网；或者朝三暮四、见异思迁，盲目改换功法；或者异想天开，追求所谓的神功异术，那么，再好的天赋也练不成功夫，收不到防病治病的效果。

# 第四节　手法相关锻炼功法

"工欲善其事，必先利其器"，没有深厚的功法功底，就不会有深透有效的手法。功法锻炼主要为调身、调息、调心的互相结合，其中蕴含了诸多道家智慧。功法锻炼是手法施治的基本功，只有功底扎实手法操作才能得心应手；假如指力不足或指下灵敏度不足，再好的手法在操作中也难以实施；同时扎实的功法也是对自身的一种保护，可避免在操作中受伤。

## 一、一目十行功

要求一眼定睛，能一眼看出平房屋顶瓦垄瓦块数或远处大楼的楼层数以锻炼目力（图7-1）。

1.功法要领

（1）要求将意念集中于所观察的事物，一眼定睛。

（2）在最短时间内把握住观察事物的主要特征。

2.功用

（1）锻炼目力，久练双目有神。

（2）锻炼观察力，久练可见微知著。

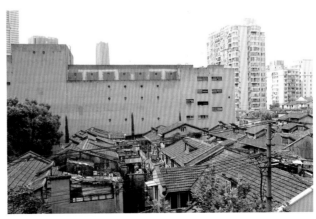

图7-1　一目十行

3.注意事项

（1）数瓦片时虽然需要凝神于目，但不可瞪眼屏气，需放松双眼。

（2）练习时需站在安全的地方，训练之初可数得慢一点，逐步过渡到一眼定睛的程度。

二、游龙戏珠功

以双目为龙睛，单手剑指为珠，配合手眼身法步做二龙戏珠，锻炼眼力和身段手法的协调（图7-2）。

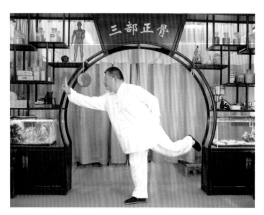
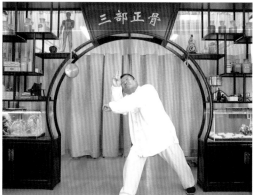
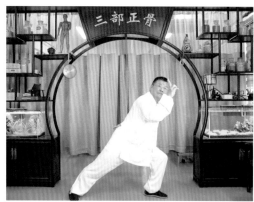

图7-2 游龙戏珠

1.功法要领

（1）眼神顾盼灵活，根据所打手势眼睛由下向左向上向右再向下运转为一圈，再从向相反方向继续旋转，步身手眼协调配合，每转动一圈带动全身内气鼓荡。

（2）行步如蹚泥，全身不滞不散，不迟不断，腰似车轴，气如行云。换式如高山流水，连绵不断；两脚要虚实分明，左右互移。抽身换形，翩若惊鸿；随机应变，奥妙无穷。

（3）在不断地盘旋绕转中，仍然能够使身体放松，精神安静舒适，然后在静中求动达到专一而不乱。

2.功用

可锻炼眼力和身段手法的协调以及全身意念气力的协调统一。

3.注意事项

（1）采用自然呼吸，游龙起势时，缓缓吸气，腹前壁慢慢隆起，游龙上行时缓缓呼气，腹前壁慢慢回收。

（2）眼随手转，存想身如游龙，游动之间，翱翔天地。

## 三、弹指功

锻炼者身体端坐，一手握拳，以指尖的爆发力，依次以食指、中指、无名指和小指弹击桌面，发出有节奏的敲击声（图7-3）。

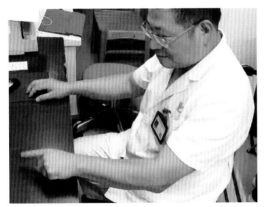
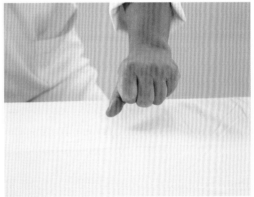
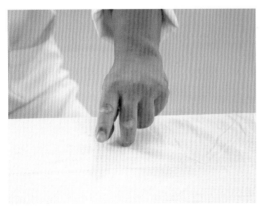
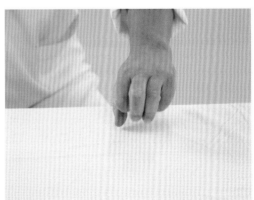

图7-3 弹指功

1.功法要领

（1）锻炼时须身体端正，虚灵顶劲，含胸拔背。发力时，小腹宜向内收。

（2）锻炼需循序渐进，量力而行，功法习练早期桌上可垫棉布或书本，避免功力不到，损伤手指手腕。

2.功用

可锻炼指尖耐力和爆发力，为点穴、顶推手法打下基础。

四、抓坛功

锻炼者需准备两个圆口酒坛，重量以自身力量为准，站马步桩，以五指抓住坛口，提起与胸齐平，保持片刻后放下，双手交替进行。每日可加沙一把，增加酒坛重量，循序渐进，可锻炼直接指力与上肢力量（图7-4）。

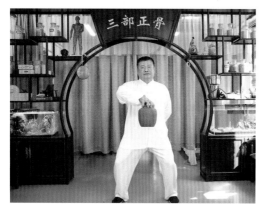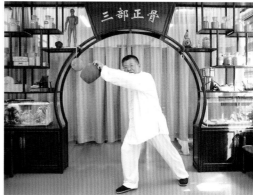

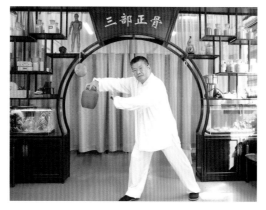

图7-4 抓坛功

1.功法要领

（1）抓酒坛时须沉肩坠肘，腕关节向后背曲，使劳宫穴撑开，然后再做上提动作，可更好地锻炼指力并避免耸肩折腕造成自身损伤。

（2）锻炼时需要循序渐进，每天可加沙1把，不可急于求成冒进。

2.功用

锻炼指腕与上肢臂力，增加手法的稳定性。

## 五、拧筷功

锻炼者站并步桩，准备筷子一捆（12双左右），双手握住筷子两端，举与肩齐宽，手心向下，然后双手往相反方向发力拧转筷子，交替进行约20分钟（图7-5）。

1.功法要领

（1）拧筷子时不可屏气。

（2）锻炼发力需要循序渐进。

2.功用

锻炼腕掌部力量及手指拧转之劲力，增加手法稳定性。

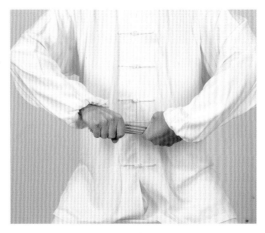

图7-5 拧筷功

## 六、解绳功

可两人配合练习也可单人练习。双人练习时，一人在麻绳上打出不同的绳结，系紧后交给另一人；解绳者观察后将麻绳的结解开，互相交替练习。单人练习时可自系自解（图7-6）。

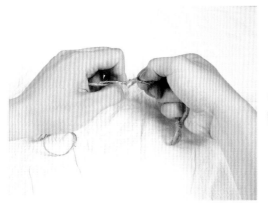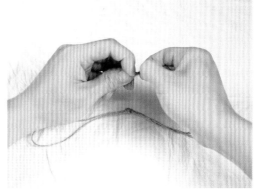

图7-6 解绳功

1. 功法要领

（1）开始练习时可以单结、松结为主，随着指力增加，可将麻绳绳结拉紧或打复合结抑或浸水后使用以增加难度。

（2）解绳时需用心观察。

2. 功用

训练拇指、食指、中指的指力与手指的灵巧性。

## 七、一指定穴

在白墙上画36个圆圈，密集排列。每个圆圈里。随意标上1～36个数字。要求面墙站立。距墙一手距离，根据指示声音，伸手快速戳中带数字的圆圈（图7-7）。

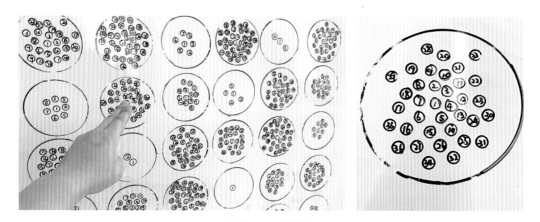

图7-7 一指定穴

1. 功法要领

（1）出手时稳准快狠，算好身体和墙壁的距离，以免过近损伤手指手腕。

（2）能根据指示声音迅速做出判断。

2. 功用

锻炼指力、目力、听觉和身体灵敏度的协调配合。

## 八、叠纸隐发丝

准备一叠纸张，取头发丝或细线放于纸下，然后以手指寻摸，感受其位置与形状。锻炼可以从一张纸开始，然后可逐日增加纸张，锻炼自己触诊的敏感度。也可双人互练，用线在纸下摆成各种线条形状，让对方靠手指触觉说出正确形状（图7-8）。

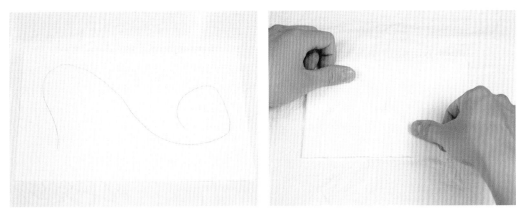

图 7-8 叠纸隐发丝

1. 功法要领

（1）凝神静气，用心体会。

（2）循序渐进，逐渐增加厚度。

2. 功用

锻炼触诊指下敏感度，为手摸心会打下基础。

## 九、凤爪尽还原

准备鸡爪一盘，将爪肉食尽后，将骨头尽皆打乱，然后观察其各个骨骼结构，仔细甄别，将鸡爪逐个拼出，接骨续断（图 7-9）。

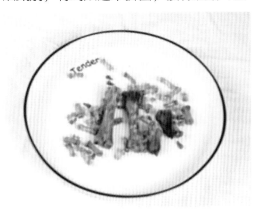
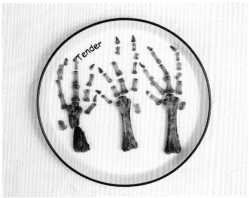

图 7-9 凤爪尽还原

1. 功法要领

（1）需仔细观察鸡爪骨骼结构，并看清各个小关节"势"。

（2）需要有耐心。

## 2.功用

加强自身的"眼势",增强细微之处的观察力。

## 十、卸劲去势法

推拿医生门诊工作非常辛苦,尤其是腕、肘、肩等发力的关节,会积蓄暗伤,门诊结束后需进行牵伸抖动,以达到卸劲去势的目的,保护医者自身的健康。

### 1.拔腕屈伸

一人抓住对方的手腕,将上肢放平进行牵拉。手下自觉松动感后,左右摆动,上下屈伸,可听到腕关节发出咯哒声(图7-10)。

### 2.按肩抖臂

一手按住对方肩膀,一手拿住对方的手腕。做小幅度的抖动。如抖长绳,力求将力传至肩部(图7-11)。

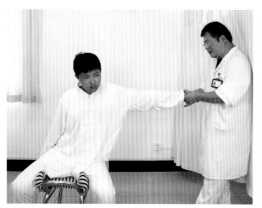

图 7-10 拔腕屈伸

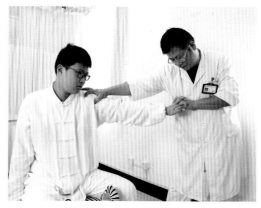

图 7-11 按肩抖臂

### 3.托肘拉伸

一手持腕,一手托肘,将患者肘关节后旋,做前推后拉的拉伸动作(图7-12)。

### 4.环手拔肩

一手按住肱骨头,一手拿住手腕,向前划弧上牵。嘱患者吸气同时,向上牵拉,可听关节发出咯哒响声(图7-13)。

注意事项:

(1)操作双手握点,受术者及受术关节的体位要准确,确保上下拉伸线通过关节轴线。

(2)术者与受术者不可屏气。

（3）根据不同部位和治疗要求，适当控制手法的力量、角度和方向。

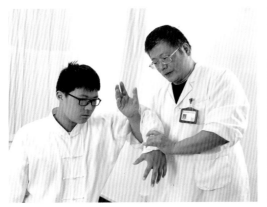
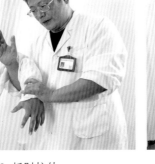

图 7-12 托肘拉伸　　　　　　　　　　　图 7-13 环手拔肩

# 第五节　内炼功法

　　朱炯伟医师根据先师口传心授，从功法修炼之实训方法中发掘、整理、总结出一套"三清站功、三清坐功、三清卧功"的理论功法以及正骨推拿训练功法，平素强调自身修炼，注重正骨者手法精准度和灵敏度的平时练习，可显著提高医者的整体劲力与双手耐力，运用到正骨、整脊手法中能大幅度提高手法质量；用之自身锻炼，通过增强机体内在的活动，可对五脏六腑起自我按摩、疏通经络作用，亦可强健四肢及关节，起到未病先防的作用。

## 一、三清站功

1. 正桩定势（图 7-14）

　　（1）并步站立，双脚尖分开，以脚尖为支点分开脚跟，双足尖微内收，稍微下蹲，膝盖不过脚尖。

　　（2）虚灵顶劲，双目垂帘，如封似闭。眼观鼻，鼻观心，下颌微微内收（自觉头上像顶了一本书），沉肩垂肘，含胸拔背。松胯后双膝内裹，使裆部成空圆形。

　　（3）双足的大指和二指掌面吸定地面，入地三尺扎根。

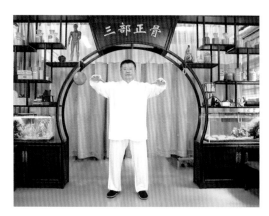
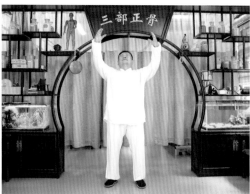
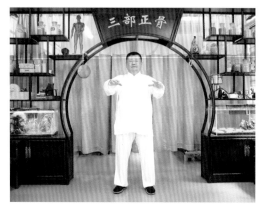
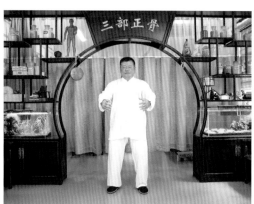

图 7-14 正桩定势

（4）吸气时意向清气从百会汇入，至下丹田，同时双手自体前抬至与膻中穴持平，双臂成圆，双手翻掌抱球，劳宫穴相对，然后配合呼吸，拉开收紧，如是者三遍，翻掌向上，捧气似球，双手上举，将气纳入上丹田百会（要想象球足够大，抬至肩平时，球的重心已和百会相对。用意不用力，如手抬至头顶，则用力过了）。

（5）翻掌向下，意想清气自百会至鼻尖，过鹊桥，配合双手下压（就像身体当中有很多浊气，清气很难进入，需要双手压进去），外导内引，将清气压到丹田。双手抱诀于小腹前对。

2. 三田合一 （图 7-15）

意想上丹田，迅速想到海底会阴处有一个球，想到下丹田时，迅速想到丹田有一个球，努力将三个球叠在一起，要保证三个球的稳定。

3. 醍醐灌顶 （图 7-16）

收功时，翻掌向上再次捧气似球，再次将气纳入丹田。顺势以意念将导气至涌泉，自涌泉至至阴，过夹脊至玉枕关，下颌微抬，气至百会穴，自然流入身体（像酥油倒在头上，流下去，滋养全身至四肢百骸）。

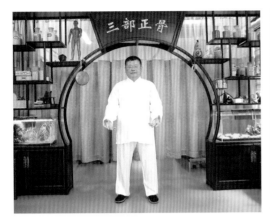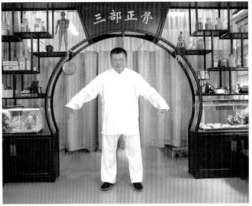

图 7-15 三田合一

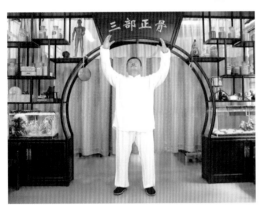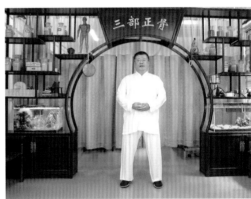

图 7-16 醍醐灌顶

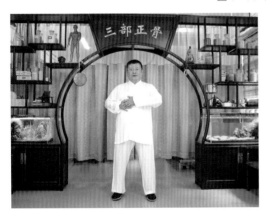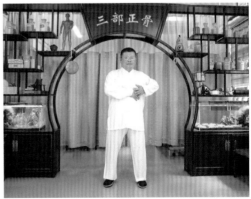

图 7-17 收功摩腹

4. 收功摩腹（图 7-17）

收功时，男左女右，男性以左手先放于腹上，然后右手叠上去（女性反之以右手放于腹上），顺时针摩腹三圈，逆时针摩腹三圈，后睁眼徐徐起身。

5.注意事项

吸气时由会阴穴向上提缩，似气由会阴吸入一般挤到肚脐间，前收生殖器，后缩肛门，如忍大小便状。随之将口中津液汩汩咽之，送入肚脐间，将前所吸之气以肚脐为中心下提上压，闭息持气半分钟，必要时可配合双手握拳敲击后腰和前腹的动作，将气震通骨髓。然后全身放松，恢复腹式呼吸。如此反复练习，平常小便时亦提肛、咬紧牙关保持此姿势至小便结束。

6.功法应用

三清站功秉承了道家自然无为、专气致柔的学术思想，通过三田合一、气过三关的意念，结合舒缓的吐故纳新和柔和的导引，能自然地达到炼精化气的功效。使锻炼者精气神充足，能够更好地操作手法。

## 二、三清坐功（图 7-18）

1.正形定势

（1）虚坐于椅上（椅前 5 ~ 10cm），双脚尖分开，以脚尖为支点分开脚跟，双足尖微内收，膝盖不过脚尖。

（2）虚灵顶劲，双目垂帘，如封似闭。眼观鼻，鼻观心（不可用意过度，视而不见，听而不闻），下颌微微内收（自觉头上像顶了一本书），沉肩垂肘，含胸拔背。双手撑太极圆于大腿上，双膝内裹。

（3）全身放松，上丹田，松筋，然后送至膻中穴，松至腹部，然后放松自己的胯部，然后放松自己的腿部。放松膝部，放松踝关节，放松脚底，直至涌泉。

（4）三田合一： 意想上丹田百会穴（百会穴与天气通），迅速想到会阴（海底为下丹田）处有一个球，待气足之后，意想中丹田，将百会穴、会阴穴、膻中穴想象成一个大的圆球。想到丹田有一个球，努力将三个球叠在一起，要保证三个球的稳定。以一念代万念，不可持满，小心翼翼地将三个球维持一个动态的平衡。呼吸逐渐从顺腹式呼吸过渡到逆腹式呼吸。以帮助气聚成丹。

2.收功摩腹

收功时，捧气似球，纳气入丹田，男左女右，男的左手先放于腹上，然后右手叠上去，顺时针摩腹三圈，逆时针摩腹三圈。双手搓热浴面，后睁眼徐徐起身。

3.注意事项

（1）鼻子一吸气，会阴同时上提，即收缩肛门如忍大便状，小腹鼓起。一提就到达了头顶百会穴，体会百会穴动静（进气感）。一呼气就从百会往下降，降到海底（会阴穴），同时肛门放松。不急不躁，似有非有，缓慢进行。

（2）先采用自然呼吸的方法，使身体放松，呼吸平稳，心情平静。当身体能够放松后，慢慢改变呼吸的频率、幅度、深度和节律，使呼吸变得慢细匀长。当呼吸变得慢细匀长后，可以在呼吸的同时，体会或感觉腹前壁与呼吸的配合，慢慢向腹式呼吸过渡。

（3）先采用三田合一的得意守法，逐渐做到以一念代万念的境界。

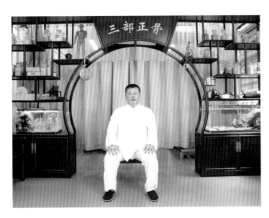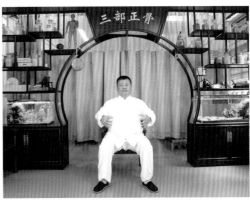
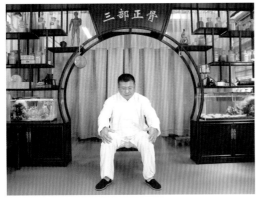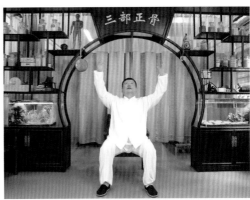
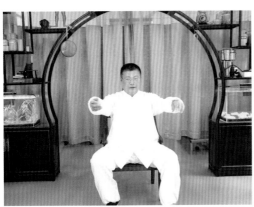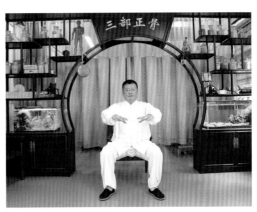

图 7-18 三清坐功

4. 功法应用

同站功。

## 三、三清卧功（图7-19）

1. 人如卧弓

头南脚北，面东背西，下腿伸直，上腿弯曲，身体不可伸直，人如卧弓，一手劳宫穴对于耳边，一手中指轻点于下丹田处，帮助意守丹田，下颌微收。

2. 意守丹田

呼吸时意守丹田，用轻点于丹田上的中指感受丹田的起伏，可以自然入睡。

3. 注意事项

收心猿、拴意马，以一念代万念，不着边际，放松入静，自然睡去即可。

4. 功法应用

脑力劳动者练习三清卧功，可以快速消除大脑的疲劳；体力劳动者练习，可以快速消除肌体的疲劳。锻炼功法可减轻疲劳，又可增强记忆和缓解紧张情绪。对难以入睡、失眠患者，三清卧功也可以帮助入睡。

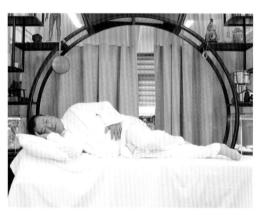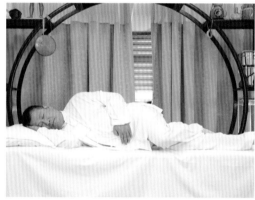

图7-19 三清卧功

# 附 篇｜三部正骨法（桐柏道医正骨）源流考与薪传录

　　三十余载修医道，欣慰先贤有小成。

　　临湖感怀抚今昔，高山仰首再难寻。

　　远志出山成仙草，当归桐柏落叶根。

　　薪火相传弟子继，不负橘井香满身。

　　丙寅年冬至，先师驾鹤西归，行年九十有七，谨以此文缅怀先师。

　　先师仙风道骨，古道热肠，济世扶贫，功德无量。高山仰止，景行行止，弟子上下同心，一脉相承，不负先师遗志。

　　先师枫野公，生于清光绪十五年（1889），温州永嘉人。幼失怙恃，孩提之年由同乡浙江天台山桐柏宫道医叶明仓祖师携至桐柏宫研习道医，祖师授之三部正骨法，源自桐柏宫历代道医口传心授。

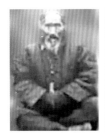
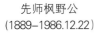
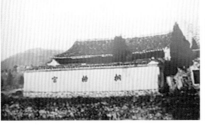
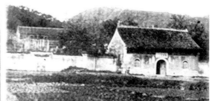

先师枫野公
(1889–1986.12.22)

桐柏宫旧时影像

　　道医者，功专医事之道士也，《抱朴子内篇》云："古之初为道者，莫不兼修医术，以救近祸焉。"道士习医乃是自身养生延寿所需，亦积于济世利人之愿念。

　　桐柏宫位于台州天台山北，自古即为道士修身养性之地。天台山九峰环抱，碧溪前流，连山峨峨，四野皆碧，茂树郁郁，四时恒青。桐柏宫高居群峰之上，俯临千仞之余，最具形胜。叶师于山水间体悟自然之奥，修习功法，通读经书。

叶师随明仓祖师修炼道医三清功法，学习接骨理伤续断之术，尽得明仓师祖真传。学成后行医，多亲手炮制丸散膏丹，施诊赠药，造福桑梓，遐迩闻名。叶师历经坎坷，深感世间劳苦者众，怜病家之蹒跚，悯患者之呻吟，虽年逾八旬，仍行医沪上，常年于虹口公园一隅救死扶伤，教习功法，济弱扶贫，分文不取。叶师善内、儿、伤科，名噪一时，多有病患慕名求医于此。

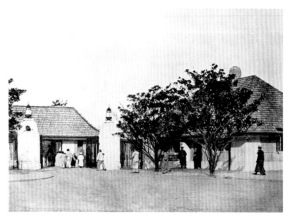

虹口公园旧时影像

叶氏治伤，确为一绝。凡遇跌打损伤之症，常于手摸心会之间，以手法正之，病患不觉其苦，疾病乃解。尝有新沪中学一赵姓教师晨练之时突发腰痛，痛甚拒按，俯仰不能，同伴携其前来求治。叶师问清病由，按诊检查，了然于胸，谈笑安慰之间，突然用力踩其足尖，病患骤痛之下猛然侧身收足，腰痛立解。叶师言：此因势利导之妙用也，利用自身经筋之收缩矫正腰柱紊乱之关节，正可谓牵一发而动全身，须臾之间竟得自愈，旁观众人瞠目之余，无不啧啧称奇！

叶师授业，不拘一格。尝取一发丝置于书本间令弟子隔页详加揣摩，翌日复加一页，如前法习练，待10日后，隔数页亦能觉出发丝动向，乃为上工。叶师终身茹素，持戒甚严，然宽厚待下，每见弟子啖食鱼肉凤爪荤腥，必略施薄惩，即将凤爪鱼肉食后余骨尽皆打乱，却令弟子仔细甄别，接骨续断，完整无缺，方称其心意。凡此诸类，叶师每携弟子于方寸之地悉心习练，以增气力、益巧劲。又常于诊间言及医理，且善用比喻，言语质朴，藏道其中。幼时听之，自觉已懂，年少行之，渐悟其理，临证日久，方觉回味无穷。

经云机触于外，巧生于内，手随心转，法从手出。叶师手法，取法自然，不群者有三：一曰啄法，如鸟雀啄食，有安神通脑、疏通气血之妙用，用之头痛、失眠等内科杂症屡试不爽。二曰震法，如隔山打牛、力透掌背，多于肌肉丰厚处施术，适用腰臀部软组织劳损及下肢麻木等症。三曰抛法，多使患者反背，双足离地，上下抛动，使腰部脊椎得以牵伸。更有小儿夜啼，叶师以点燃灯芯草，弹而治之，焰火稍纵即逝，火灭啼止，效如桴鼓；治小儿疳积，以"抻"（注：抻——猛力一拉、拉紧；即以捏紧背脊皮肤用力向上牵拽而得名），抻法乃是先师于小儿捏脊基础上独创的一种提捏手法，用以治疗小儿疳积之证，每有良验。小儿泄泻，以摩法温补。内儿诸症，尽皆应手而愈，是为众人称道。

叶师临证，不啻理伤一法，凡于病患有所裨益，尽皆用之。或捣药外敷，或泛丸内服、或药线引流，皆严选药材，亲手炮制，屡起沉疴，病家快然。回春之术，孺牛之德，乾永扶麟，皆盛口碑。寿至耄耋，不忍毕生所得为时而湮，遂传医术于朱氏。

弟子朱氏焖伟（1965-），生于上海虹口，其在虹口之旧居恰与先师枫野公寓所比邻；犹忆当年，每日放学先至恩师处辨识草药饮片，品察药性，切药磨药，叶师在身旁讲解其中技巧道理。彼时年幼身轻，磨药为求细粉，可腾空站在药碾二臂之上，以足代手且不失平衡，先师时时莞尔，笑而夸之。年方9岁随叶师之侧修制丸散膏丹，习练功法和推拿点穴之术；及至年长，随侍先师走方沪上，造福桑梓，目染先师大医德泽及医术之奇效，志趣渐成，遂立志决意，矢志学医，拜先师为师，耳提面命，尽得恩师提点，授以三清内功及理伤续断手法，验之伤科每有桴鼓之效。弱冠之年求学于上海第二医科大学，西学之理日进，始有心得。及治病三年，方知天下无法可用，遂决意回炉深造，系统自学上海中医学院临床医学专科、针灸推拿学院本科全部临床课程，融西学为中用。明窗万卷，挑灯夜读，十年磨剑，厚积薄发，顺利通过国家自学考试，获中西医双学历认证。毕业后至上海市虹口区中心医院（上海中医药大学附属上海市中西医结合医院前身）。临证之余，幸得中医学院推拿耆宿俞大方、曹仁发、黄嘉静等教授名家亲炙，勤勉致知，孜孜不倦，功法手法日臻完善，遂挂牌建科上海市中西医结合医院推拿门诊，悬壶沪上。

朱氏行医30余载，拯病患于危难无数；其推拿正骨手法，非惟国医奇术所限，更取百家之长，融桐柏道医正骨、美式整脊、日本骨盆压揉术于一体，享誉沪上。朱氏宽以待人，待患如亲，其与同道多友善，不好贬人贵己，不好大言傲人。虽至中年，不避劳苦，仍本其夙志，常念与时俱进，创新颈椎寰枢椎错位正骨手法三

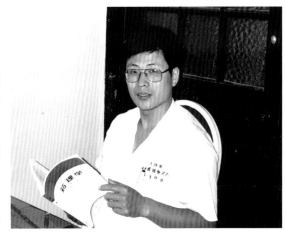

朱焖伟青年时期

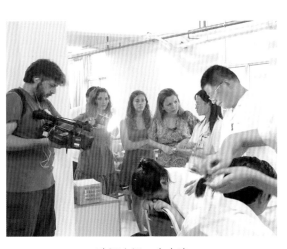

欧洲电视二台专访

套，1992 年迄今，愈颈椎病项痹者 45000 余例，其中尤以首届进博会期间，应上海市人民政府外事办公室邀请，以三部正骨法疗愈来访匈牙利总理首席经济顾问盖佐突发之颈椎寰枢椎半脱位、脊柱小关节紊乱交锁，在场中外贵宾睹之，无不惊佩中医正骨推拿之精妙，欧洲电视二台专程来沪采访报道，业界称道，病家额手。

时下生活方式改变，电子产品应用普遍，过深低头而致寰枢关节骨错缝型颈椎病高发，其症状与古时夜读因灯火晦暗而埋头看书所致颈项不适相类似。临床研究证实，因寰枕、寰枢关节骨错缝所致颈椎病甚则高达 81.38%，却不为人所重。彼时贫家弟子，白天下田耕作，晚上挑灯夜读用功，但因寒舍费烛无力，多数点用菜籽油灯以继，昏暗如豆，导致读书人长期低头过深，罹患头晕头痛、眼胀耳鸣、颈项僵直等，当地风俗，必须去到桐柏宫，寻道医师父，以三部正骨法诊治，一次见效，有歌谣曰："穷秀才，读夜书，脊梁不正头颈歪；上天台，找桐柏，师父一拎从头来"。

三部正骨法治疗颈椎病变，有别于一般正骨之斜扳治法，其于提升寰枢关节面之时施以巧劲侧顶，有"动中求正"之妙，又简便验廉，安全有效，临证施行屡试不爽。朱氏师古而不泥古，常念与时俱进，继承先师道医正骨治伤心验，创新颈项寰枢关节骨错缝正骨手法三部，治疗前后 X 线摄片佐证，尤对长期伏案低头所致"手机颈"效如桴鼓，有如汤沃雪之功。

2013 年，由上海市虹口区卫计委所托、市中西医结合医院选拔推荐，朱氏作为推拿康复专业骨干远赴云南瑞丽对口支援，历半年余，为当地民族医院筹建推拿康复科，又成功申建云南德宏州重点学科，协助当地医院顺利通过二级甲等评审，因成绩突出获德宏州政府嘉奖和慰留；援滇结束返沪，获政府"国务院脱贫攻坚"荣誉表彰；期间正式收瑞丽市人民医院推拿科胡文超、李艳娟、陈俊桦为徒，三部正骨法得以远扬。

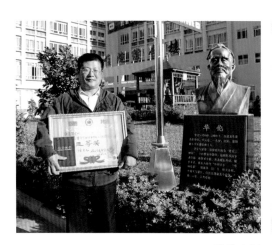
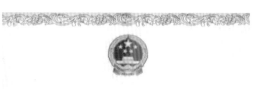
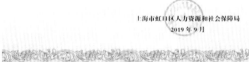

脱贫攻坚，累累硕果

2018年起，虹口区人民政府授牌成立"虹口区中医正骨朱烱伟学术经验传承工作室"，朱氏领衔，辩章学术，考镜源流，着力发挥三部正骨法临证施用之独特疗效，并进一步向基层社区推广应用，造福于民；朱氏携团队成员深研手法作用机理，于《上海中医药大学学报》《西部中医药》《上海中医药杂志》等核心期刊多次发表研究成果，参加全国推拿年会展示手法，同行称道。

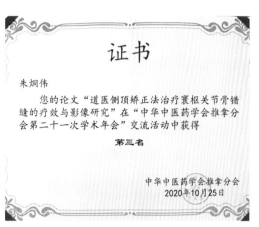

全国推拿年会论文获奖证书

上海中医药大学学报 第34卷 第5期 2020年9月 ·31·

DOI: 10.16306/j.1008-861x.2020.05.006

### 三部复位法治疗寰枢关节骨错缝疗效评价

代表性研究成果

为使三部正骨薪火相传，朱氏更是不遗余力收徒授教，其中严一成、居宇斌、曹军、黎炳杰、吴浩、冯星华、吴鹃、黄丰南、顾励、胡彬彬、王皓、韩义谋、赫祎珏、胡文超、李艳娟、陈俊桦、何卫、市川邦雄（日本）等人皆为四代弟子中翘楚。如今三部正骨手法立足沪上，辐射江浙及西南边陲，甚至东渡扶桑，远播重洋，乃是道医幸事。

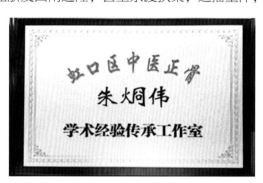

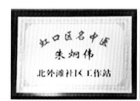
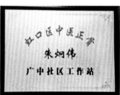
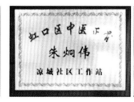
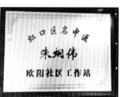

朱烱伟学术经验传承工作室

虹口区人民政府批准建立"虹口区中医正骨朱焖伟学术经验传承工作室"下辖北外滩、欧阳、凉城、广中4家社区卫生服务中心工作站。

2020年11月三部正骨法入选虹口区第七批非物质文化遗产代表性项目名录。

近年来朱焖伟所获荣誉有：2006年获上海市静安区检察院"见义勇为英雄"表彰；2019年获虹口区政府"国务院脱贫攻坚"专项奖励

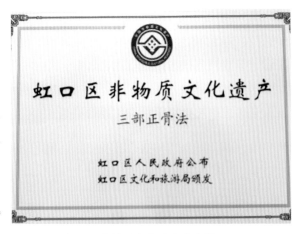

虹口区非物质文化遗产代表性项目

记功一次；2020年"道医侧顶矫正法治疗寰枢关节骨错缝的疗效与影像研究"获中华中医药学会推拿分会第二十一次年会交流活动第三名；2021年荣获首届"虹口工匠"称号；2021年荣获第四届"仁心医者·上海市仁心医师奖"。

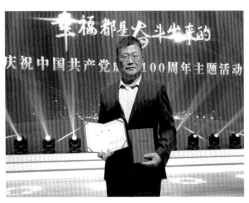

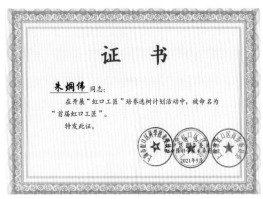

2021年荣获首届"虹口工匠"称号

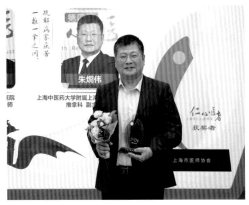

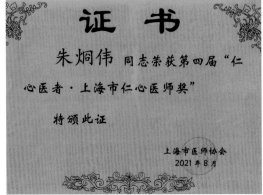

2021年荣获第四届"仁心医者·上海市仁心医师奖"

惜年代日久，沧海桑田，时至今日仅有先师羽化后翻拍之旧照，另有衣钵及宝剑传世，余照片及文字资料多已亡佚，不禁令人唏嘘。同门师兄东渡扶桑，海内但存朱氏焖伟一脉，殊为憾事。回忆先师一路艰辛，每每潸然泪下。

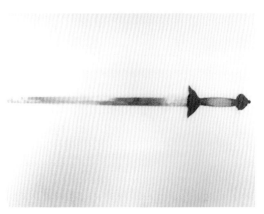

先师练功所用宝剑

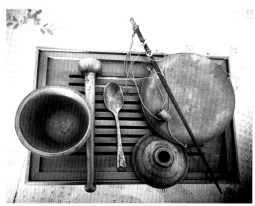

先师手泽 衣钵相传

己亥年秋，由虹口区卫健委联系，上海市民族和宗教事务委员会（简称民宗委）与浙江省民宗委对接，朱焖伟携再传弟子亲赴先师生前驻锡之地浙江天台山桐柏宫考证三部正骨法源流。天台和桐柏原初为一，而道释称谓有别。唐代崔尚《桐柏观碑记》称："天台也，桐柏也，释谓之天台，真谓之桐柏，此两者同体而异名。"由于山清水秀，释道争栖，被称作"山岳之神秀者"。时日秋高气爽，碧空如洗，山势险峻，公路九曲蜿蜒，舟车一路行来，满眼峰峦，青翠欲滴。风景幽静独特，难怪古人将其和山东蓬莱、四川青城山、江西庐山、陕西终南山等尊为三十六洞天福地，成为历代修身养性的理想场所。

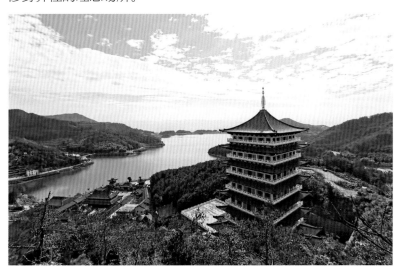

桐柏宫藏经楼

为寻得先师足迹，朱氏携弟子一路舟车劳顿，遍访周边村落、古刹道观，寻觅相关证人。偶得消息，雪泥鸿爪，百般查证，不敢得闲，辗转多地，马不停蹄，一路颠簸，拜访村民皆是杳无音讯，寻访先师足迹竟如大海捞针，好事多磨，诚如是也。

功夫不负有心人，冥冥之中如有天助，一波三折，终有回报。经多方联系，幸于村落乡里之间寻得村民王以淼曾与叶枫野先师相交，念及当年往事，王老仍激动非常，称先师为"老神仙"："'老神仙'是永嘉人，4岁就来天台山了，在桐柏宫长大的，跟随祖师爷修道，满师后就一直住在鸣鹤观里帮人看病。'老神仙'会气功，会接断骨；以前要看山，山南是我们村的，不能让别的村砍这里的柴，每次看完山都会路过鸣鹤观歇脚，'老神仙'都会请我们坐坐、喝茶。周围的村民都会找老神仙看病，他老人家针灸、火罐、正骨都会，有的人还要用上他做的膏药而且从不收钱。"王老盛赞："'老神仙'是个好人！"

遥想先师当年，英姿俊秀，鬓染浩气，倾者甚众。嗣后，时事弄人，栉风沐雨，饱经忧患，一生艰辛，仍不屈不挠，不忘初心，弃道行医沪上，兢兢从医，脉脉待患，济弱扶贫，分文不取，颇感先师壮志非凡。

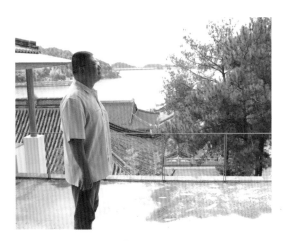

临湖感怀

叶师有灵，道医正骨必将与医道长存！无论沧海桑田，日月更替，以人为本，救死扶伤，乃医者之天职。无痛无创，顺应自然，动静相合之桐柏道医正骨将薪火相承，造福黎民百姓。

辛丑年秋弟子朱焖伟携再传弟子叩首志于沪上

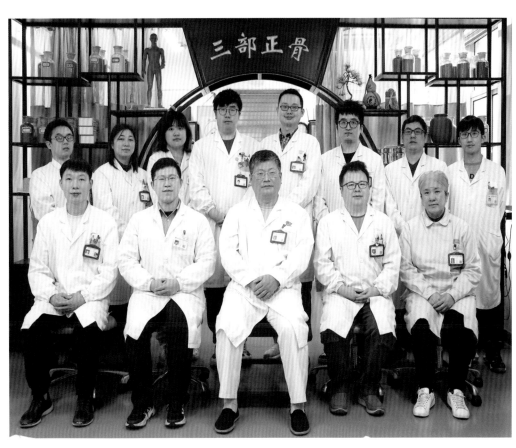

三部正骨法传承研究团队

# 后 记

又是一年冬至日，朔风凛冽，前段时间还比较温和的天气就暴冷了下来。以前每年的冬至日，心情都很低落，总是要情不自禁地想起 1986 年的那个冬至日下午，天空特别地阴沉、特别地寒冷，恩师羽化，从此与我仙路两隔；距今虽已 35 载，但临终前的殷殷嘱托和抱憾的面容却随时光的流逝而愈发清晰起来。平日里虽然工作学习繁忙无暇顾及，但只要稍一得空就会想起，情难自已，唏嘘叹惋。

先师枫野公 3 岁时父母双亡，4 岁时，由回乡省亲的天台山桐柏宫主持叶明仓祖师怜其孤苦将其带入桐柏宫，安置在鸣鹤观。长大后专修道医，造福一方；后因时事动荡，辗转归于沪上，居于虹口。先师深感世间劳苦众多，常年为乡邻百姓施药治病、济弱扶贫，而且分文不取。我与弟弟出生在新疆乌鲁木齐，父母因工作常年野外勘探石油，抚养不便，早早就将我和弟弟送回上海，由祖母拉扯养大。我家和叶师为邻里，兄弟二人有幸伴其左右，随叶师修制丸散膏丹，习练功法和推拿点穴之术。每日放学回家总是先到叶师处报到，练完拳脚功夫后才回家做功课，星期日休息便挎着药箱随师出诊，就这样日复一日、勤学苦练、循序渐进，在随侍先师的过程中见证正骨推拿理伤续断的神奇功效，志趣渐成，矢志学医，正式拜叶枫野为师，耳提面命，尽得恩师提点，先师仁心济世的言传身教更是为我奠定了今后行医的准则。

叶师带教，不拘一格，常于诊间言医理，工善比类取象，言语质朴，寓道其中。幼时听之，自觉已懂，年少行之，渐悟其理，临证日久，方觉回味无穷。如今我亦从事推拿骨伤临证 38 载，在临床上多有运用道医正骨推拿医术为病患施治，深感先师所传道医导引手法及功法之奥妙，取法自然，定点精准，巧力寸劲，法妙效验，在现代社会仍有极强的应用价值与推广空间。

2019 年，我携弟子数人赶赴天台山桐柏宫考证道医源流，辗转多地遍访先师足迹，更是深切体会到推广中华优秀传统文化与正骨推拿传承复兴的历史使命。在桐柏新宫的金庭湖畔，遥想先师羽化时传我之衣钵及宝剑，更忆及与叶师相处之点滴往事，但如今仅有先师羽化前旧照存世，海内只存朱氏焖伟一脉，不禁感慨沧海桑田，岁月流转，所谓"从来系日乏长绳，水去云回恨不胜"，正如是也。如今将先师传承的道医正骨治伤理念与技法系统地总结梳理，以冀惠泽黎民众生，成为我与再传弟子编写本书的最大动力，也是对先师在天之灵的最好告慰。

手法医学是我国中医药宝库里中药、针灸、推拿三大瑰宝之一，三部正骨法特点是要求术者诊疗时"形""神"兼备，"形"，主要是手法和功法，"神"则是根于中华文明的道家文化的思想传承。道医推拿至少有 3000 多年的历史，三部正骨法可考证传承的历史也有近一二百年。道医手法千百年来都以口授心传为主代代相传，形成了诸多流派，百家争鸣，各有建树，但大多出版书籍都以临床手法、练功为主，所传授的理论也多为中医理论或针灸理论，尚未形成对道医手法的学术思想理论总结。本书首次较系统地阐明了道医推拿手法的理论和临床操作，并突出呈现三部正骨法中的中医文化和道医文化，在确保临床疗效的基础上，使手法的操作和命名充满艺术性，让人赏心悦目，后学者不自觉地沉迷钻研其中；同时也挖掘出三部正骨法的学术思想理论、手法及临床治疗中的现代医学内涵；《朱烔伟正骨学术经验集——三部正骨法（脊杜篇）》是这套丛书的发轫之作，今后我们将继续整理挖掘道医正骨推拿技术在四肢关节、内妇杂证等的应用成果，将历代只限于口传心授的的三部正骨法全面展示给学界和广大读者。

本书只是抛砖引玉，我相信随着本书的出版将为正骨推拿注入一些新的理念与方法。在此，谨向一直以来教导、指引、帮助、提携我的各位领导、老师、学长、同道致以衷心感谢！

尽管书籍的编写耗费了大量的时间精力，但受限于自己的才疏学浅，难免挂一漏万，有所不足，希望借助本书的出版能与读者、同道进一步交流，敬请各位高明之士批评指正，以便修订完善，不断提高。

朱烔伟

2021 年 12 月冬至日于上海虹口"中医正骨工作室"